中华传统医学养生丛书

家庭饮食营养
养生全说

刘莹 ◎ 编著

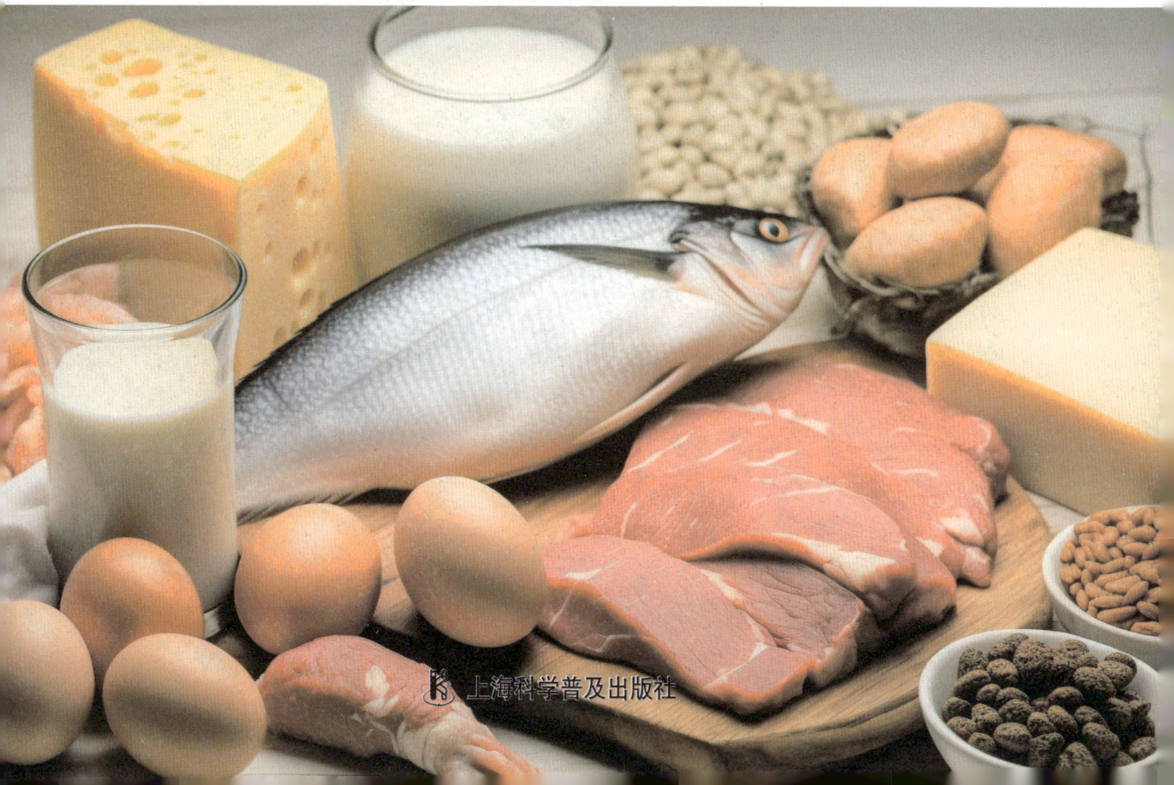

上海科学普及出版社

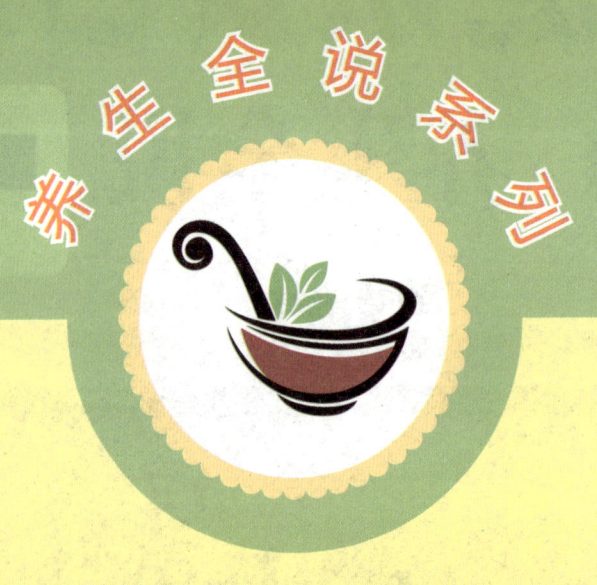
养生全说系列

前言 PREFACE

当送别人以祝福时，我们最常用的一个词语就是"健康快乐"。为什么不说"快乐健康"呢？想必是因为只有拥有了健康，才会得到快乐吧。仅从这一词中，就可见健康的重要性。健康到底有多重要呢？可以说，失去了健康，我们想要得到什么（比如我们的事业，我们的爱情，我们的快乐，凡此种种），都不再是一件容易的事了。

对于百忙中难得一闲的现代人来说，让自己过着时时小心、处处留意的生活，是一件很难做到的事。拥有健康很难做到，又不得不做，这就要求我们要以最有效的方式来保证自己的健康。

可以说，多加注意日常的饮食营养就能保证健康。的确，一日三餐累计下来，人这一生中要吃近10万顿的饭。如此大的量变，自然会决定着质变——我们健康或者我们不健康，一条路的两个方向完全由我们自己决定。形象地说，我们的每一餐都像一个微小的砝码，决定着健康这架天平该偏向哪一端。

当然，只注重自己的健康是不够的，作为家庭成员，每个人都有义务帮助家人养成良好的饮食习惯。有一种理论叫木桶理论，是说一只水桶能盛多少水，并不取决于最长的那块木板，而是取决于最短的那块木板。在一个家庭里，只要一个人的健康出了问题，这个家庭的幸福感就会降低很多。为了幸福的家，我们都不要去做最短的那块木板。

上面关于健康、饮食与家庭的论述，只是为了引起大家的注意。而本书的内容则告诉我们该怎么做才能使每一餐的砝码都为我们健康天平的那一端增加一份重量。相信本书的每个知识点都像一句贴心的叮咛，带给你一份关爱。

我健康，我快乐！希望我们每个人都过着这样的生活。

编者

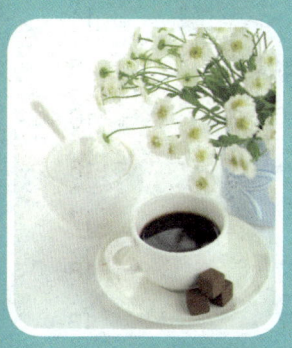

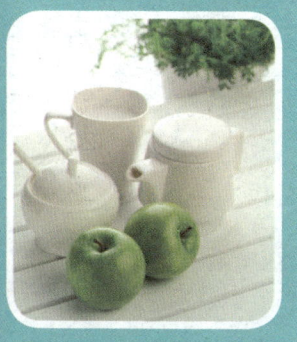

目录 CONTENTS

Part 1 平衡膳食——健康饮食的核心

平衡膳食的重要性	2	外出就餐应保证膳食平衡	14
平衡膳食的基本要求	2	选择零食与平衡膳食	14
我国居民膳食结构存在的问题	3	什么样的人群宜补充零食	15
《膳食指南》对膳食的建议	4	谷物为主是平衡膳食的保证	16
膳食宝塔的主要内容	4	怎样科学搭配主食	16
认识热量与热量分配比例	5	怎样科学搭配副食	17
三大产能营养素的产能效率	6	主食不可以被副食代替	18
成人每日热量摄入应是多少	6	食物酸碱平衡论科学吗	19
如何确定每日食物需要量	7	馒头和面包哪个更有营养	20
如何安排一日三餐的进食量	8	适当吃粗粮的好处	20
如何合理安排一日三餐的时间	10	多食粗粮也有害	21
为什么必须吃早餐	10	如何选择全谷类食品	22
早餐应该怎么搭配才好	11	水果、蔬菜不可相互替代	22
午餐我们怎么吃才合理	12	如何看待补品	23
晚餐如何吃出健康	13	怎样做到四季膳食平衡	24

Part 2

营养素——科学饮食的理论基础

人体必需的营养素	26
认识蛋白质和氨基酸	27
什么是优质蛋白质	28
每天应摄取的蛋白质的量	28
哪些食物含丰富的蛋白质	29
认识食物蛋白质的互补作用	31
如何提高蛋白质的营养价值	31
认识脂肪与脂肪酸	32
人体每天需摄入多少脂肪	33
脂肪的食物来源	33
正确看待胆固醇	34
怎样看反式脂肪酸	34
什么是糖类	36
人体对糖类的需要量	37
糖类摄入不足对健康的影响	37
糖与糖尿病病的关系	38
认识食物血糖生成指数	38
什么是维生素	40
维生素的生理功能	42
人体维生素最佳摄入量	43
富含维生素的食物	43
引起维生素缺乏的原因	44
缺乏维生素的主要表现	45
什么是矿物质	46
各种矿物质的生理功能	47
富含矿物质的食物	48
人体矿物质最佳摄入量	49
缺乏矿物质的主要表现	50
过量补充矿物质的危害	50
如何更好地补充铁	51
如何预防钙缺乏症	52
如何更好地补充锌	53
膳食纤维有什么好处	54
摄取膳食纤维应适量	54
每日的最佳饮水量	55
怎样喝水才健康	55
白开水是最佳饮品	57
五种常见水的优点和缺点	58
何谓碱性、酸性食品	59

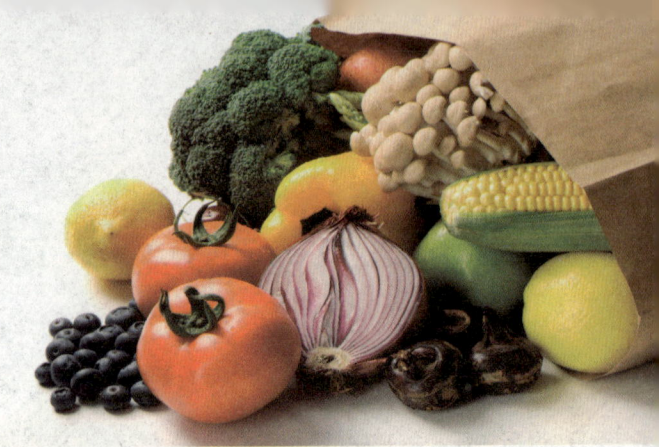

Part 3 认识食物——吃好更要吃对

玉米——防治文明病的黄金作物 62	荠菜——保护健康的"护生草" 73
粳米——粥油媲美参汤 63	苋菜——长寿菜、补血菜 73
黑米——米中之王 63	萝卜——十月萝卜小人参 74
小米——可代参汤 64	胡萝卜——平民人参 75
荞麦——糖尿病患者的理想食品 64	红薯——抗癌蔬菜中的冠军 75
薏苡仁——生命健康之禾 65	山药——价廉物美的补虚品 76
大豆及其制品的营养特点 66	马铃薯——十全十美的食物 77
大豆——可预防多种疾病 66	莲藕——全身都是宝 77
黄豆——绿色的乳牛 67	洋葱——菜中皇后 78
绿豆——菜中佳品 68	芦笋——世界公认的抗癌植物 78
黑豆——豆中之王 68	茄子——心血管病患者的佳蔬 79
豆芽菜——养颜圣品 69	西红柿——蔬菜中的"红宝石" 79
豆腐——物美价廉的"植物肉" 70	冬瓜——理想的减肥食品 80
黄花菜——最好的健脑食品 71	黄瓜——蔬菜中的美容佳品 81
菠菜——蔬菜之王 71	南瓜——降糖降脂佳品 81
芹菜——防治高血压 72	丝瓜——能去皱的"美人水" 82
白菜——百菜不如白菜 72	苦瓜——植物胰岛素 82
韭菜——健胃消食的"洗肠草" 73	紫菜——微量元素的宝库 83

海带——海上之蔬	83	白壳蛋、红壳蛋孰优孰劣	100
黑木耳——素中之荤	84	蛋黄、蛋白哪个营养价值高	100
银耳——菌中之冠	84	河鱼、海鱼哪个营养价值高	101
香菇——菇中之王	85	常吃海鱼可预防冠心病	102
橘子——一身是宝	86	常见鱼的食疗价值	102
猕猴桃——水果之王	86	鱼鳞也是营养保健品	103
西瓜——天生白虎汤	87	牛奶——完全营养食品	103
苹果——全科医生	87	酸奶——21世纪的食品	104
梨——天然矿泉水	88	牛奶、奶粉、豆浆哪个更有营养	105
木瓜——百益之果	88	调味品有营养吗	106
香蕉——热带水果中的"平民"	89	不宜长期食用同一种食用油	106
大枣——天然维生素丸	90	醋的功效有哪些	107
葡萄——营养丰富的"植物奶"	90	蜂蜜的保健作用	108
桃子——夏令珍品	91	茶叶有什么营养价值	108
柿子——最甜的金果子	91	根据体质选茶喝	110
柚子——食疗功效不一般	92		
核桃——益智健脑的长寿果	93		
栗子——善治肾虚的"肾之果"	93		
花生——健脑长寿食品	94		
芝麻——延年益寿的食品	94		
猪肉不是吃得越多越好	95		
猪蹄——美味的抗衰老食品	96		
牛肉——肉中骄子	96		
羊肉——冬令滋补佳品	97		
鸡肉——济世良药	97		
鸭——全身都可以入药	98		
冻肉、鲜肉哪个更有营养	98		
喝骨头汤能补钙吗	99		
鸡蛋——理想的营养库	99		

Part 4 不同人群的营养——饮食因人而异

素食者的饮食原则	112	青春期女孩不应控制饮食	125
女性经期的饮食宜忌	112	中年人的日常饮食安排	126
哪些食物有助于女性美容	113	老年人的营养饮食原则	127
孕期女性的饮食原则	114	如何调节老年人的饮食	127
减轻孕吐的饮食方法	115	中老年人常见的营养问题	128
吃对食物可预防孕期疾病	115	如何防治老年人贫血	130
哺乳期女性的饮食原则	117	中老年人更需要补钙	131
如何促进乳汁分泌	118	老年人应慎吃的食品	132
哺乳期不宜吃的食物	119	老年人如何合理选用保健食品	133
婴儿添加辅食的时间	120	老年人饮水的原则	134
婴儿添加辅食的原则	120	老年人如何选择饮料	134
幼儿的饮食原则	121	饮奶有利于预防骨质疏松	135
学龄前儿童的膳食指南	122	电脑族宜多吃的食品	136
有助于孩子长高的营养素	123	脑力劳动者应怎样安排饮食	136
青春期学生的饮食原则	124	体力劳动者应怎样安排饮食	137

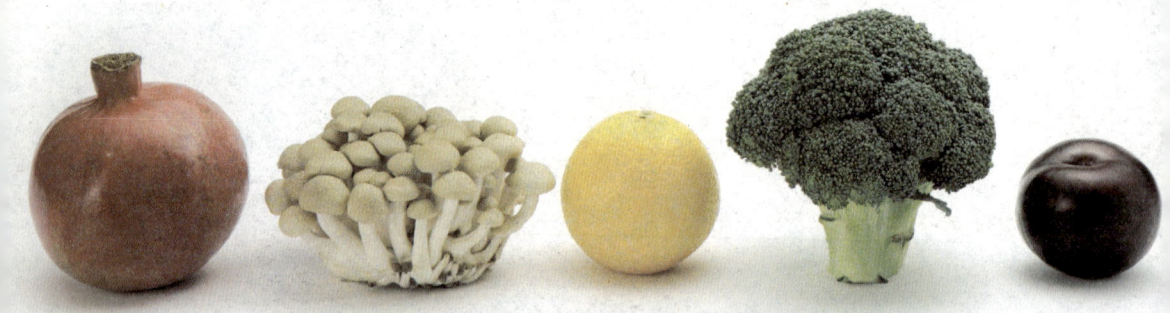

Part 5 常见病调养——食物是最好的医生

高血压患者的饮食原则	140	慢性胃炎患者宜吃的食物	158
高血脂患者的饮食原则	141	消化性溃疡患者的饮食原则	158
冠心病患者的饮食原则	142	便秘患者的饮食原则	160
冠心病患者宜吃的食物	144	慢性肝炎患者的饮食原则	162
糖尿病患者的饮食原则	145	肝硬化患者的饮食原则	163
可辅助治疗糖尿病的食物	146	痛风患者的饮食原则	164
肥胖者的饮食原则	148	感冒患者的饮食原则	166
哪些食物有助于减肥	149	慢性腹泻患者的饮食原则	167
胖人宜食用哪些肉类	151	饮食上如何预防癌症	168
哮喘患者的饮食原则	151	怎样消除食物中的致癌物	169
急性肾炎患者的饮食原则	152	痤疮患者的饮食原则	169
慢性肾炎患者的饮食原则	153	前列腺肥大患者宜吃的食物	171
贫血患者的饮食原则	154	更年期综合征的饮食原则	172
急性胃炎患者的饮食原则	155	胆囊炎与胆石症患者的饮食原则	173
急性胃炎患者宜吃的食物	156	发热患者的饮食原则	174
慢性胃炎患者的饮食原则	157	骨质疏松症患者的饮食原则	175

Part 6 饮食禁忌——细节决定健康

饮用牛奶应注意的问题	178
喝豆浆的禁忌有哪些	179
饮茶有哪些禁忌	180
不宜喝的水有哪些	181
饮咖啡有什么禁忌	182
喝酒有什么禁忌	183
忌摄入过多的盐	184
忌食过多的糖	184
食糖有哪些禁忌	185
忌食带色的食物	186
忌食隔夜的熟菜汤	186
忌食生鸡蛋和生鸭蛋	187
有些食物不宜生吃	187
豆腐的饮食禁忌	188
吃橘子有禁忌	189
儿童忌吃咸鱼	189
为什么忌空腹食柿	189
哪些食物忌同吃	190
饥饿时不宜空腹吃的食物	191
吃水果不宜过量	192
饭后不宜马上吃水果	192
过食粉丝会铝中毒	192
不宜常吃、多吃油炸食品	193
不宜多吃烤羊肉串	194
不宜多吃罐头食品	194
不宜经常吃快餐	195
不宜多吃辛辣食物	195
生吃酱油有害健康	196
不宜直接吃冰箱内拿出的饭菜	197
不宜使用油漆筷子	197
吃涮羊肉最好别喝茶	198
白开水超过3天后不宜饮用	198
不宜多吃街边烤红薯	198
慎吃鱼头和鱼子	200

Part 7
食材选购及保存——食以安为先

预防食品变质的方法	202	怎样保存鲜肝	218
不宜用废旧书报包装食品	202	如何鉴别"瘦肉精"猪肉	218
塑料袋装食品危害大	203	怎样鉴别食用油的优劣	219
不宜用保温瓶装牛奶、豆浆	203	如何存储食用油	220
装醋宜用玻璃、陶瓷用具	204	不宜使用塑料瓶盛油	221
选购方便面有学问	204	盛放食用油的器具要常清洗	221
怎样保存大米	204	速冻肉不宜迅速解冻	221
怎样保存豆类食物	205	冷冻食品解冻后不宜再存放	222
豆腐质量优劣如何鉴别	206	各种食物的冰箱保鲜期限	222
如何挑选蔬菜	206	冰箱贮藏食品应注意的问题	223
远离有毒性的蔬菜	207	不宜在冰箱内久存凉拌菜	224
选购藕的方法	210	冰箱中的鱼不宜存放太久	224
如何简易保鲜蔬菜	211	剩饭菜如何保存	224
怎样存放鲜葱姜蒜	211	切好的水果不宜买	225
冬天怎么储存白菜	211	买速冻食品要买带包装的	226
贮藏土豆的六忌	212	选购蔬菜应看季节	226
炎热夏季如何存储水果	212	西瓜不宜久冻	227
有些水果不适合放入冰箱	213	怎样保存啤酒	228
过冬苹果应如何保存	213	奶油蛋糕不宜久存	228
如何选购、保存西瓜	214		
怎样选购螃蟹	215		
怎样选购鲜鱼	215		
鉴别鸡蛋好坏的方法	216		
鸡蛋怎样保鲜	217		
脏鸡蛋为什么不宜用清水冲洗	217		

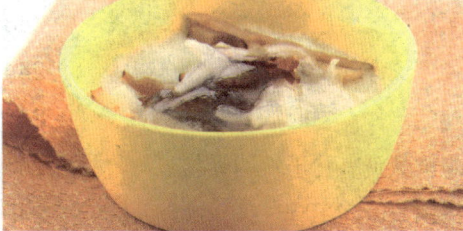

Part 8 烹饪与食物搭配——提升食物的附加值

烹调的食物对人体的好处 230	鸡蛋煮熟后忌用冷水冷却 245
如何合理烹调主食 231	吃鸡蛋不是多多益善 246
如何合理烹调副食 232	鸡蛋怎么吃才最有营养 246
烹饪时保存营养的方法 233	怎样烹调才能让肥肉对身体有益 246
为什么使用铁锅好 234	鲜猪肉不宜用热水浸泡 247
使用不锈钢炊具的注意事项 234	怎样烹调能提高牛、羊肉的营养价值 247
不要经常食用沙锅菜 234	熬骨头汤忌用热水 247
使用微波炉的好处 234	猪肝烹制前要浸洗 248
如何选择微波炉加热器皿 235	合理解冻保持肉类营养 248
米为什么不宜多淘久泡 236	合理配菜提高菜肴的营养价值 249
不宜用生冷自来水煮饭 237	蔬菜的配伍禁忌有哪些 249
煮粥时忌加碱 237	鲜鱼与豆腐合吃营养价值高 250
油温过高有哪些危害 238	肉宜与蔬菜同吃 250
烹调时判断油温的方法 238	为什么动物性食物宜分散食用 251
不同火候对营养素的影响 238	鳝鱼宜与藕合吃 252
如何消除食用油中的黄曲霉素 239	焖烧羊肉时怎样去膻味 252
菜在初加工时怎样更科学 239	烧豆腐不宜放葱 253
如何烹调蔬菜更有营养 240	煎鱼不宜早放姜 253
用淘米水洗菜的好处 241	烧菜时不宜用白酒代替料酒 253
怎样除去菠菜中的草酸 242	熬汤怎么用水才最好 254
如何避免洋葱味的刺激 242	煲汤时间越长越没营养 254
减少蔬果残留农药的方法 242	虾米不宜直接煮汤喝 255
干货泡发时怎样减少营养素损失 243	腌糖醋蒜分季节 255
如何烹调动物性食物 244	做不同的菜要用不同的锅 256
避免制作食物时产生致癌物 244	肉类食品别用不粘锅烹饪 257
怎样烹调有利于碘的吸收 245	如何科学烹调火腿 258
煮鸡蛋时间不宜过久 245	怎样使大豆的营养价值得到发挥 258
	吃带馅面食有哪些好处 259

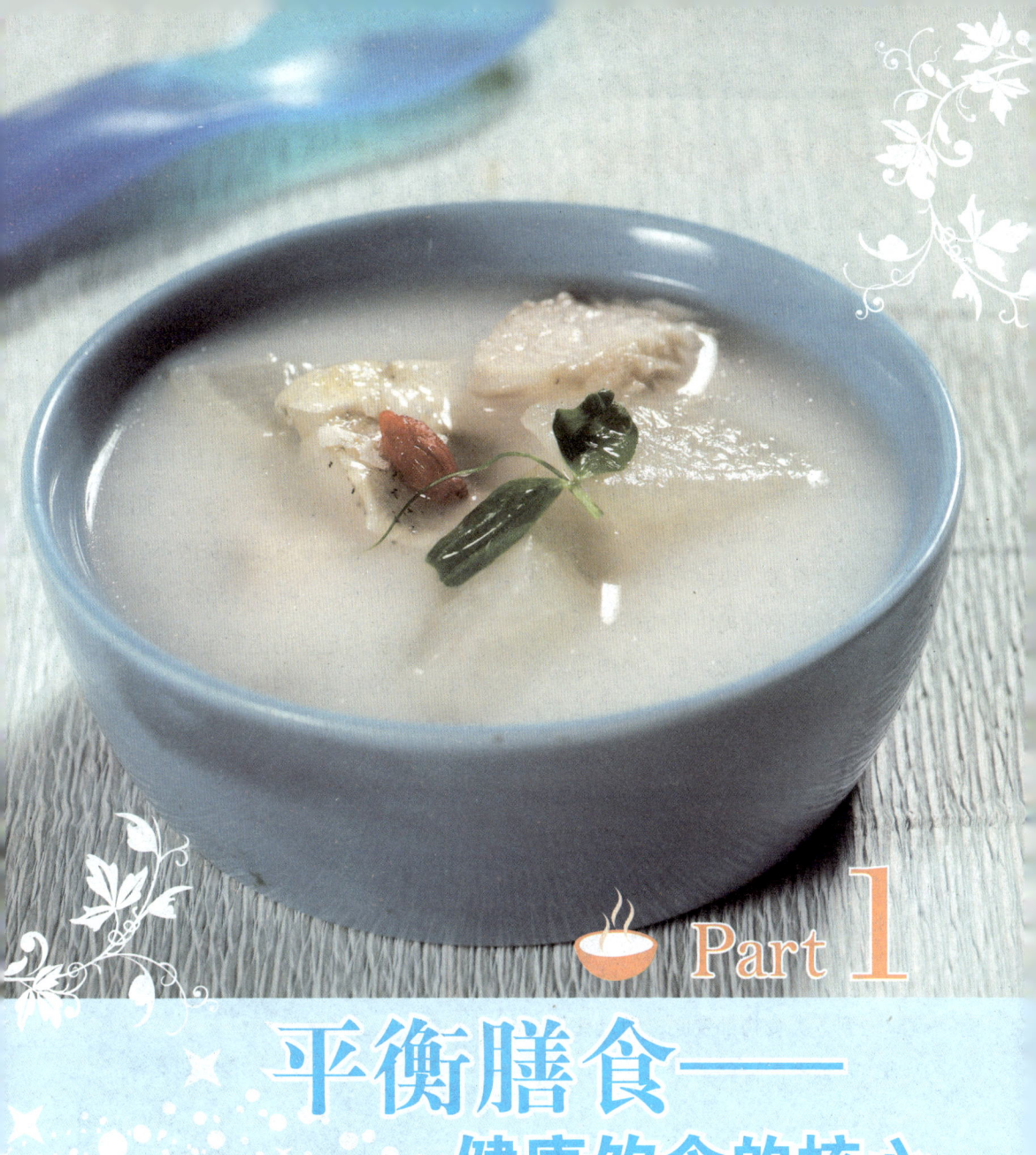

Part 1

平衡膳食——
健康饮食的核心

平衡膳食的重要性

健康饮食的核心是平衡膳食。

营养科学告诉我们，不同种类的食物含有不同的营养素，而且各类营养素在不同的食物中的含量亦有差别，没有一种食物能提供我们身体所需的全部物质，如：粮谷类主要提供糖类\糖类、蛋白质，蔬菜、水果多提供丰富的维生素、矿物质和膳食纤维，薯类提供糖类、膳食纤维、维生素和矿物质，奶类、豆类及其制品提供优质蛋白质和丰富的钙，畜、鱼、禽、蛋、瘦肉等动物性食物是优质蛋白质、脂溶性维生素和矿物质的良好来源。

此外，如果膳食中某些营养素过多或不足，或比例不当，都可能对人体健康造成不同程度的损害。所以营养学家们认为"没有不好的食物，只有不好的膳食"。要满足机体对营养素的需求，就应做到各类食物都要吃，而且比例要适当，做到平衡膳食。

平衡膳食的基本要求

平衡膳食就是指所含营养素种类齐全、数量充足、比例适当，其所供给的热量和营养素与机体需要相一致的膳食。为了保证人体健康，膳食中应含有人体所需要的数量充足的营养素，但是又不能过剩。营养合理的膳食是精心搭配多种食物的平衡膳食。

从营养素的角度来看，平衡膳食的基本要求如下：

1 膳食提供的热量能满足生命活动的需要，且不过剩；三种功能营养素（蛋白质、脂肪、糖类）的构成比例适当：蛋白质占12%～15%，脂肪占20%～30%（其中饱和脂肪酸不宜超过总热量的10%），糖类占55%～65%。

2 膳食提供足量的优质蛋白质，蛋白质中所含的氨基酸构成平衡，能满足生长发育和机体更新修复的需要。

3 膳食提供充足的维生素，以满足正常代谢的需要，使各种维生素之间保持平衡。

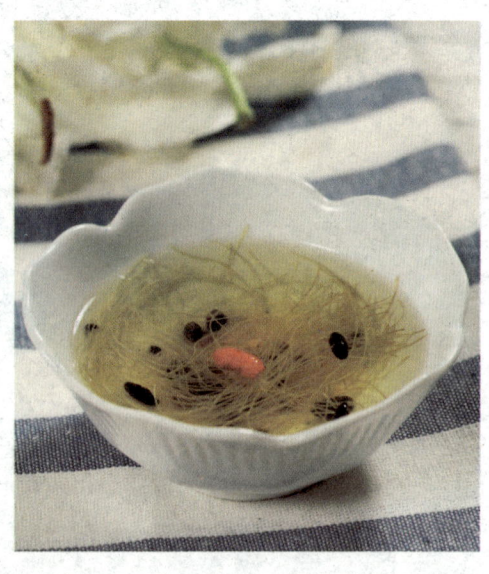

4. 膳食能提供比例合适的矿物质，以构建身体组织和保证正常生理功能。

5. 膳食能提供适量的膳食纤维，以维护肠道功能的正常，预防慢性病。

从食物种类的角度来看，每天应吃的食物包括以下几大类：

1. 谷类、薯类食物。
2. 蔬菜和水果类。
3. 鱼、禽、肉、蛋等动物性食物。
4. 奶类和豆类食物。
5. 油脂、糖及其他调味品。

我国居民膳食存在的问题

随着中国经济的快速发展，老百姓的膳食结构也发生了较大变化。大多数城市居民的脂肪供能比例已超过30%，且动物性脂肪所占的比例偏高。中国城市居民的疾病模式由以急性传染病和寄生虫病居首位转化为以肿瘤和心血管疾病为主，膳食结构变化是影响疾病谱的因素之一。

Q1 研究表明：谷类食物的消费量与癌症、心血管疾病病死率之间呈明显的负相关，而动物性食物和油脂的消费量与这些疾病的病死率呈明显的正相关。因此，城市居民主要是调整消费比例，减少动物性食物和油脂过量消费，脂肪供热比控制在20%～25%为宜。农村居民的膳食结构已渐趋于合理，但动物性食物、蔬菜、水果的消费量还偏低，应注意多吃一些上述食物。

Q2 对于奶类食物的摄入量偏低，应正确引导，充分利用当地资源，使其膳食结构优化。

Q3 钙、铁、维生素A等微量营养素摄入不足是我们当前膳食的主要缺陷，也是摄取建议食物消费量时应当重点改善的方面。

Q4 中国百姓的食盐摄入量普遍偏高，食盐的摄入量要降低到每人每日6克以下。

营养知识

铁、维生素A等微量营养素缺乏是我国城乡居民普遍存在的问题。我国居民贫血患病率平均为15.2%，2岁以内婴幼儿、60岁以上老人、育龄妇女的贫血患病率分别为24.2%、21.5%和20.6%。3～12岁儿童维生素A缺乏率为9.3%，其中城市为3.0%，农村为11.2%；维生素A边缘缺乏率为45.1%，其中城市为29.0%，农村为49.6%。全国城乡钙摄入量仅为每人每日389毫克，还不到适宜摄入量的一半。

《膳食指南》对膳食的建议

为了给居民提供最基本、科学的健康膳食信息,卫生部委托中国营养学会组织专家,制订了《中国居民膳食指南》(2007)(本书中简称为《膳食指南》)。《膳食指南》以先进的科学证据为基础,密切联系我国居民膳食营养的实际,对各年龄段的居民摄取合理营养,避免由不合理的膳食带来疾病,具有普遍的指导意义。

《膳食指南》的内容共有10条,适用于6岁以上的一般人群。其简要内容如下:

食物多样,谷类为主,粗细搭配;
多吃蔬菜、水果和薯类;
每天吃奶类、大豆或其制品;
常吃适量的鱼、禽、蛋和瘦肉;
减少烹调油用量,吃清淡少盐的膳食;
食不过量,天天运动,保持健康体重;
三餐分配要合理,零食要适当;
每天足量饮水,合理选择饮料;
如饮酒应限量;
吃新鲜卫生的食物。

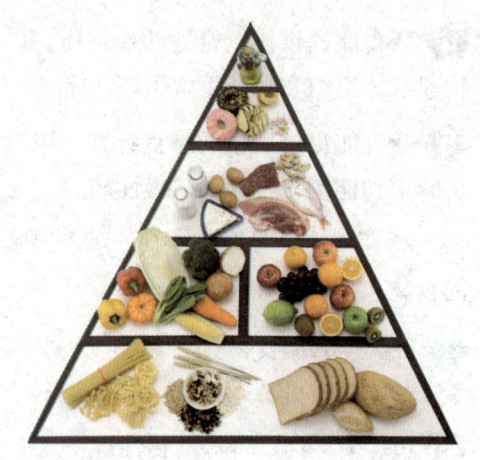

膳食宝塔的主要内容

中国居民平衡膳食宝塔(以下简称膳食宝塔)是根据《膳食指南》的核心内容,结合中国居民膳食的实际状况,将平衡膳食的原则转化成各类食物的重量,便于人们在日常生活中实行。

膳食宝塔共分五层,包含我们每天应吃的主要食物种类。膳食宝塔各层的位置和面积不同,这在一定程度上反映出各类食物在膳食中的地位和应占的比重。

谷类、薯类及杂豆为最底层,每人每天250~400克,水1 200毫升;第二层为蔬菜类、水果类,每人每天分别需300~500克和200~400克;第三层为兽禽肉类、鱼虾类、蛋类,每人每天分别为50~75克、75~100克、25~50克;第四层为奶类及豆制品,每人每天奶类及奶制品300克，大豆类及坚果30~50克；第五层为油脂及盐，每人每天油25~30克、盐6克。

认识热量与热量分配比例

人体在生命活动过程中，都需要热量，如物质代谢的合成和分解反应及心脏跳动、肌肉收缩等，而这些热量来源于食物。在营养素中，糖类、脂类和蛋白质经体内代谢可释放热量，三者统称为"产能营养素"或能源物质。

三类产能营养素在体内都有其特殊的生理功能并且相互影响，如糖类与脂肪的相互转化及它们对蛋白质有节制作用。因此，三者在总热量供给中应有一个恰当的比例。根据我国的饮食特点，成人以糖类供给的热量占总热量的55%~65%、脂肪占20%~30%、蛋白质占10%~15%为宜。年龄越小，蛋白质及脂肪供能占的比例相应增加。成人脂肪摄入量一般不宜超过总热量的30%。

营养知识

进食是周期性的，而热量消耗则是连续不断的，因而贮备的能源物质不断被利用，又不断补充。当机体处于饥饿状态时，糖类的贮备迅速减少，而脂肪和蛋白质则作为长期热量消耗时的能源。

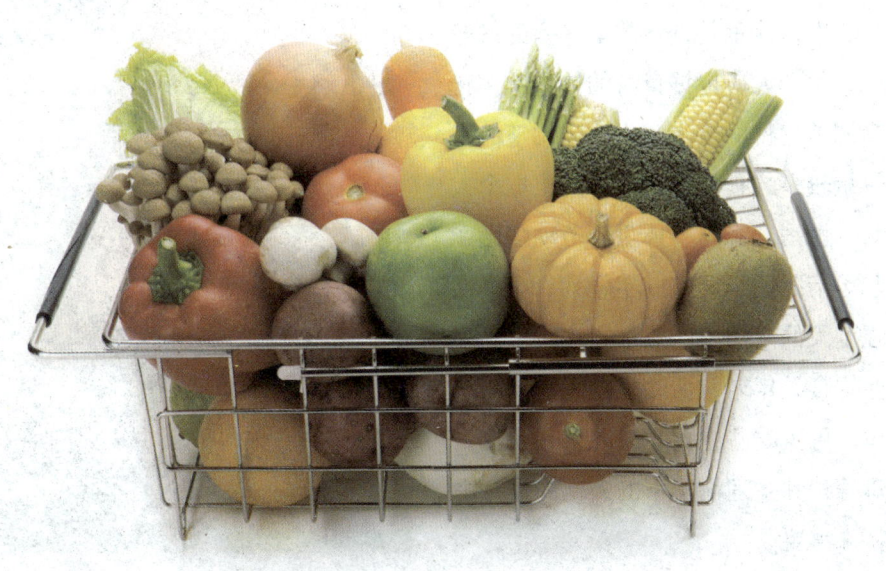

三大产能营养素的产能效率

人体所需要的热量来源于动物性和植物性食物中的糖类、脂类和蛋白质三种产能营养素。每克产能营养素在体内氧化所产生的热量值称为"食物的热价"或"食物的热量卡价",亦称"热量系数"。

另外,食物中的营养素在消化道内并非100%吸收。一般混合膳食中,糖类的吸收率为98%,脂肪为95%,蛋白质为92%。所以,三种产能营养素在体内氧化实际产生的热量则为:

1克糖类糖类:17.15千焦×98%=16.81千焦(4.0千卡)
1克脂肪:39.54千焦×95%=37.56千焦(9.0千卡)
1克蛋白质:18.2千焦×92%=16.74千焦(4.0千卡)

成人每日热量摄入应是多少

迄今,直接测定成年人在自由活动情况下的热量消耗量仍十分困难。对于正常成人,体重是判定热量平衡的最好指标,每个人应根据自身的体重及变化适当调整食物的摄入,主要应调整的是含热量较多的食物。此外,应根据个人年龄、性别、身高、体重、劳动强度、季节等情况适当调整。年轻人、身体活动强度大的人需要的热量高,应适当多吃些主食;年老、活动少的人需要的热量少,可少吃些主食。对儿童、孕妇、乳母等特殊生理情况下的人,尚需考虑其特殊需要。

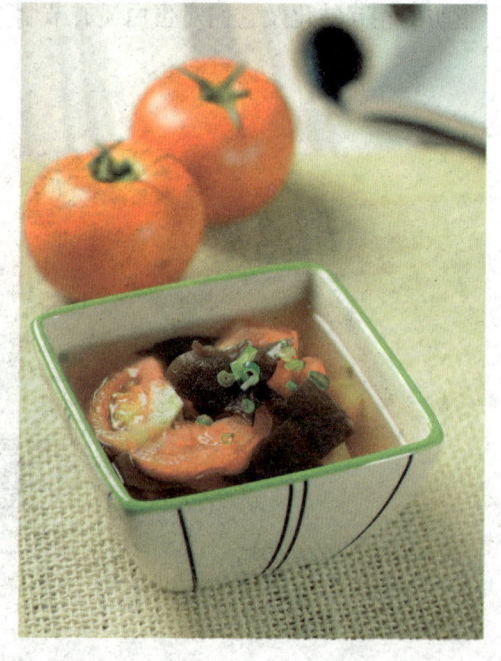

中国居民成人膳食热量推荐摄入量

年龄（岁）及体力活动		RNI（千卡/天）	
		男	女
18～	轻体力活动	2400	2100
	中体力活动	2700	2300
	重体力活动	3200	2700
50～	轻体力活动	2300	1900
	中体力活动	2600	2000
	重体力活动	3100	2200
60～	轻体力活动	1900	1800
	中体力活动	2200	2000
70～	轻体力活动	1900	1800
	中体力活动	2100	1900
80～	–	1900	1700

如何确定每日食物需要量

在确定了自己每日热量的摄入量后，就可以此为依据确定每天的食物摄入量。

膳食宝塔建议的每人每日各类食物适宜摄入量范围适用于一般的健康成年人。它按照7个热量水平，分别建议了10类食物的摄入量，应用时要根据自身的热量需要进行选择。

不同热量水平建议的食物摄入量（克/天）

热量水平	1600千卡	1800千卡	2000千卡	2200千卡	2400千卡	2600千卡	2800千卡
谷类	225	250	300	300	350	400	450
大豆类	30	30	40	40	40	50	50
蔬菜	300	300	350	400	450	500	500
水果	200	200	300	300	400	400	500
肉类	50	50	50	75	75	75	75
乳类	300	300	300	300	300	300	300
蛋类	25	25	25	50	50	50	50
水产品	50	75	75	75	75	100	100
烹调油	20	25	25	25	30	30	30
食盐	6	6	6	6	6	6	6

注：建议量均为食物可食部分的生重量。

如何安排一日三餐的进食量

合理安排一日三餐的时间、食量和热量摄入，是合理膳食的重要组成部分。一日三餐应遵循"早餐要吃好，午餐要吃饱，晚餐清淡并要早"的原则。食物的热量分配为：早餐占25%～30%，午餐占30%～40%，晚餐占30%～40%。应根据职业、劳动强度和生活习惯进行适当调整。各类食物的食用量可根据热量需要进行调整（见下表）。

城市女性一日三餐的推荐食物摄入量（克）

食物种类	早餐	午餐	晚餐	全天
谷类	75	100	75	250
豆类	–	20	20	40
蔬菜	75	125	100	300
水果	100	50	50	200
肉类	–	25	25	50
乳类	300	–	–	300
蛋类	25	–	–	25
水产品	–	25	25	50
油脂类	5	10	10	25

注：按7535千焦（1800千卡）/天计算

城市男性一日三餐的推荐食物摄入量（克）

食物种类	早餐	午餐	晚餐	全天
谷类	100	125	125	350
豆类	–	20	20	40
蔬菜	100	150	150	400
水果	100	100	100	300
肉类	–	50	25	75
乳类	300	–	–	300
蛋类	50	–	–	50
水产品	–	25	25	50
油脂类	5	10	10	25

注：按9209千焦（2200千卡）/天计算

如何合理安排一日三餐的时间

应根据身体的生理需求，特别是消化系统的活动规律，并考虑日常生活、工作或学习等情况来安排一天的餐次和食用量。每天进餐的次数与间隔时间应根据消化系统的功能和食物从胃内排空的时间来确定。食物的物理性状和化学组成不同，排空的速度也不同。一般来讲，稀的、流质食物，比稠的、固体食物排空快；小块食物比大块食物排空快。含糖类多的食物在胃内停留的时间较短，而含蛋白质和脂肪多的食物停留较长，混合食物一般胃排空时间为4～5小时，因此，一日三餐中的两餐间隔以4～6小时为宜。

考虑日常生活习惯和消化系统的生理特点，一日三餐的时间应相对规律。一般情况下，早餐应在6：30～8：30、午餐时间应为11：30～13：30、晚餐在18：00～20：00进行为宜。早餐所用时间以15～20分钟为宜，午餐、晚餐以30分钟左右为宜，不宜过短，也不宜太长。进餐时间过短，不利于消化液的分泌及消化液和食物的充分混合，影响食物的消化，会带来胃肠道不适；进餐时间太长，会不断地摄取食物，导致食物摄入过量。此外，进餐时应细嚼慢咽，不宜狼吞虎咽。三餐定时定量，不宜饥一顿饱一顿。

为什么必须吃早餐

长期以来，中国人普遍轻视早餐，形成了不合理的早餐习惯、早餐结构。营养食品专家认为，尽快改进早餐结构，对提高中国人的健康水平具有十分重要的意义。按照国外科学标准，早餐提供的热量、营养素应占全天需要的30%以上，我国《膳食指南》目前仅要求早餐摄入热量达到全天的30%，但就这样一个单一指标，目前也还远远没有达到。

不吃早餐主要有下面几大危害：

1️⃣ 不吃早餐会导致精力不集中，情绪低落。经过一晚上的消化，前一天所吃的晚饭已经消耗得差不多了，体内血糖指数较低，这时如果不吃早餐补充热量，就会使以葡萄糖为能源的脑细胞活力不足，人就会出现疲倦、精神难以集中和记忆力下降的症状，反应迟钝。

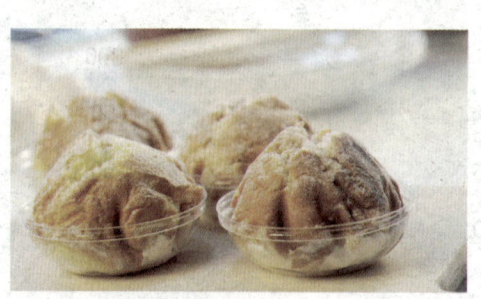

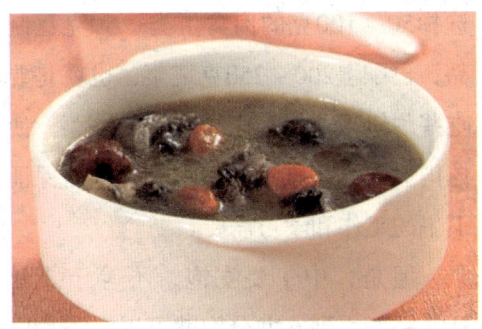

❷ 不吃早餐容易衰老。不吃早餐，人体就会动用体内储存的糖原和蛋白质，时间长了会导致皮肤干燥、起皱和贫血。早餐提供的热量和营养在全天的热量摄取中占有重要的地位，不吃早餐或者早餐质量不好是全天营养摄入不足的主要原因之一。

❸ 不吃早餐容易引发肠炎。不吃早餐，午餐必然会因为饥饿而大量进食，消化系统一时之间负担过重；而且不吃早餐打乱了消化系统的活动规律，使人体容易患胃肠道疾病。

❹ 不吃早餐罹患心血管疾病的机会加大。因为经过一夜的空腹，人体血液中的血小板黏度增加，血黏度增高，血流缓慢，明显增加了中风和心脏病的风险。缓慢的血流很容易在血管里形成小凝血块而阻塞血管，如果阻塞的是冠状动脉，就会引起心绞痛或心肌梗死。

❺ 不吃早餐容易发胖。不吃早餐，中餐吃的必然多，身体消化吸收不好，最容易形成皮下脂肪，影响身材。

早餐应该怎么搭配才好

早餐的食物应种类多样、搭配合理。可以根据食物种类的多少来快速评价早餐的营养是否充足。如果早餐中包括了谷类、动物性食物（肉类、蛋）、奶及奶制品、蔬菜和水果这4类食物，则为早餐营养充足；如果只包括了其中3类，则早餐的营养较充足；如果只包括了其中两类或不足两类则早餐的营养不充足。

早晨起床半小时后吃早餐比较适宜。成年人早餐的热量应为700千卡左右，谷类为100克左右，可以选择馒头、面包、麦片、面条、豆包、粥等；食用适量的含优质蛋白质的食物，如牛奶、鸡蛋或大豆制品；再食用100克的新鲜蔬菜和100克的新鲜水果。不同年龄、不同劳动强度的个体，所需要的热量和食物量不同，应根据具体情况加以调整。

对于青少年来说，比较合理的早餐是一杯牛奶、适量的新鲜水果或蔬菜、100克干点（面包、馒头、大饼或饼干等含糖类较高的食品）；中年人则要适当地控制糖类的摄入量，一个鸡蛋、一碗豆浆或一碗粥、少量干点和适量的蔬菜；老年人的早餐除了要有牛奶和豆浆以外，还可多吃粥、面条、肉松和花生酱等容易消化且含有丰富营养的食物。

营养知识

不吃早饭空腹上班，会降低工作效率；但是早餐只吃牛奶和鸡蛋，而没有含糖分的主食，也不能为脑力劳动的消耗提供必要的热量，因此早餐应该注意增加全麦面包、馒头、粗粮等主食。

选择50~100克的肉禽蛋类、50克豆制品，再配上200~250克蔬菜，也就是要吃些耐饥饿又能产生高热量的炒菜，使体内血糖继续维持在高水平，从而保证下午的工作和学习需要。

但是，中午要吃饱，不等于要暴食，一般吃到八九分饱就可以。若是白领族，在选择午餐时，可选一些茎类蔬菜、少许白豆腐、部分海产植物作为午餐的搭配。

午餐我们怎么吃才合理

俗话说"中午饱，一天饱"，说明午餐是一日中主要的一餐。上午体内热量消耗较大，午后还要继续工作和学习，因此，不同年龄、不同劳动强度的人，午餐热量应占他们每天所需总热量的40%。

主食：根据三餐食量配比，应在150~200克，可在米饭、面制品（馒头、面条、大饼、玉米面发糕等）中间任意选择。

副食：在240~360克，以满足人体对矿物质和维生素的需要。副食的种类很多，如：肉、蛋、奶、禽、豆制品、海产品、蔬菜类等，按照科学配餐的原则挑选几种，相互搭配食用。一般宜

Tip

午餐忌以糖类为主，如吃了富含糖和淀粉多的米饭、面条、面包和甜点心等食物，会使人感觉疲倦，开始上班时工作精力难以集中。

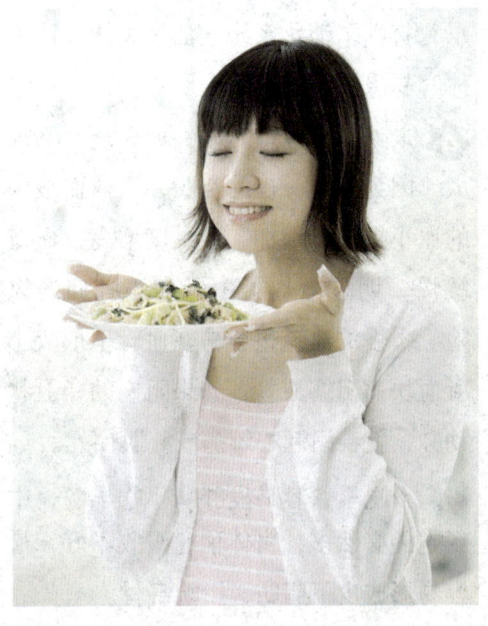

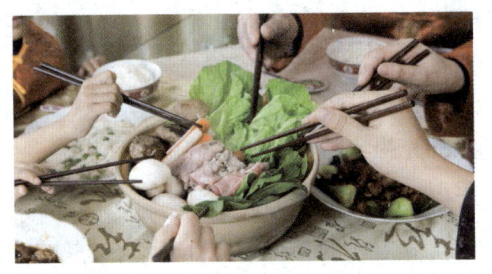

晚餐如何吃出健康

晚餐与次日早餐间隔时间很长，所提供的热量应能满足晚间活动和夜间睡眠的热量需要，所以晚餐在一日中也占有重要地位。晚餐提供的热量应占全天所需总热量的30%～40%，晚餐谷类食物应在125克左右，可在米面食品中多选择富含膳食纤维的食物，如糙米、全麦食物。这类食物既能增加饱腹感，又能促进肠胃蠕动。另外，可选择动物性食品50克、大豆20克或相当量的制品、150克蔬菜、100克水果。

晚餐吃得过多危害大

不少城市家庭生活节奏快，白天忙于工作、学习，晚上全家团聚，因而晚餐一般都过于丰盛、油腻，这样会延长消化时间，导致睡眠不好。有研究表明，经常在晚餐进食大量高脂肪、高蛋白质食物，会增加患冠心病、高血压等疾病的危险性。

如果晚餐摄入的食物过多，血糖和血中氨基酸的浓度就会增高，从而促使胰岛素分泌增加。一般情况下，人们在晚上活动量较少，热量消耗低，多余的热量在胰岛素作用下合成脂肪，储存在体内，会使体重逐渐增加，从而导致肥胖。此外，晚餐吃得过多，会加重消化系统的负担，使大脑保持活跃，导致失眠、多梦等。因此，晚餐一定要适量，以脂肪少、易消化的食物为宜。

根据情况适当加餐

在夜间工作或学习的人，对热量和营养素的需要增加。如果晚上工作或学习到深夜，晚饭到睡眠的时间间隔往往在5～6小时或者更长。在这种情况下，一方面要保证晚餐的营养摄入，要吃饱，不宜偏少；另一方面，还要适量吃些食物，以免营养摄入不足，影响工作或学习效率。一杯牛奶，几片饼干，或一个煮鸡蛋，一块点心等，都可以补充一定的热量和营养。

晚餐不要吃得太迟

专家认为，晚餐过迟可引起尿结石。人们排尿的高峰时间是饭后4～5小时，而晚饭吃得过迟，人们不再进行剧烈活动，会使晚饭后产生的尿液全部滞留在膀胱中。这样，膀胱尿液中钙的含量会不断增加，久而久之，就形成了尿结石。因此，晚餐不宜吃得太迟，至少要在就寝前2小时就餐。

外出就餐应保证膳食平衡

随着收入的增加，人们的生活方式不断发生变化，在外就餐的机会也越来越多。

经常在外就餐，会增加脂肪和盐的摄入。调查研究显示，在外就餐频率越高，身体脂肪含量越高。在外就餐引起的饮食模式变化是肥胖、糖尿病病及心血管疾病等慢性病增加的因素之一，所以，要控制在外就餐的频度，尽量回家就餐。

在外就餐时应注意：

（1）应选择干净、卫生的就餐场所。

（2）点菜时要注意食物多样化，荤素搭配。

（3）不要为了摆排场、讲面子点大量的菜肴，做到适可而止。

（4）尽量选择用蒸、炖、煮等方法烹调的菜肴，尽量避免煎炸食品和高脂肪菜肴，以免摄入过多的油脂。

（5）在进餐时多吃蔬菜和豆制品，肉类菜肴要适量。

（6）食量要适度，特别是在吃自助餐时，更应该注意做到食不过量。

（7）选择清淡的饮料，不喝或少喝含糖饮料。

（8）喝酒应适量，有节制。

选择零食与平衡膳食

零食作为一日三餐之外的食物，可以补充摄入机体所需的热量和营养素，所以，零食提供的热量和营养是全天膳食营养摄入的一个组成部分，在评估热量和营养摄入时应计算在内，不可忽视。但是，零食所提供的热量和营养素不如正餐全面、均衡，所以吃零食的量不宜过多。有些人特别注意控制正餐时的食物量和热量摄入，而常常忽视来自零食的热量，在聊天、看电视或听音乐时往往不停地吃零食，结果不知不觉中摄入了较多的热量。

合理选择零食，要遵循以下原则：

（1）根据个人的身体情况及正餐的摄入状况选择适合个人的零食，如果三餐热量摄入不足，可选择富含热量的零食加以补充；对于需要控制热量摄入的人，含糖或含脂肪较多的食品属于限制选择的零食，应尽量少吃；如果三餐蔬菜、水果摄入不足，应选择蔬菜、水果作为零食。

（2）一般来说，应选择营养价值高的零食，如水果、奶制品、坚果等；所提供的营养素，可作为正餐之外的一种补充。

（3）应选择合适的时间。两餐之间可适当吃些零食，以不影响正餐食欲为宜。晚餐后2~3小时也可吃些零食，但睡前半小时不宜再进食。

（4）零食的量不宜太多，以免影响正餐的食欲和食量。在同类食物中，可选择热量较低的，以免摄入的热量过多。

营养知识

坚果是人们经常食用的零食。研究发现，每周吃少量的坚果，可能有助于心脏的健康。坚果虽为营养佳品，然而因其所含热量较高，也不可过量食用，以免导致肥胖。每周吃50克坚果是最适宜的。

什么样的人群宜补充零食

正常情况下，我们可以通过一日三餐来满足生理对营养素的需要，但一些特殊人群还需补充一些零食，才能维持身体健康。

学龄儿童

此阶段的孩子正处于长知识、长身体的时期，但由于上学时间匆忙，早餐简单而且营养较差，或因口味单调影响儿童的食欲，这样就直接影响儿童第三、四节课的学习效果。在这种情况下，如果在上午10时左右吃一点零食，就可以解决这个问题。所以学校可以采用课间餐方式，或者学生自带零食，这样不仅能使学生学习效率高，身体素质也会有所提高。

怀孕妇女

孕妇由于特殊情况，营养需要量高于一般同龄人。但是，由于怀孕后期胎儿压迫消化系统，食后饱胀感强，以致影响食入量。而这时期的营养需要量又相当大，营养不足会直接危害胎儿和孕妇。此时可以采用吃零食的办法，即常说的采用"少量多餐"的办法来解决。

老年人

老年人的消化系统功能减退，如胃液分泌减少及消化道各种消化酶分泌减退，导致消化和吸收功能在一定程度上降低。因为消化功能减退，每餐饱食后肠胃难以消化吸收，会成为负担，出现消化不良等症状。如果每餐吃七成或八

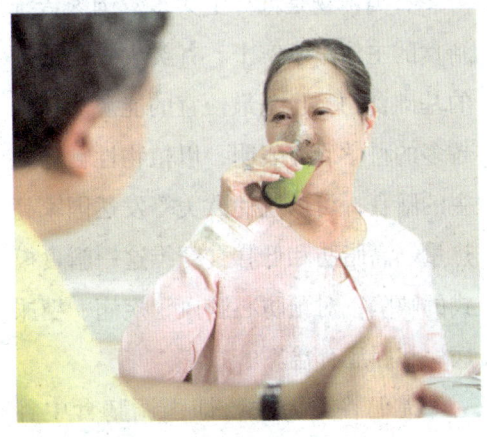

成饱，在两餐之间感到饿了，吃一点易消化、富于营养的零食，这样既保证老年人的正常营养需要，又不会给胃肠造成过重负担。

糖尿病患者

糖尿病患者一顿吃得多，会造成血糖迅速、持续升高，对病情不利。而将一日三餐的食量分为六餐或七餐来吃，即可解决糖尿病患者忌讳的血糖迅速、持续升高的问题。而糖尿病患者吃什么样的零食也是有一定学问的。不应该总是吃营养价值低、仅提供热量的加工食物，如饼干等，而要变换花样，吃一些煮鸡蛋、牛肉干、牛奶等营养丰富的食物。

谷物为主是平衡膳食的保证

谷类食物是世界上大多数国家传统膳食的主体，事实上，谷类食物是最好的基础食物，也是最便宜的能源。越来越多的科学研究表明，以植物性食物为主的膳食，可以避免欧美等发达国家高热量、高脂肪和低膳食纤维这一膳食模式的缺陷，对预防心脑血管疾病、糖尿病和癌症有益。

提倡谷类为主，即强调膳食中谷

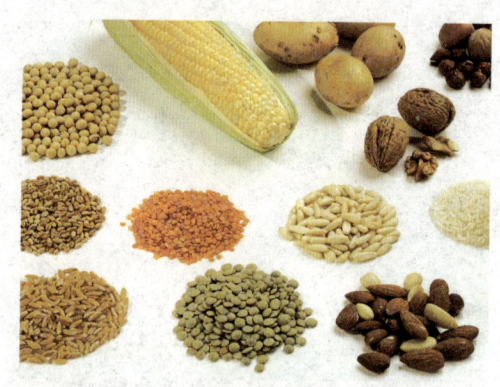

类食物应是提供热量的主要来源，它提供的热量应达到总热量的一半以上。以谷类为主的膳食模式既可提供充足的热量，又可避免摄入过多的脂肪及含脂肪较高的动物性食物，有利于预防相关慢性病的发生。谷类食物中的热量有80%~90%来自糖类，因此，只有膳食中谷类食物提供的热量的比例达到总热量的50%~60%，再加上其他食物中的糖类，才能达到世界卫生组织（WHO）推荐的适宜比例。要坚持以谷类为主，应保持每天膳食中有适量的谷类食物，一般成年人每天应摄入250~400克。

怎样科学搭配主食

主食的种类很多，它们所含的营养素种类和数量互不相同。例如，玉米和面粉的赖氨酸含量少，而甘薯、马铃薯、大豆的赖氨酸含量较多；粗米和标准面粉含维生素B_1、维生素B_2、烟酸较多，而精米、精面的含量却很少；玉米缺乏色氨酸，而小米和马铃薯中色氨酸较多。因此，只以一种粮食做主食，长期下去就会造成其他营养素缺乏，影响身体健康。那么应怎样调配主食才算科学呢？

粗细粮搭配，粮豆混食

我国民间早就有粗细粮搭配的吃法，如二面发糕（标准面粉、玉米面），杂合面窝头（标准面粉、玉米面、豆面、小米面），绿豆干饭，红小豆大米粥，等等。粗细粮搭配，粮豆混食，不仅增加了品种风味，可口好吃，而且蛋白质的生理学价值（营养价值）得到了提高。有人认为粗粮不好吃，不易消化，营养差，其实有些粗粮蛋白质的生物价值比细粮还高，如玉米的生物学价值为60，而小米为57，白面只有52。

营养知识

粗细粮搭配含有两层意思：一是要适当多吃一些传统上的粗粮，即相对于大米、白面这些细粮以外的谷类及杂豆，包括小米、高粱、玉米、荞麦、燕麦、薏苡仁、红小豆、绿豆、芸豆等；二是针对目前谷类消费的主体是加工精度高的精米白面，要适当增加一些加工精度低的米面。

干稀搭配

例如，馒头、花卷、油条等，可和玉米面粥、玉米小米粥、绿豆小米粥、红小豆大米粥搭配；玉米面窝头、玉米面发糕，可和肉丝面汤、大米粥搭配。干稀搭配能扩大粗粮搭配的范围；另外，能使食物有一定的容积。

怎样科学搭配副食

副食的种类很多，如肉类、蛋类、奶类、禽类、鱼类、豆类和蔬菜等。其营养作用也各有长短，如肉类等动物性食品和豆类富含蛋白质与脂肪，但缺少维生素和矿物质，尤其是不含维生素C。蔬菜含有极少量蛋白质，但富含维生素和矿物质，有的蔬菜含有丰富的维生素C。如果把各类副食品搭配食用，能互相取长补短，人体就可以获得较为全面的营养素。那么，应怎样搭配呢？

荤素要搭配好

荤素搭配是副食品调配上的一个重要原则。荤素搭配可以解决蛋白质的互补问题，如豆制品、面筋，和肉、蛋、禽等动物性蛋白质搭配，能大大提高蛋白质的营养价值。含蛋白质丰富的食物和蔬菜搭配，除了充分利用蛋白质的互补作用外，还可以得到丰富的维生素和

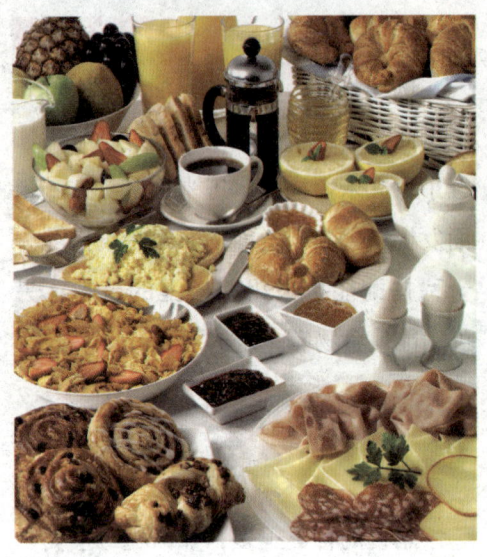

矿物质。特别是要充分利用大豆蛋白质。大豆所含的蛋白质丰富，质量好，价格又便宜，是优质蛋白质的良好来源。豆制品和各种蔬菜搭配，如葱烧豆腐、腐竹炒油菜、砂锅豆腐、豆干炒雪里蕻等，都受到人们的欢迎。

生熟搭配

这一点对蔬菜尤其重要，因为蔬菜中的维生素C和B族维生素，遇热容易受到破坏。经过烹调的蔬菜，维生素总要损失一部分，因此吃一些新鲜的生菜，既可保持大量的维生素，也可增进食欲。尤其在夏天，可以多吃些凉拌菜，如熟肉丝拌黄瓜、粉皮、水萝卜拌熟肉丝、粉皮、小葱拌豆腐等。当然，吃生菜时一定要注意卫生，最好先消毒再食用。

主食不可以被副食代替

主食摄入不足，已经成为现代人餐饮习惯的突出表现。但是你也许并没有意识到，这多一口饭、少一口饭的细小差别，竟然暗藏着健康危机。人们在进食时少吃或不吃主食，过多摄入其他诸如肉、蛋、菜等食物，容易因膳食结构不合理引起疾病。而有关数据表明，现代人的主食消费量越来越少，已有食量不足之势。

主食的营养成分

通常我们所说的主食，主要是指粮食，包括米、面、杂粮等。主食中所含的主要成分为糖类。供给人体热量的蛋白质、脂肪、糖类中，糖类是最好最快的热量源。大脑所需的热量只有葡萄糖，而糖类是多糖物质，很快就能转化成葡萄糖，另外，肌肉的形成也需要糖类。从消化学的角度来说，在合理的饮食中，人一天所需要的总热量的50%～60%应来自于糖类。

除了主食中含有的糖类在为人体提供热量外，主食还是B族维生素的主要来源。主食地位的改变，一个明显的危害就是易导致维生素B_1的缺乏，而主食中，尤其是杂粮中的维生素B_1的含量很高。

营养知识

有些人认为，虽然不吃主食，但多吃蔬菜总不是坏事，其实蔬菜是"吃"油的，许多蔬菜是用过多的烹调油炒成的，有的菜就像泡在油里。这样吃下去，容易引起高血压、心血管病和肥胖病。

主食摄入不足的危害

每个人的食量是有限的，所以一些人减少主食的摄入量，以便空出肚子来吃更有营养的食品，但副食特别是荤菜吃得太多，脂肪和胆固醇摄入量也相应增多，容易引起肥胖及并发症。糖类有加强肝脏解毒能力的功能，适量摄入主食可以起到保肝的作用。不吃主食或过少吃主食，会导致糖类摄入不足，势必要引起高蛋白质或高脂类过度摄入，易引起痛风，并加重肾脏的负担。

另外，动物脂肪在糖类不足的情况下代谢不完全，会使血液中积聚有毒的废物——酮，酮能引起恶心、疲劳以及损害脑部健康。近年来，这类疾病的发病率明显上升，与不以谷物为主食及动物性食物摄入量激增有很大的关系。

食物酸碱平衡论科学吗

在近年的一些科普文章中，有关食物酸碱性质的宣传中主张"选择食物要注意酸碱平衡"，并且特别强调酸性食物对健康有害。这些宣传在我国居民中造成了很大的影响。

从营养学的角度来看，这些说法缺乏科学依据，因而不值得提倡。"食物酸碱平衡论"宣扬"谷类、肉类、鱼和蛋等酸性食物摄入过多可以导致酸性体质，引起高血压、高血脂、糖尿病病、肿瘤等慢性病的发生；蔬菜水果属于碱性食物，能够纠正酸性体质，防治慢性疾病"。实际上，新鲜蔬菜、水果能够预防上述慢性疾病的发生，是因为它们产生的热量低，而且含有丰富的维生素、矿物元素、膳食纤维以及对健康有益的植物化学物质，而不是所谓碱性的作用。

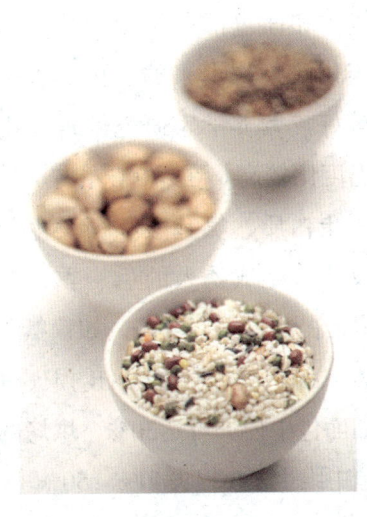

按照"食物酸碱平衡论",将鱼、禽、蛋和瘦肉等食物都归类为"酸性食物",将使广大居民在选择食物时处于无所适从的境地。上述食物都是人体热量、蛋白质、多种维生素和矿物质的主要食物来源,缺少了这些食物,必然造成居民营养素摄入不足或缺乏!所以,在有关平衡膳食的宣传中,应当按照《膳食指南》的要求,大力提倡"食物多样,谷类为主,粗细搭配"的平衡膳食原则,使人们在享受丰富食物的同时,汲取充足而合理的营养。

蒸汽蒸出来的馒头,蒸汽温度在100℃左右,蛋白质与糖不会发生反应,不产生棕色物质,所以蛋白质含量略高于面包,维生素B_1损失也较少。

Tip:
馒头蒸好后先不要离火,而是把锅盖揭开再蒸3~4分钟,待上屉的馒头表皮干结时,再把馒头拿出来,这时的馒头既不掉皮,又不粘屉布。此种方法同样适用于蒸豆包、包子,蒸出来的面食十分漂亮。

馒头和面包哪个更有营养

一直以来,馒头和面包都是人们喜爱的主食,从营养角度看,馒头的营养略高于面包。

馒头和面包都是发酵制品,但面包是经烘烤制作出来的,色、香、味都比较好。营养学家研究发现,由于烘烤温度比较高(在200℃左右),使面粉中蛋白质、氨基酸和糖发生分解聚合反应,生成诱人的色、香、味物质,但蛋白质损失率较高,如赖氨酸损失10%~15%;同时维生素B_1损失也较多,如面包中损失可达30%,烘烤两次的面包中维生素B_1损失40%~50%。

适当吃粗粮的好处

粗粮与细粮相比,不仅含有丰富的维生素和膳食纤维,还有利于心血管病、糖尿病病等疾病的防治。

1 含有丰富的B族维生素和矿物质。B族维生素包括维生素B_1、维生素B_2、维生素B_6、烟酸、泛酸等,在体内主要以辅酶的形式参与三大营养素的代谢,使这些营养素为机体提供热量,并增加食欲与消化功能,维护神经系统的正常功能。此外,粗粮中的钾、钙及植物化学物质的含量也比较丰富。

2 膳食纤维含量高。膳食纤维进入胃肠道,能吸水膨胀,使肠内体积增大,大便变软变松,促进肠道蠕动,起到润便、防止便秘的作用，同时也缩短了粪便通过肠道的时间，使酚、氨及细菌毒素等在肠道内停留的时间缩短，从而有利于预防结肠癌。另外，粗粮中的膳食纤维多，热量较低，可使摄入的热量减少，有利于控制体重，防止肥胖。

❸ 调节血糖。吃粗粮或谷类食物后的血糖变化小于精制的米面，血糖生成指数较低，可延缓糖的吸收，有助于改善糖耐量及糖尿病患者的血糖控制。

❹ 防治心血管疾病。粗粮中含有丰富的可溶性膳食纤维，可减少肠道对胆固醇的吸收，促进胆汁的排泄，降低血胆固醇水平；同时富含的植物化学物如木酚素、芦丁、类胡萝卜素等，具有抗氧化作用，可降低发生心血管疾病的可能性。

多食粗粮也有害

由于现代人对过精食物的畏惧，粗食越来越得到青睐，以至于出现粗粮的价格高于精粮的情况。的确，粗粮中含有大量的膳食纤维，膳食纤维本身会对大肠产生机械性刺激，促进肠蠕动，使大肠变软通畅。这些作用，对于预防肠癌和由于血脂过高而导致的心脑血管疾病都有好处。

但是，营养专家提醒说，若是过多地进食膳食纤维，对人体也会造成危害。膳食纤维不但会阻碍有害物质的吸收，也会影响人体对食物中蛋白质、矿物质和某些微量元素的吸收。比如，吃煮、炒的黄豆，人体对某蛋白质的吸收消化率最多只有50%；而把黄豆加工成豆腐后，吸收率马上上升到90%，其原理在于加工后破坏了黄豆中的纤维成分。

长期大量进食高纤维食物，会使人体蛋白质补充受阻，脂肪摄入量不足，微量元素缺乏，因而造成骨骼、心脏、血液等脏器功能的损害，降低人体免疫抗病能力。

事实上，远古人们就是以粗粮为主的，但其寿命只有现代人的四分之一，甚至还要少些。这虽然与其他自然因素有关，但因粗食营养不足，造成的体质

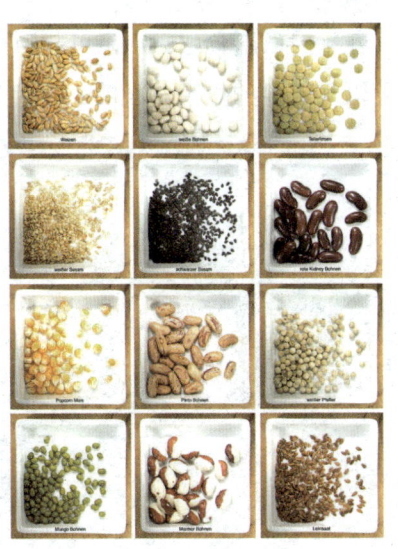

差、发育不全也是一个重要因素。

因此，食用高纤维的粗粮，并不是越多越好，而是要掌握在一定的限度内。营养学家建议，一个健康的成年人，每天的膳食纤维摄入量以10～30克为宜。蔬菜中含膳食纤维较多的是韭菜、芹菜、南瓜、红豆、空心菜、黄豆芽、绿豆芽等，都可适量食用。

当您在购物时，如果想要多买些全谷类的食品，那么您可以多观察包装上有没有出现这样的字眼：全谷类食物、全麦食品、裸麦、小麦、糙米、燕麦片、大麦、珍珠大麦或是全麦玉米。若有，则为全谷类食品。

如何选择全谷类食品

全谷类食品比精制的谷类食品更加有营养，更有益于健康。全谷类食品是指整个谷物都是可以吃的，包括小麦、玉米、燕麦和大米。而精制的谷类食品，像白米或是白面包，一般只含较低的纤维和其他营养物质。有些精制的谷类食品，经过一番加工后，虽然加进了一些营养成分，但它已失去本身的部分营养价值了。

水果、蔬菜不可相互替代

尽管水果、蔬菜在营养成分和健康效应方面有很多相似之处，但它们毕竟是两类不同的食物，其营养价值各有其自身特点。

蔬菜品种远远多于水果，而且多数蔬菜（特别是深色蔬菜）中的维生素、矿物质、膳食纤维等的含量高于水果，故水果不能代替蔬菜。

在平时的膳食中，水果可起到补充蔬菜摄入不足的作用。水果中的糖类、

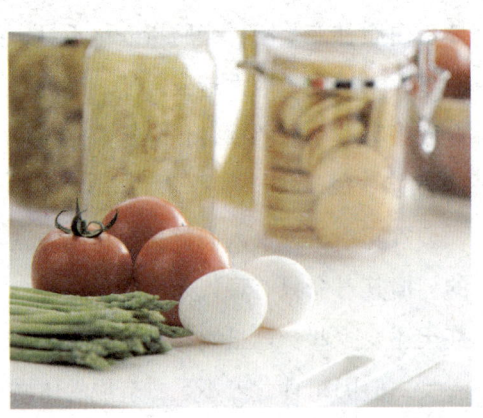
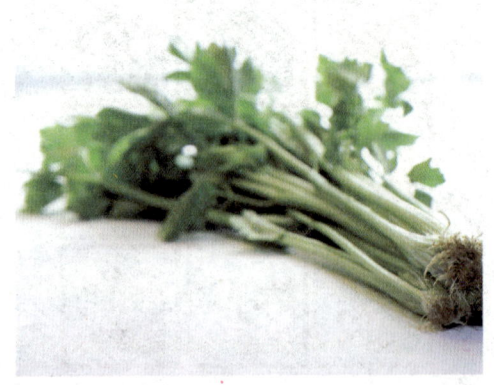

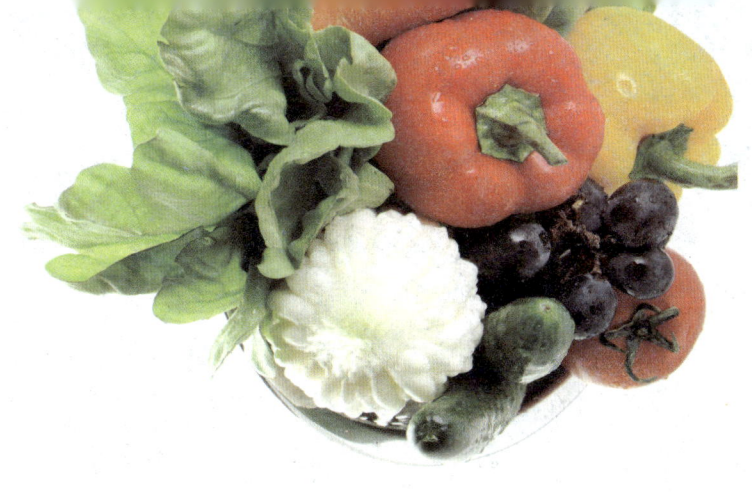

有机酸和芳香物质比新鲜蔬菜多,且水果食用前不用加热,其营养成分不受烹调因素的影响,故蔬菜也不能代替水果。

蔬菜和水果各有营养特点,因此我们不能只吃蔬菜而不吃水果,也不能只吃水果而不吃蔬菜。另外,加工蔬菜和水果制品营养成分丢失较多,不能替代新鲜的蔬菜和水果。

如何看待补品

随着人们生活水平的提高,服用补品的人也越来越多。那么,什么是补品呢?有人认为,凡是营养丰富,对人体有补益的物品,就可叫补品。从营养学观点来看,这种看法是正确的。而民间则往往认为,只有具有特别滋补作用或稀罕昂贵的物品,如燕窝、鱼翅、海参、银耳、阿胶、人参、鹿茸等才是补品,因此,有些人把自身的健康寄托在这些昂贵的补品上。

其实,价格昂贵的并不一定都是补品。例如,燕窝含蛋白质虽然高达50%左右,但却是不完全蛋白质;鱼翅含蛋白质更高,达83%以上,但缺乏色氨酸,也是一种不完全蛋白质,它们的营养价值并非像人们所想象的那么高。当然,价格昂贵的物品中,确实也有具有特殊功用的。例如,阿胶含蛋白质高达93%以上,其中赖氨酸含量也很高,可与谷类蛋白质产生互补作用,并有生血作用,在营养上、补血上都有特殊价值。

有些价格高的物品确系宝贵的补品,应该注意挖掘它们的营养作用和药理作用,但它们毕竟价格昂贵,所以,还是应该立足于利用自然界的多种食品,调配成平衡膳食来满足营养需要。如果要吃补品,也应是缺什么补什么,而不应乱补。

怎样做到四季膳食平衡

一年四季中，春温、夏热、秋凉、冬寒，要做到四季膳食平衡，应根据气温和人体的变化，合理调配膳食。

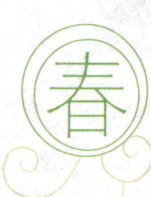

春季气温由寒转暖，人应适应季节，调养生气，使机体与外界协调统一。在饮食上，主食可多选用大米、小米、红小豆等，而羊肉、牛肉、鸡肉等温热副食品不宜过多食用。冬季蔬菜较少，人体摄入的维生素往往不足，春季蔬菜品种增加，应多选择各种绿叶蔬菜，如小白菜、油菜、菠菜、芹菜、水萝卜等，以补充维生素的不足。另外，应少吃高脂肪的食物及刺激性强的辛辣食物。

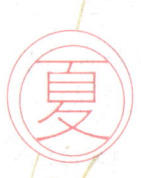

夏季气候炎热，胃纳功能差，加之出汗较多，膳食应清淡可口，并注意补充液体。应设法增进食欲，在饭菜的色、香、味上多下功夫，少吃肥肉等油腻食物，可多选择瘦肉、鱼类、豆制品、咸蛋、酸奶等食物，以补充蛋白质的不足。同时可多吃些绿豆、新鲜蔬菜和瓜果。烹调时，以食物不油腻、易消化为原则，多做些凉面、凉菜、粥类、汤类饮食，还可选择些清热解暑食品。

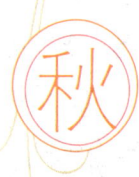

秋季天高气爽，环境由温转凉，宜食生津食品，膳食应有足够的热量。此季节人的消化能力逐渐提高，食欲增强，而且各种动物肉肥味美，蔬菜瓜果种类齐全。膳食调配上，只要注意品种的多样化，使各种食物的比例适当就可以了。在调味品上，可适当选用些辛辣品，如辣椒、胡椒等。但是，要注意秋季天气由热转凉，在饮食上不要吃过于生冷的食物，注意饮食卫生。

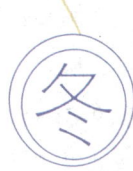

冬季气候寒冷，膳食应有充足的热量，以抵御严寒。冬季是进补的佳季，可多吃些热性食物，如牛肉、羊肉、枣、桂圆、板栗等；还可增加些厚味食品，如炖肉、火锅、油炸食品等，但不能过量，否则会使血脂升高，对身体不利。另外，冬季蔬菜品种单调，北方多为储存菜，应特别注意吃些绿叶蔬菜、豆芽、萝卜等，以补充维生素的不足。调味品可多选用辛辣食物，如辣椒、胡椒、姜、葱、蒜等。

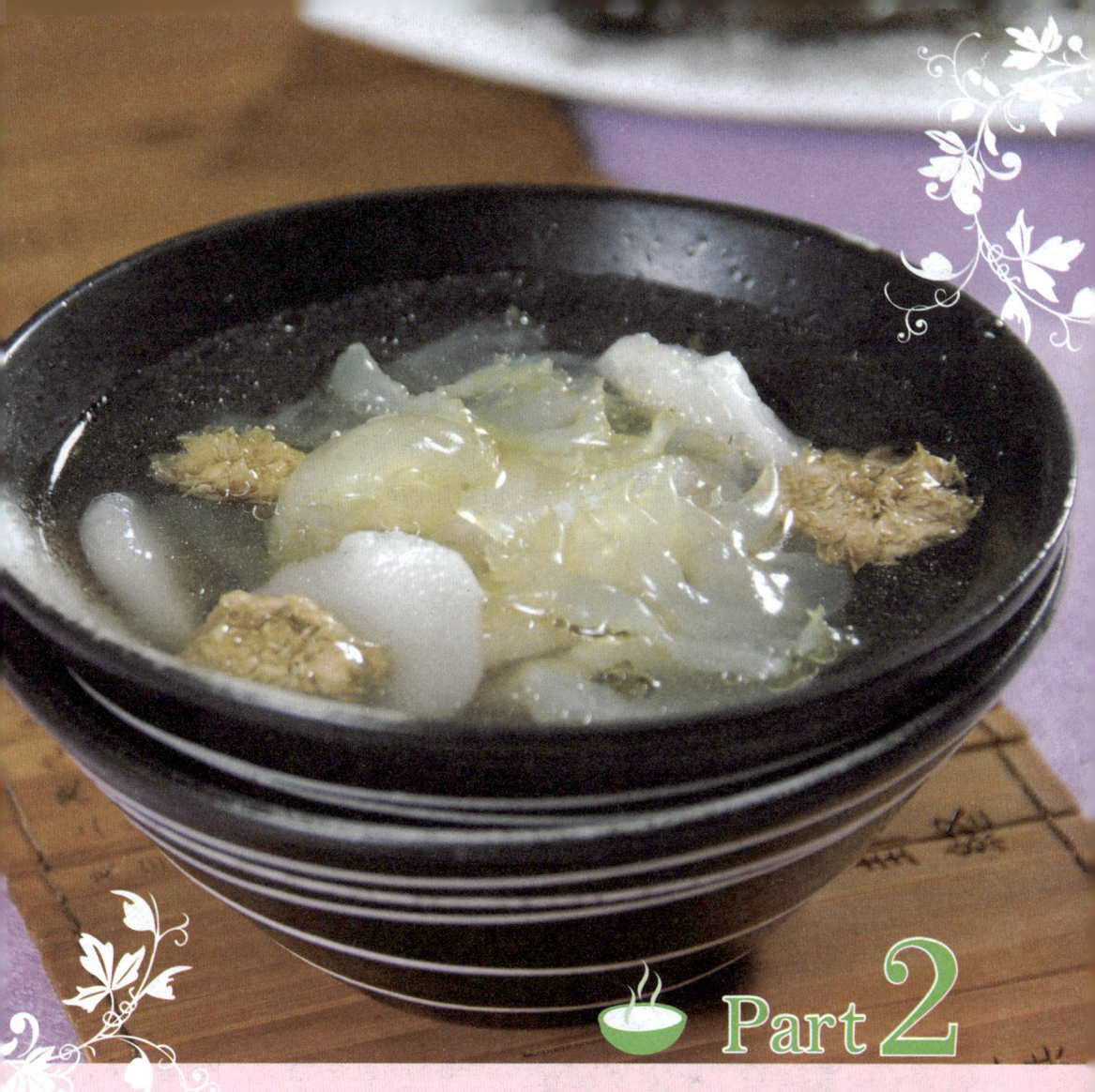

Part 2

营养素——
科学饮食的理论基础

人体必需的营养素

人体需要的营养素有两大类：人体需要量大的，称为宏量营养素，包括蛋白质、脂肪和糖类；人体需要量较小的，称为微量营养素，分为矿物质和维生素两类。

人体需要的营养素及膳食成分主要有以下几类。

蛋白质

蛋白质是生命的基础，占人体重量的18%~20%，是构成人体细胞组织的主要成分，是人体热量的来源之一，也是生命活动中不可缺少的酶和激素的主要成分。来源于动物性食物和大豆的蛋白质容易被人体吸收利用。

脂肪

脂肪约占人体重量的13%，也是人体的主要成分，是储存热量的"燃料库"。膳食脂肪的来源有两个：一是食物本身含有的脂肪，二是烹调用的食用油。膳食脂肪分为动物性脂肪和植物性脂肪。植物性脂肪含有较多不饱和脂肪酸；动物性脂肪含有较多的饱和脂肪酸。

糖类

糖类主要为人体提供热量，通常是人体心脏和大脑活动的热量来源。糖类主要由植物性食物提供。

维生素

维生素的功能是调节人体的物质代谢活动。已知的维生素有20多种，分为脂溶性维生素和水溶性维生素两大类。

矿物质

矿物质包括宏量元素和微量元素，是构成人体的重要成分，占人体重量的4%；也是维持人体正常生理功能不可缺少的营养素。

膳食纤维

膳食纤维是植物性食物中无法被人体消化吸收的糖类，来源于植物性食物，如谷类和蔬菜水果。膳食纤维具有预防便秘、促进肠道健康的作用，对预

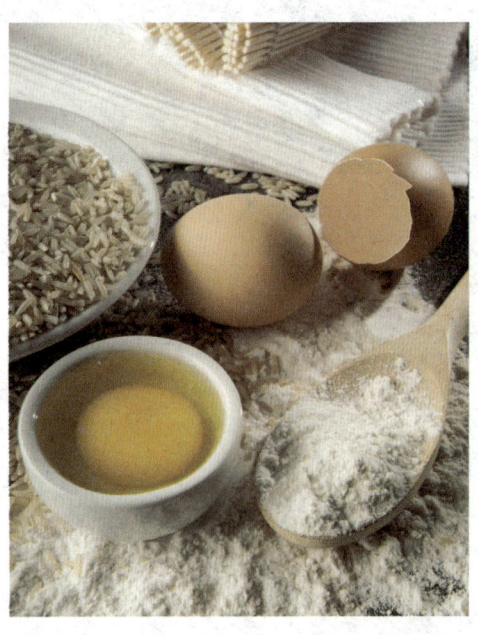

防高血脂、糖尿病病有益。

水

水占人体重的60%～70%，在人的生命活动中发挥着重要的功能。

☕ 认识蛋白质和氨基酸

蛋白质是化学结构复杂的有机化合物，是人体的必需营养素。蛋白质一词源于希腊文的proteios，是"头等重要"的意思，表明蛋白质是生命活动中头等重要的物质。现已证明，生命的产生、存在和消亡都与蛋白质有关，蛋白质是生命的物质基础，没有蛋白质就没有生命。

蛋白质是自然界中一大类有机物质，从各种动植物组织中提取出的蛋白质，其元素组成为：碳（50%～55%）、氢（6.7%～7.3%）、氧（19%～24%）、氮（13%～19%）及硫（0%～4%）；有些蛋白质还含有磷、铁、碘、锰及锌等其他元素。这些元素首先按照一定的比例和结构组成氨基酸，许多氨基酸再按一定的方式连接成蛋白质。所以，氨基酸是组成蛋白质的基本单位。

氨基酸是由氨基（-NH$_2$）和羧基（-COOH）组成的酸，所以叫氨基酸。在构成人体蛋白质的20多种氨基

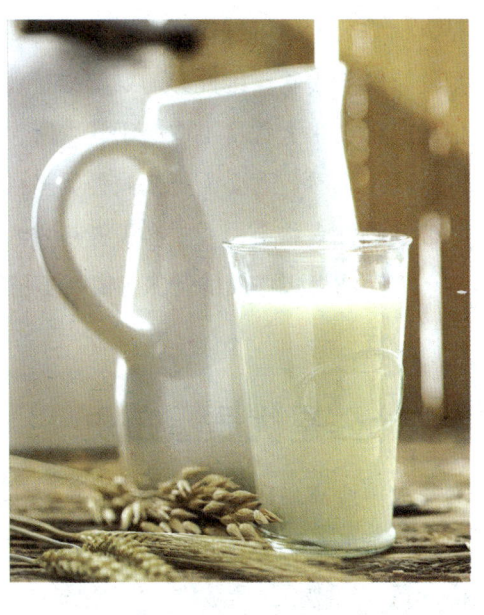

酸中，有一些氨基酸可在人体内合成或由其他氨基酸转变而成，这部分氨基酸就称为非必需氨基酸。非必需氨基酸包括天冬氨酸、天冬酰胺、谷氨酸、谷氨酰胺、甘氨酸、脯氨酸、丝氨酸、精氨酸、胱氨酸、丙氨酸。有些氨基酸在人体内不能合成，或因合成量太小无法满足机体的需要时，就必须由食物提供，这些氨基酸就称为必需氨基酸。对成年人而言，有8种氨基酸属于必需氨基酸，它们是亮氨酸、异亮氨酸、赖氨酸、色氨酸、苯丙氨酸、蛋氨酸、苏氨酸和缬氨酸。组氨酸也是婴幼儿的必需氨基酸，因此婴幼儿有9种必需氨基酸。

需要指出的是，非必需氨基酸也

是人体需要的氨基酸，非必需只是相对于不必由食物提供而言。由于必需氨基酸只能来源于食物，因此必需氨基酸是食物蛋白质的关键成分，食物蛋白质营养价值的高低在很大程度上取决于其中所含的必需氨基酸的种类及数量。因此，从营养学角度来看，含必需氨基酸种类多且数量足的食物蛋白质，其营养价值就高。一般动物性食物蛋白质中必需氨基酸的种类和数量明显高于植物性食物蛋白质，故一般动物性蛋白质的营养价值高于植物性蛋白质，但大豆除外。

什么是优质蛋白质

人体所需蛋白质来源于多种食物，凡蛋白质氨基酸模式与人体蛋白质氨基酸模式接近的食物，其必需氨基酸在体内的利用率就高，反之则低。因此蛋、奶、肉、鱼等动物蛋白质被称为优质蛋白质。

而食物蛋白质中一种或几种必需氨基酸含量相对较低，导致其他必需氨基酸在体内不能被充分利用而使蛋白质营养价值降低，这些含量相对较低的氨基酸被称为限制氨基酸。即由于这些氨基酸的不足，限制了其他氨基酸的利用。植物蛋白质中，赖氨酸、蛋氨酸、苏氨酸和色氨酸含量相对较低，所以营养价值也相对较低。

营养知识

> 豆类中的蛋白质虽然为植物蛋白质，但其所含的蛋白质约为38%，是谷类食物的4～5倍。大豆蛋白质的氨基酸组成与牛奶蛋白质相近，除蛋氨酸略低外，其余必需氨基酸含量均较丰富，是植物性的完全蛋白质，在营养价值上，可与动物蛋白质等同。

每天应摄取的蛋白质的量

人体对蛋白质的需要量与性别、年龄、活动强度和生理状态有关。一般来说，男性多于女性；年少多于年长；强活动多于弱活动；孕妇乳母多于育龄妇女。

我国营养学会2000年制订的蛋白质参考摄入量为成人每天每千克体重1.0～1.5克；正在生长发育的青少年、孕妇、乳母每天每千克体重需要1.5～3.0克蛋白质；至于在患病情况下，可根据病情作相应增减。但是，仅考虑蛋白质的数量，是远远不够全面的，还必须注意蛋白质的营养价值（质量）。

如何计算一天的蛋白质需要量呢？蛋白质的需要量，因健康状态、年龄、体重等各种因素也会有所不同。身材越高大或年龄越小的人，需要的蛋白质越多。

以下数字是人在不同年龄段所需蛋白质的指数：

年 龄	1～3	4～6	7～10	11～14	15～18	19岁以上
指 数	1.80	1.49	1.21	0.99	0.88	0.79

蛋白质需要量的计算方法为：

先找出自己的年龄段指数，再用此指数乘以自己的体重（千克），所得的答案就是您一天所需要的蛋白质克数。

例如：体重50千克，年龄33岁，其指数是0.79，那么0.79×50＝39.5克。这就是一天所需要的蛋白质的量。

平均一天之中人体蛋白质的需要量最少约是45克，也就是一餐大约15克。注意，早餐必须摄取充分的蛋白质。

哪些食物含丰富的蛋白质

蛋白质的食物来源可分为植物性蛋白质和动物性蛋白质两大类。

植物蛋白质中，谷类含蛋白质10%左右，蛋白质含量不算高，但由于是人们的主食，所以仍然是膳食蛋白质的主要来源。豆类含有丰富的蛋白质，特别是大豆，含蛋白质高达36%～40%，氨基酸组成也比较合理，在体内的利用率较高，是植物蛋白质中非常好的蛋白质来源。

蛋类含蛋白质11%～14%，是优质蛋白质的重要来源。奶类一般含蛋白质3.0%～3.5%，是婴幼儿蛋白质的最佳来源。此外，像芝麻、瓜子、核桃、杏仁、松子等干果类，蛋白质的含量均较高。

肉类包括禽、畜和鱼的肌肉。新鲜肌肉含蛋白质15%～22%，肌肉蛋白质营养价值优于植物蛋白质，是人体蛋白质的重要来源。

为改善膳食蛋白质质量，在膳食中应保证有一定数量的优质蛋白质。一般要求动物性蛋白质和大豆蛋白质应占膳食蛋白质总量的30%～50%。

常见食物的蛋白质含量（克／100克）

食物	含量	食物	含量
小麦粉（标准粉）	11.2	绿豆	21.6
粳米（标一）	7.7	赤小豆	20.2
籼米（标一）	7.7	花生仁	24.8
玉米（干）	8.7	猪肉（肥瘦）	13.2
玉米面	8.1	牛肉（肥瘦）	19.9
小米	9.0	羊肉（肥瘦）	19.0
马铃薯	2.0	鸡	19.3
蘑菇（干）	21.1	鸡蛋	13.3
紫菜（干）	26.7	草鱼	16.6
黄豆	35.0	牛奶	3.0

认识食物蛋白质的互补作用

谷类是我国人民的主食，可为人体提供所需热量的60%～70%、蛋白质的50%，以及相当数量的B族维生素和矿物质。但粮谷类食物的蛋白质组成中普遍缺少人体必需的赖氨酸、苯丙氨酸和蛋氨酸，使粮谷类蛋白质的营养价值大大降低。

为弥补粮谷类蛋白质的这一不足，应选两种或两种以上食物蛋白质混合食用，使其中所含有的必需氨基酸取长补短，相互补充，达到较好的比例，从而提高蛋白质的利用率。例如，玉米、小米、大豆单独食用时，其生物价分别为60、57、64，如按23%、25%、52%的比例混合食用，生物价可提高到73；若在植物性食物的基础上再添加少量动物性食物，蛋白质的生物价还会提高，如面粉、小米、大豆、牛肉单独食用时，其蛋白质的生物价分别为67、57、64、76，若按39%、13%、22%、26%的比例混合食用，其蛋白质的生物价可提高到89，可见动物性、植物性食物混合食用比单纯性植物混合还要好。

如何提高蛋白质的营养价值

食物种类越多越好

提倡饮食多样化，食物搭配的品种越多，蛋白质的互补效果越好。

食物种属越远越好

动物性、植物性食物之间搭配比单纯植物性食物搭配更利于提高蛋白质的生理价值。因为有些植物性食物的限制氨基酸相同，蛋白质的互补效果不明显；而食物种属较远时，食物蛋白质氨基酸构成上才能相差较大，有利于氨基酸构成上的相互补充。

动、植物性食物同时食用

因为氨基酸在体内易降解，不能储留，若摄取时间间隔长，其互补效果就会受到影响。

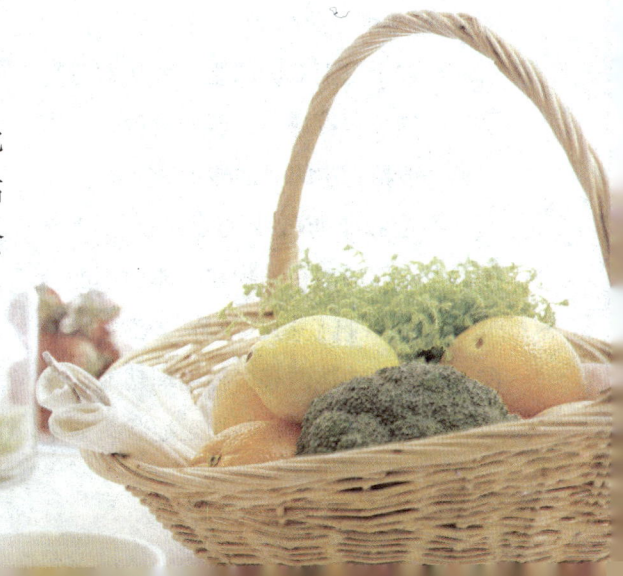

认识脂肪与脂肪酸

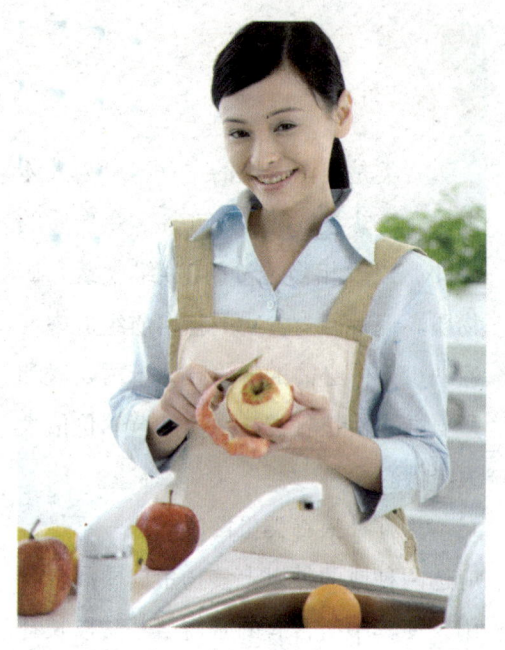

一般来说，脂肪应包括中性脂肪和类脂质。中性脂肪是由1个分子的甘油和3个分子的脂肪酸组成的酯，称为三酰甘油或三酸甘油酯。通常所说的油，如花生油、豆油、麻油等植物油，和猪油、牛油等动物油的主要成分都是三酰甘油，即中性脂肪。类脂质是一些能够溶于脂肪或脂肪溶剂的物质，在营养学上特别重要的有磷脂和固醇两类化合物。有时也将中性脂肪和类脂质称为脂类和脂质。

脂肪酸是组成脂肪的主要成分。脂肪酸的种类很多，可分为饱和脂肪酸、单不饱和脂肪酸、多不饱和脂肪酸3大类。饱和脂肪酸是指分子结构中仅有单键的脂肪酸（如奶油中的酪酸）；单不饱和脂肪酸是指分子结构中仅有1个双键的脂肪酸（如动植物油中的油酸）；而多不饱和脂肪酸则是指分子结构中有2个或2个以上双键的脂肪酸，双键越多，不饱和程度愈高，营养价值也愈高（如一般植物中的亚油酸）。

不饱和脂肪酸中的亚油酸、亚麻酸和花生四烯酸在动物和人体内不能合成，必须取自食物，故称"必需脂肪酸"。它们在体内有多种生理功能，缺少它们就会产生一系列缺乏症状，如生长迟缓、皮炎等。另外，多摄取必需脂肪酸，对预防心血管疾病（主要是冠心病）有益。营养学家们提出，必需脂肪酸的热量应占膳食总量的1%~3%。这些脂肪酸在豆油、玉米油、棉子油、芝麻油、葵花子油、花生油中含量较高。

需要指出的是，多不饱和脂肪酸或必需脂肪酸的摄食量不宜过量。近年研究发现，多不饱和脂肪酸在体内代谢过程中，其结构中的不饱和双键可发生过氧化反应，产生过氧化脂质。这是一种自由基，是促进衰老和发生癌症的危险因素之一。所以，在日常生活中，既要防止动物油脂过剩，又要防止植物油过多。

人体每天需摄入多少脂肪

脂肪的摄入量受饮食习惯、季节、气候、体力劳动情况等诸多因素的影响，一般认为每日膳食中有50～60克脂肪就能满足人体的需要。我国推荐的每日膳食营养素供给量中，并未明确规定脂肪的供给量，而仅仅指出，对于成人来说，脂肪应占每日热量供给量的20%～25%。实际上，一般膳食中的脂肪很少低于热量供给的15%，原因是各种食物中都普遍含有脂肪。由于脂肪摄入过多会引起高脂血症及冠心病等，脂肪的供给量不宜超过总热量的30%。

摄入的脂肪中应有足够的必需脂肪酸，必需脂肪酸应占总热量的1%～2%，即每日摄入6～8克。另外膳食中多不饱和脂肪酸和饱和脂肪酸应保持适宜的比例，一般推荐多不饱和脂肪酸和饱和脂肪酸以1∶1到2∶1为宜。

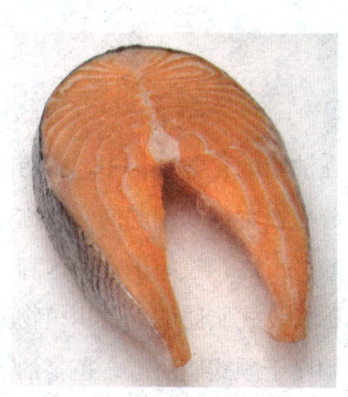

脂肪的食物来源

脂肪的食物来源包括动物性和植物性两类。除食用油脂含约100%的脂肪外，含脂肪丰富的食品为动物性食物和坚果类。

动物性食物以畜肉类含脂肪最丰富，且多为饱和脂肪酸。猪肉含脂肪量为30%～90%，仅腿肉和瘦猪肉脂肪含量在10%左右；牛、羊肉含脂肪量比猪肉低得多，如牛肉（瘦）脂肪含量仅为2%～5%，羊肉（瘦）多数为2%～4%。

禽肉一般含脂肪量较低，多数在10%以下，但北京烤鸭和肉鸡例外，其含量分别为38.4%和35.4%。

鱼类脂肪含量基本在10%以下，多数在5%左右，且其脂肪含不饱和脂肪酸多，所以老年人宜多吃鱼少吃肉。

蛋类以蛋黄含脂肪量高，约为30%，但全蛋仅为10%左右，其组成以单不饱和脂肪酸为多。

除动物性食物外，植物性食物中以坚果类（如花生、核桃、瓜子、榛子、葵花子等）含脂肪量较高，最高可达50%以上。不过其脂肪组成多以亚油酸为主，所以是多不饱和脂肪酸的重要来源。

正确看待胆固醇

长期以来，人们对胆固醇望而生畏，这实在是一种偏见。如同其他各种营养素为人体所必需，但过则为害的道理一样，胆固醇也是人体生理活动必需的重要物质，只有在血胆固醇过高时才能对机体造成伤害，成为造成某些心血管疾患的危险因素。

胆固醇是人体生理活动中的重要活性物质，是雌性激素、维生素D及胆汁酸的构成原料。它能保持细胞膜的正常功能，保护红细胞免遭过早破坏，还能保护血管、防止血管破裂。同时，它还是神经髓鞘的重要组成成分，与智力发育、反应能力有关。

当然，胆固醇也会多则为患，过多就会沉积于血管壁上，引起动脉粥样硬化，诱发冠心病及脑出血等严重疾患。但也不是所有胆固醇都能沉积于血管壁上的，只有存在于低密度脂蛋白质（LDL）中的胆固醇容易沉积，引起动脉粥样硬化；而高密度脂蛋白质（HDL）含蛋白质高，胆固醇少，反而是防止血管硬化的保护因素之一。况且胆固醇主要来自机体本身的合成代谢，而食物摄入仅占次要位置。一个70千克体重的人，体内大约有胆固醇140克，每天大约更新1克，其中4/5在体内代谢中产生，只有1/5要从食物中补充，每天从食物摄入胆固醇300毫克左右，就可以满足机体需要。考虑胆固醇的吸收率只有30%左右，而且随着食物胆固醇含量的增加，吸收率反而下降，所以膳食中的胆固醇量不必过分严格地控制。

营养知识

通常，将每100克食物中胆固醇含量低于100毫克的食物称为低胆固醇食物，如鲳鱼、鲤鱼、猪瘦肉、牛瘦肉、羊瘦肉、鸭肉等；将每100克食物中胆固醇含量为100～200毫克的食物称为中度胆固醇食物，如草鱼、鲫鱼、鲢鱼、黄鳝、河鳗、甲鱼、蟹肉、猪排、鸡肉等；而将每100克食物中胆固醇含量为200～300毫克的食物称高胆固醇食物，如猪肾、猪肝、猪肚、蚌肉、蛋黄、蟹黄等。高胆固醇血症的患者应尽量少吃或不吃高胆固醇的食物。

怎样看反式脂肪酸

在油脂的化学结构中，脂肪酸的氢原子分布在不饱和键的同侧，称做顺式脂肪酸；反之，氢原子在不饱和键的两侧，称做反式脂肪酸。常用植物油的脂肪酸均属于顺式脂肪酸。植物油部分氢化产生反式脂肪酸，如氢化油脂、人造黄油、起酥油等。

为了避免动物脂肪对健康的危害，在欧美曾流行用人造黄油代替天然黄油，膳食中反式脂肪酸摄入量增加。研究表明，反式脂肪酸摄入量多，可升高低密度脂蛋白，降低高密度脂蛋白，增加患动脉粥样硬化和冠心病的危险性。

随着对反式脂肪酸危害的认识，欧美等国家对反式脂肪酸加以限制，规定膳食中反式脂肪酸提供热量的比例不超过总热量的2%。如妇女将反式脂肪酸的摄入量降至占总热量的2%，可使冠心病的危险性下降53%。由于膳食模式不同，我国居民膳食中反式脂肪酸提供热量的比例未超过总热量2%的水平，尚不足以达到对机体产生危害的程度。但是也应尽可能少吃富含氢化油脂的食物。

据健康专家介绍，在人们经常吃的饼干、薄脆饼、油酥饼、巧克力、色拉酱、炸薯条、炸面包圈、奶油蛋糕、薄煎饼、马铃薯片、油炸干吃面等食物中，均含有不等量的反式脂肪酸。

产品类型	反式脂肪酸含量占总脂肪酸的百分比
牛奶、羊奶	3%～5%
氢化植物油	14.2%～34.3%
起酥油	7.3%～31.7%
硬质黄油	1.6%～23.1%
面包和丹麦糕	37%
炸鸡和法式油炸土豆	36%
炸薯条	35%
糖果类脂肪	27%

什么是糖类

糖类就是人们常说的糖类,它由碳、氢和氧三种元素组成,由于它所含的氢氧的比例为二比一,和水一样,故称为糖类。它是为人体提供热量的三种主要的营养素中最廉价的营养素。

糖类一般分为单糖、多糖和双糖三类。单糖易为人体吸收,主要包括葡萄糖、果糖和半乳糖。双糖类包括蔗糖、麦芽糖以及乳糖。多糖类是由较多葡萄糖分子组成的糖类,不溶于水,包括淀粉、糊精、糖原、纤维素、半纤维素和果胶类等。

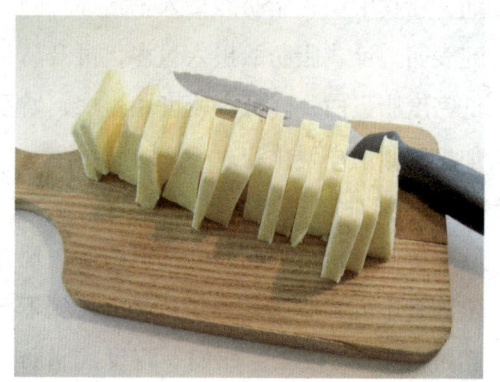

分类 (糖分子DP)	亚组	组成
糖(1~2)	单糖	葡萄糖、半乳糖、果糖
	双糖	蔗糖、乳糖、麦芽糖、海藻糖
	糖醇	山梨醇、甘露糖醇
寡糖(3~9)	异麦芽低聚寡糖	麦芽糊精
	其他寡糖	棉子糖、水苏糖、低聚果糖
多糖≥	淀粉	直链淀粉、支链淀粉、变性淀粉
	非淀粉多糖	纤维素、半纤维素、果胶等

人体对糖类的需要量

人体对糖类的需要量，常以可提供热量的百分比来表示。由于体内其他营养素可转变为糖类，因此其需要量尚难确定。

2000年制订的《中国居民膳食营养素参考摄入量》中的糖类适宜摄入量（AI）为占总热量的55%~65%。对糖类的来源也作出要求，即应包括糖类淀粉、不消化的抗性淀粉、非淀粉多糖和低聚糖等糖类；限制纯热量食物如糖的摄入量，提倡摄入营养素／热量密度高的食物，以保障人体热量和营养素的需要及改善胃肠道环境和预防龋齿的需要。

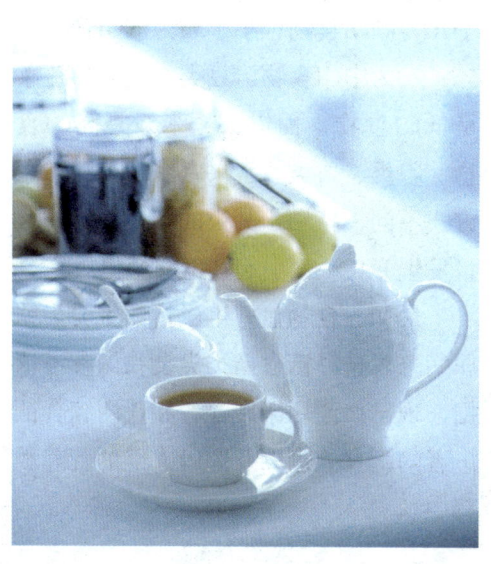

糖类摄入不足对健康的影响

糖类摄入不足、禁食、过度活动或激素失调等原因，可使血液中葡萄糖值降到正常值以下，发生低血糖症。低血糖症的最严重的后果是中枢神经系统功能紊乱，严重时甚至能引起低血糖患者昏迷和死亡。发生这种情况是因为大脑活动时几乎全部的热量都是由葡萄糖提供的，但大脑又几乎没有糖原的储存。

此外，肝糖原的正常储备是保持肝脏的正常解毒功能和肝脏免受有害因素损害所必需的。当肝糖原储备较充足时，能增强肝细胞的再生，使肝脏对某些化学毒物有较强的解毒能力，对各种细菌感染引起的毒血症也有较强的解毒作用。当人体糖的供应不足时，肝细胞再生受到影响，易导致肝脏受到损伤，使人体对肝炎病毒的免疫力下降。

糖类营养不良的另一种情况是摄入过量，尤其是精制糖即蔗糖摄入过量，除龋齿外将对人体健康带来更为不利的影响，很多资料显示一些发达国家伴随着蔗糖摄入量的增加，冠心病的发病率逐年上升，且因食糖引起的高脂血症日后可以促成动脉粥样硬化。此外，由于肝糖原和肌糖原的储存量是有限的，膳食中糖类摄入过多时，剩余的葡萄糖将转变成脂肪储存在脂肪组织中。且这种储存几乎是无限的，因此，糖类摄入过多将导致肥胖，而肥胖又将成为很多疾病的诱因。

糖与糖尿病病的关系

糖尿病患者一定要接受食物治疗（俗称忌口），而其中一项忌口原则，是要患者避免进食精炼的糖分及含有这类糖分的食物。但有些人会困惑地追问，为何自己不吃甜的东西也会得这种病？究竟吃糖是否引致糖尿病病呢？

有关糖尿病病与糖的关系，医学界已做了很多的研究。有的指出，一般用来制造甜味食物的蔗糖是糖尿病病的诱因，但同样有研究不支持此论据。整体来说，支持与反对的参半，暂时未能做出结论。

不过，大量进食糖类食品的确会引致肥胖。糖类食品提供大量的热量，若经常进食过多的糖类，而身体又不能消耗的话，便会在体内转变成脂肪储存起来，导致肥胖。人的血糖量是由胰脏分泌的胰岛素调节，使它能保持在正常范围内。而肥胖会使身体的胰岛素产生抵抗，间接使其效力减低，不能将血糖控制在正常的水平，引致血糖升高，这便是导致糖尿病病的直接原因。

但至今仍未有足够的证据证明，吃糖会直接引起糖尿病病。但因进食过多的糖类食品引致的肥胖，是糖尿病病的其中一个诱因已被证实，所以还是少吃糖类为妙。

认识食物血糖生成指数

食物中的糖类进入人体后经过消化分解成单糖，而后进入血液循环，进而影响血糖水平。由于食物进入胃肠道后消化速度不同、吸收程度不一致，所以葡萄糖进入血液的速度有快有慢，数量有多有少。因此，即使含等量糖类的食物，对人体血糖水平的影响也不同，可以用"食物血糖生成指数"（GI）的概念，来衡量某种食物或膳食组成对血糖浓度影响的程度。

一般而言，食物血糖生成指数大于70为高GI食物，小于55为低GI食物，55～70为中GI食物。豆类、乳类、蔬菜是低GI食物，而馒头、米饭是高GI食物。谷类、薯类、水果常因品种和加工方式不同，特别是其中的膳食纤维的含量发生变化，而引起其GI的变化。

最初，食物血糖生成指数主要为糖尿病患者选择富含糖类类食物做参考依据，现已广泛用于肥胖者和代谢综合征患者的膳食管理以及健康人群的营养教育中。

常见食物血糖生成指数表

食物种类	GI	食物种类	GI
荞麦面条	59.3	香蕉	52
荞麦面馒头	66.7	梨	36
大米饭	80.2	苹果	36
白小麦面面包	105.8	柑	43
白小麦面馒头	88.1	葡萄	43
扁豆	18.5	猕猴桃	52
绿豆	27.2	芒果	55
冻豆腐	22.3	菠萝	66
豆腐干	23.7	西瓜	72
炖鲜豆腐	31.9	果糖	23
绿豆挂面	33.4	乳糖	46
黄豆挂面	66.6	蔗糖	65
樱桃	22	蜂蜜	73
李子	24	白糖	83.8
柚子	25	葡萄糖	97
鲜桃	28	麦芽糖	105

什么是维生素

维生素是维持人体正常生命活动所必需的有机化合物。在人体内其含量极微，但在机体的代谢、生长发育等过程中起重要作用。它们的化学结构与性质虽然各异，但有共同特点：

1.均以维生素本身，或可被机体利用的前体化合物（维生素原）的形式存在于天然食物中。

2.非机体结构成分，不提供热量，但担负着特殊的代谢功能。

3.一般不能在体内合成（维生素D例外）或合成量太少，必须由食物提供。

4.人体只需少量即可满足，但绝不能缺少，缺乏至一定程度，可引起维生素缺乏病。

维生素是个庞大的"家族"，目前所知的维生素就有几十种，大致可分为脂溶性和水溶性两大类。有些物质在化学结构上类似于某种维生素，经过简单的代谢反应即可转变成维生素，此类物质称为维生素原，例如β-胡萝卜素能转变为维生素A。

水溶性维生素不需消化，直接从肠道吸收后，通过循环到机体需要的组织中，多余的部分大多由尿排出，在体内储存甚少；脂溶性维生素溶解于油脂中，经胆汁乳化，在小肠吸收，由淋巴循环系统进入到体内各器官。体内可储存大量脂溶性维生素。维生素A和维生素D主要储存于肝脏，维生素E主要储存于体内脂肪组织，维生素K储存较少。

水溶性维生素易溶于水而不易溶于非极性有机溶剂中，吸收后体内贮存的很少，过量的多从尿中排出；脂溶性维生素易溶于非极性有机溶剂，而不易溶于水，可随脂肪为人体吸收并在体内蓄积，排泄率不高。

维生素的分类与名称

分类	名称	曾用名	来源
水溶性维生素	维生素B_1	硫胺素	酵母、谷物、肝脏、大豆、肉类
	维生素B_2	核黄素	酵母、肝脏、蔬菜、蛋类
	维生素B_3	烟酸	酵母、谷物、肝脏、米糠
	维生素B_5	泛酸	酵母、谷物、肝脏、蔬菜
	维生素B_6	吡哆醇类	酵母、谷物、肝脏、蛋类、乳制品
	维生素B_7	生物素	酵母、肝脏、谷物
	维生素B_9	叶酸	蔬菜叶、肝脏
	维生素B_{12}	钴胺素	肝脏、鱼肉、肉类、蛋类
	胆碱	—	肝脏、蛋黄、乳制品、大豆
	肌醇	—	心脏、肉类
	维生素C	抗坏血酸	新鲜蔬菜、水果
脂溶性维生素	维生素A	视黄醇类	鱼肝油、绿色蔬菜
	维生素D	钙化醇	鱼肝油、蛋黄、乳制品、酵母
	维生素E	生育酚	鸡蛋、肝脏、鱼类、植物油
	维生素K	萘醌类	菠菜、苜蓿、白菜、肝脏

维生素的生理功能

维生素A：维持皮肤黏膜层的完整性；维持视觉；促进生长发育和维护生殖功能；维持和促进免疫力。

维生素B_1：构成辅酶，维持体内正常代谢；抑制胆碱酯酶的活性，促进胃肠蠕动；对神经组织的作用。

维生素B_2：在蛋白质、脂肪和糖类的代谢过程中起酶的作用，是生长必需的物质。

烟酸：维持消化系统健康；维系神经系统健康和脑机能正常运作的功效；保护心血管。

维生素B_6：可调节中枢神经系统；抑制呕吐、促进发育等功能；能协助产生抗体；促进皮肤健康。

生物素：帮助人体细胞把糖类，脂肪和蛋白质转换成它们可以使用的热量；有助于控制糖尿病病。

维生素B_{12}：抗脂肪肝，促进维生素A在肝中的贮存；促进细胞发育成熟和机体代谢。

维生素C：维生素C能够捕获自由基，在此能预防像癌症、动脉硬化、风湿病等疾病；能增强免疫力，对皮肤、牙龈和神经也有好处。

维生素D：促进钙、磷的吸收；对骨骼钙的动员。

维生素E：抗氧化；抗动脉粥样硬化，有预防动脉粥样硬化和心血管疾病的作用；对免疫功能的作用；对胚胎发育和生殖的作用；对神经系统和骨骼肌的保护作用。

维生素K：促进凝血的功能；增加肠道蠕动和分泌功能。

叶酸：抗贫血；维护细胞的正常生长和免疫系统的功能；防止胎儿畸形。

胆碱：促进脑发育和提高记忆能力；保证信息传递；调控细胞凋亡；构成生物膜的重要组成成分；促进脂肪代谢。临床上应用胆碱治疗肝硬化、肝炎和其他肝疾病，效果良好；促进体内转甲基代谢；降低血清胆固醇。

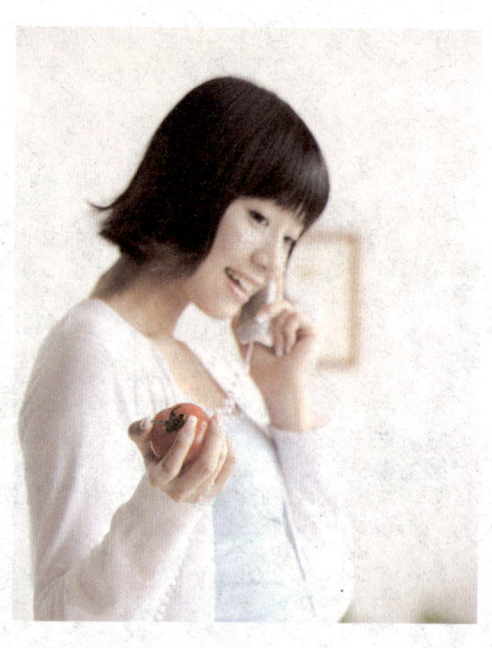

人体维生素最佳摄入量

维生素A：成人推荐摄入量男性为800微克视黄醇当量；女性为700微克视黄醇当量。

维生素：成年男女的推荐摄入量分别为1.4毫克/天和1.3毫克/天。

维生素B_2：成人（18岁以上）男性为1.4毫克/天，女性为1.2毫克/天。

烟酸：成人建议每日摄取量是13~15毫克；孕妇为20毫克；哺乳期妇女则为22毫克。

维生素B_6：人体每日需要量为1.2~1.5毫克。

生物素：成人为30微克/天。

维生素B_{12}：人体每天约需2.4微克/天。

维生素C：成年人每天需摄入50~100毫克。

维生素D：一般成年人每日应摄入300~400国际单位，婴儿、青少年、孕妇及喂乳者每日需要量为400~800国际单位。

维生素E：成年人每日应摄入14毫克。

维生素K：成年人维生素K的膳食适宜摄入量为120微克。

叶酸：人体每日需要量约400微克。孕妇及乳母的最高可耐受摄入量值为1 000微克/天。

胆碱：按照膳食营养素参考摄入量，胆碱的摄入量为500毫克/天。

营养知识

水溶性维生素摄入过多时，维生素常以原形从尿中排出体外，几乎无毒性，但摄入过大剂量时，常干扰其他营养素的代谢；脂溶性维生素大量摄入时，由于排出较少，可致体内积存超负荷而造成中毒。因此，必须遵循合理原则，不宜盲目加大剂量。

富含维生素的食物

维生素A：动物性食物，如猪肝、鸡肝、蛋类、乳类中含量丰富；植物食物，如西兰花、胡萝卜、菠菜、苋菜、生菜、油菜、荷兰豆等；水果中以芒果、橘子、枇杷等含量比较丰富。

维生素D：植物性食物如蘑菇、蕈类含有维生素D_2；动物性食物中则含有维生素D_3，以鱼肝和鱼油含量最丰富，其次在鸡蛋、乳牛肉、黄油和咸水鱼如鲱鱼、鲑鱼和沙丁鱼中含量相对较高。

维生素E：多存在于鸡蛋、肝脏、鱼类、植物油中。

维生素K： 多存在于菠菜、甘蓝菜、芜菁绿叶菜、苜蓿、白菜、肝脏中。

维生素B_1： 最为丰富的来源是葵花子仁、花生、大豆粉、瘦猪肉；其次为粗粮、小麦粉、小米、玉米、大米等谷类食物；鱼类、蔬菜和水果中含量较少。

维生素B_2： 广泛存在于奶类、蛋类、各种肉类、动物内脏、谷类、蔬菜和水果等动物性和植物性食物中。

维生素B_6： 肉类、全谷类产品（特别是小麦）、蔬菜和坚果类中较多。

烟酸： 烟酸和烟酰胺在肝、肾、瘦畜肉、鱼以及坚果类中含量丰富；乳、蛋中的含量虽然不高，但色氨酸较多，可转化为烟酸。谷类中的烟酸80%～90%存在于它们的种子皮中，故精加工粮食影响较大。

叶酸： 富含叶酸的食物为猪肝、猪肾、鸡蛋、豌豆、菠菜等。

维生素B_{12}： 多存在于肉类、动物内脏、鱼、禽、贝壳类及蛋类中。

维生素C： 主要食物来源是新鲜蔬菜与水果。蔬菜中，辣椒、茼蒿、苦瓜、豆角、菠菜、土豆、韭菜等中含量丰富；水果中，酸枣、鲜枣、草莓、柑橘、柠檬、猕猴桃等中含量最多；在动物的内脏中也含有少量的维生素C。

胆碱： 胆碱广泛存在于各种食物中，特别是动物肝脏、花生、莴苣、花菜中含量较高。

生物素： 广泛存在于天然食物中。干酪、动物肝脏、大豆粉中含量最为丰富，其次为蛋类，在精制谷类、多数水果中含量较少。

引起维生素缺乏的原因

1 食物中维生素含量不足。

2 膳食结构、饮食习惯、食物的特殊禁忌让人体摄入含维生素的食物不足。

3 食物加工、储存、烹调过程中的损失造成膳食维生素的供给量不足。

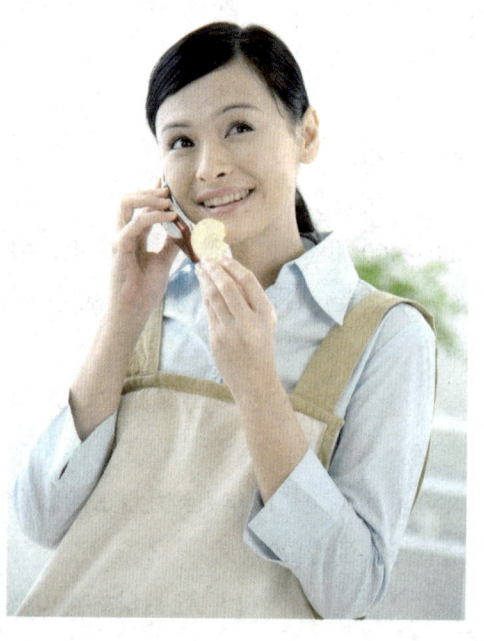

❹ 人体吸收利用率降低。当消化系统吸收功能出现障碍时，可引起机体对各种营养素的吸收不足。膳食成分改变导致吸收率减低，如膳食中脂肪含量低，可影响脂溶性维生素的吸收；高膳食纤维引起的食物快速通过肠道，导致吸收减少；胃黏膜分泌内因子糖蛋白质的能力降低或慢性腹泻，均可干扰维生素B_{12}的吸收。

❺ 因体力活动、妊娠与哺乳、感染、药物治疗等原因使维生素需要量相对增高。

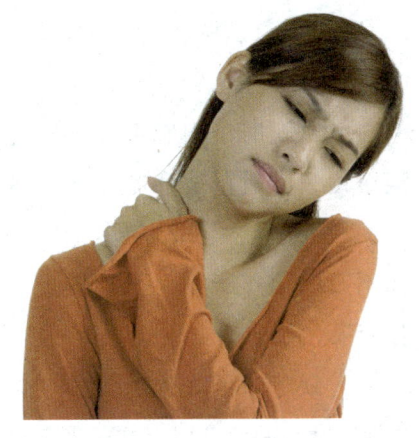

缺乏维生素的主要表现

维生素A：缺乏时皮肤粗糙、眼球干燥、抵抗力降低，严重者容易患夜盲症。

维生素D：婴幼儿缺乏时可引起维生素D缺乏病，以钙、磷代谢障碍和骨样组织钙化障碍为特征，严重者出现骨骼畸形。成人维生素D缺乏使成骨矿化不全，表现为骨质软化症，特别是妊娠和哺乳妇女及老年人容易发生，常见症状是骨痛、肌无力，活动时加剧，严重时骨骼脱钙引起骨质疏松，发生自发性或多发性骨折。

维生素E：缺乏时会产生红细胞的寿命短缩、肌肉萎缩等症状；同时，患肿瘤、动脉粥样硬化、白内障等疾病的危险性增加。

维生素K：缺乏时引起低凝血酶原血症，且其他维生素K依赖凝血因子浓度下降，表现为凝血缺陷和出血。

维生素B_1：缺乏时可引起周围神经炎、心肌炎、消化不良，长期缺乏可引起贫血、脚气等疾病。

维生素B_2：缺乏时呈现特殊的上皮损害、脂溢性皮炎、轻度的弥漫性上皮角化并伴有脂溢性脱发和神经紊乱。维生素B_2缺乏常伴有其他营养素缺乏，引起继发性铁营养不良和继发性贫血。此外，严重维生素B_2缺乏可引起免疫功能低下和胎儿畸形。

维生素B_6：缺乏时的典型临床症状是出现脂溢性皮炎、小细胞性贫血、癫痫样惊厥、虚弱、失眠、周围神经病、唇干裂、口炎等，以及忧郁和精神错乱。还有可能引起成长迟缓、肌肉衰弱等严重的症状。这些症状与糖尿病也有密切的关系。

烟酸：缺乏时可引起癞皮病。此病起病缓慢，常有前驱症状，如体重减轻、疲劳乏力、记忆力差、失眠等。如不及时治疗，则可出现皮炎、腹泻和痴呆。

叶酸：缺乏时的表现为头晕、乏力、精神萎靡、面色苍白，并可出现舌炎、食欲下降以及腹泻等消化系统症状。叶酸缺乏可使孕妇先兆子痫、胎盘早剥的发生率增高，胎盘发育不良导致自发性流产；叶酸缺乏，对于患有巨幼红细胞贫血的孕妇，易出现胎儿宫内发育迟缓、早产及新生儿低出生体重。

维生素B_{12}：缺乏时易引起恶性贫血、疲劳、虚弱、脸色苍白、头痛等。

维生素C：缺乏时多有体重减轻、四肢无力、衰弱、肌肉关节疼痛、牙龈红肿、牙龈炎或有感染发炎。婴儿常有激动、软弱、倦怠、食欲减退、四肢疼痛、肋软骨接头处扩大等症状。维生素C缺乏还能导致骨质疏松。

胆碱：由于机体内能合成相当数量的胆碱，故在人体中没观察到胆碱的特异缺乏症状。长期摄入缺乏胆碱膳食的主要结果可包括肝、肾、胰腺病变，记忆紊乱和生长障碍。与膳食低胆碱有关的疾病有不育症、生长迟缓、骨质异常、造血障碍和高血压等。

生物素：缺乏时的表现主要以皮肤症状为主，可见毛发变细、失去光泽、皮肤干燥、鳞片状皮炎、红色皮疹，严重者的皮疹可延伸到眼睛、鼻子和嘴周围。此外，伴有食欲减退、恶心、呕吐、舌乳头萎缩、黏膜变灰、麻木、精神沮丧、疲乏、肌痛、高胆固醇血症及脑电图异常等。

什么是矿物质

矿物质是人体内无机物的总称。矿物质是构成人体组织和维持正常生理功能所必需的各种元素。它包括常量元素和微量元素两大类。常量元素有钙、磷、钾、钠、氯、镁、硫等，含量

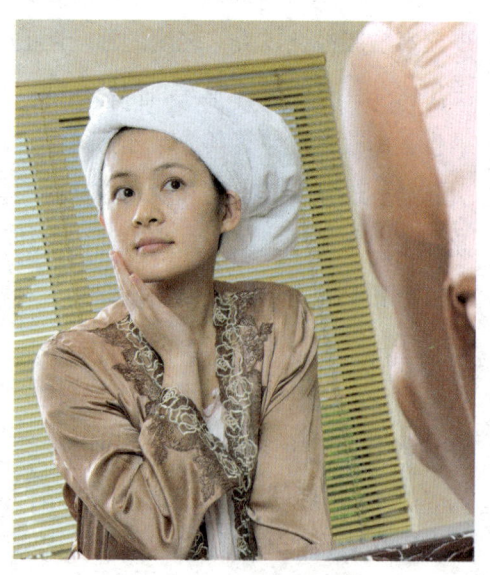

较多，约占体重的3.94%；而锌、铜、铁、锰、钴、碘、氟、钼、铬、硒等10多种元素，它们仅占人体重的0.046%，这也就是人们常说的微量元素。

矿物质的重要性并不取决于其在体内含量的多少，如微量元素就在保健、优生、防病、抗癌等许多方面起着不容忽视的重要作用。

各种矿物质的生理功能

钙：构成机体的骨骼和牙齿；维持多种正常生理功能。

磷：构成骨骼和牙齿；组成生命的重要物质；参与热量代谢；参与酸碱平衡的调节。

镁：激活多种酶的活性；维护骨骼生长和神经肌肉的兴奋性；维护胃肠道和激素的功能。

钾：钾是细胞内的主要阳离子，是细胞正常功能的发挥必不可少的离子，对维持肾和心脏及骨骼、肌肉的健康起重要作用。

钠：调节体内水分与渗透压；维持酸碱平衡；增强神经肌肉兴奋性。

氯：维持细胞外液的容量与渗透压；维持体液酸碱平衡；参与胃液中胃酸的形成；促使肝中代谢废物排出；稳定脑神经细胞膜电位。

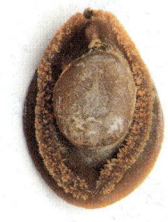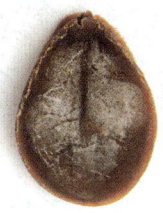

铁：参与氧的转运和利用；是形成血红蛋白质的重要成分；解毒。

碘：参与热量代谢；促进代谢和体格的生长发育；促进神经系统发育；是甲状腺素的组成部分。

锌：有催化功能；在酶中有结构方面的作用；对机体免疫功能有调节作用。

硒：构成含硒蛋白质与含硒酶的成分；有抗氧化作用；对甲状腺激素有调节作用；维持正常免疫功能；预防与硒缺乏相关的地方病；具有抗肿瘤、抗艾滋病作用；维持正常生育功能。

铜：构成含铜酶与铜结合蛋白质的成分；维持正常造血功能；促进结缔组织形成；维护中枢神经系统的健康；促进正常黑素形成及维护毛发正常结构；保护机体细胞免受超氧阴离子的损伤。

铬：加强胰岛素的作用；预防动脉粥样硬化；促进蛋白质代谢和生长发育等。

氟：牙齿的重要成分；骨盐的组成部分。

锰：参与数种与身体健康有关的酶的作用。

富含矿物质的食物

钙：奶和奶制品、豆类、硬果类、可连骨吃的小鱼虾及一些绿色蔬菜类。

磷：瘦肉、蛋、奶、动物的肝肾、海带、紫菜、芝麻酱、花生、干豆类、坚果、粗粮。

镁：绿叶蔬菜、糙粮、坚果、肉类、淀粉类食物及牛奶等。

钾：大部分食物都含有钾，但蔬菜和水果是钾最好的来源。每100克谷类中含钾100～200毫克，豆类中含600～800毫克，蔬菜和水果中含200～500毫克，肉类中含150～300毫克，鱼类中含200～300毫克。每100克食物中钾含量高于800毫克以上的食物有紫菜、黄豆、冬菇、赤豆等。

钠、氯：食盐、酱油、盐渍肉或腌制肉或烟熏食品、酱咸菜类、发酵豆制品、咸味休闲食品等。

铁：动物肝脏、动物全血、畜禽、肉类、鱼类。

碘：海带、紫菜、鲜海鱼、蚶干、蛤干、干贝、淡菜、海参、海蜇、龙虾等。

锌：贝壳类海产品、红色肉类、动物内脏类、干果类、谷类胚芽和麦麸等。

硒：动物内脏和海产品、瘦肉、谷物、奶制品、大蒜、洋葱。

铜：牡蛎、贝类海产品、坚果类、动物的肝肾、谷类胚芽部分、豆类等。

铬：谷类、肉类，及鱼、贝类。

钼：动物的肝肾中含量最丰富，谷类、奶制品和干豆类是钼的良好来源。蔬菜、水果和鱼类中钼含量较低。

氟：鲱鱼和茶叶氟含量很高。

钴：甜菜、卷心菜、洋葱、萝卜、菠菜、西红柿、无花果、荞麦和谷类、蘑菇。

锰：谷类、坚果、叶菜类富含锰，茶叶内锰含量最丰富。

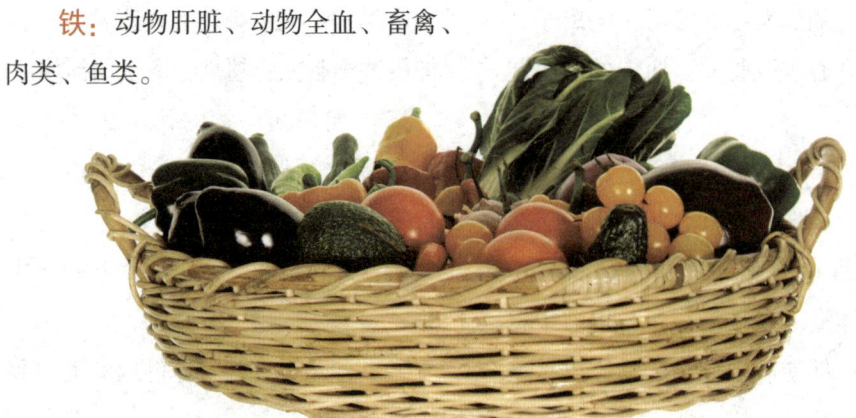

人体矿物质最佳摄入量

钙	成人每日需要摄入量约为800毫克,妊娠和哺乳期妇女每日约为1 500毫克。
磷	成人每日适宜摄入量为700毫克。
镁	成人每日适宜摄入量为350毫克。
钾	成人每日适宜摄入量为2 000毫克。
钠	成人每日适宜摄入量为2 200毫克。
氯	成人每日适宜摄入量为2 200毫克。
铁	成年男子每日适宜摄入量为15毫克,女子每日20毫克。
碘	成人每日适宜摄入量为150微克。
锌	成人每日适宜摄入量为150微克。
硒	成人每日适宜摄入量为50微克。
铜	成人每日适宜摄入量为2毫克。
铬	成人每日适宜摄入量为50微克。
钼	成人每日适宜摄入量为60微克。
氟	成人每日适宜摄入量为1.5毫克。
钴	成人每日适宜摄入量为60微克。
锰	成人每日适宜摄入量为3.5毫克。

缺乏矿物质的主要表现

钙：缺乏时主要表现为骨骼的病变，即儿童时期的佝偻病和成年人的骨质疏松症。

磷：一般不会由于膳食原因引起营养性磷缺乏。

镁：缺乏时可致血清钙下降，神经肌肉兴奋性亢进；对血管功能可能有潜在的影响；镁对骨矿物质的内稳态有重要作用，镁缺乏可能是绝经后骨质疏松症的一种危险因素；少数研究表明，镁耗竭可以导致胰岛素抵抗。

钾：缺乏时可导致肌肉无力或瘫痪、心律失常、横纹肌肉裂解症及肾功能障碍等。

钠：人体内钠在一般情况下不易缺乏。

氯：一般情况下不易缺乏。

铁：缺乏时出现贫血、面色苍白、口唇黏膜和眼结膜苍白、疲劳乏力、头晕、心悸；少年儿童身体发育受阻，体力下降，注意力与记忆力调节过程障碍；抵抗感染的能力降低

碘：缺乏时会出现甲状腺肿及其并发症、甲状腺功能减退、智力障碍、缺碘性甲状腺功能亢进等。

锌：锌缺乏的常见体征是生长缓慢、皮肤伤口愈合不良、味觉障碍、胃肠道疾患、免疫功能减退等。

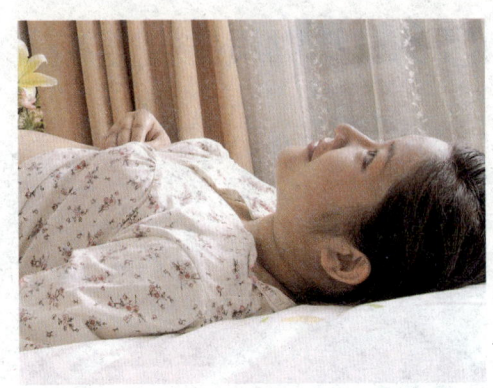

硒：硒缺乏会发生一种以心脏症状为主的疾病——克山病。

铜：缺铜时可使血中胆固醇水平升高、葡萄糖耐量降低，并对免疫功能指标有影响。

铬：缺乏时糖代谢异常，表现为糖耐量试验不正常，严重时会引发糖尿病病。

钼：一般情况下不易缺乏。

氟：缺氟时会发生龋齿；钙、磷的利用受到影响，可导致骨质疏松。

过量补充矿物质的危害

钙：钙摄入量增多，使肾结石患病率增加；高血钙症、碱中毒和肾功能障碍；钙和其他矿物质的相互干扰作用，影响铁、锌、镁、磷的吸收。

磷：一般情况下，不易发生由膳食摄入过量磷的问题。

镁：高镁血症可引起低血钙，影响骨和血液凝固。更重要的是镁过多

可致骨异常。过量镁摄入，血清镁在1.5～2.5mmol/L时，常伴有恶心、胃肠痉挛等胃肠道反应；当血清镁增高到2.5～3.5mmol/L时，则出现嗜睡、肌无力、膝腱反射弱、肌麻痹；血清镁增至5mmol/L时，深腱反射消失；血清镁超过5mmol/L时，可发生随意肌或呼吸肌麻痹；血清镁在7.5mmol/L或更高时，可以发生心脏完全传导阻滞或心搏停止。

钾： 过量时，神经肌肉出现极度疲乏软弱，四肢无力，下肢沉重；心血管系统可见心率缓慢，心音减弱。

钠： 摄入过量钠会出现水肿、血压上升、血浆胆固醇升高、脂肪清除率降低、胃黏膜上皮细胞受损等。

氯： 过量时严重失水，临床上可见于输尿管–肠吻合术、肾功能衰竭、尿溶质负荷过多、尿崩症以及肠对氯的吸收增强等。

铁： 体内铁的储存过多与多种疾病如心脏和肝脏疾病、糖尿病病、某些肿瘤有关。

碘： 较长时间的高碘摄入可导致高碘性甲状腺肿等的高碘性危害。

锌： 一般来说，人体不易发生锌中毒。

硒： 硒过量易引起急性中毒。

铜： 过量铜能引起脂代谢紊乱、溶血性贫血、上腹疼痛、恶心、呕吐及严重腹泻等。

铬： 由于三价铬的毒性较低，食物中含铬较少且吸收利用率低，以及安全剂量范围较宽等原因，因膳食摄入过量铬而引起的中毒很少见。

钼： 过量时会导致生长抑制、心脏肥大、贫血及因成骨不全导致的骨关节畸形。

氟： 急性氟中毒的症状和体征为恶心、呕吐、腹泻、腹痛、心功能不全、惊厥、麻痹以及昏厥等。

如何更好地补充铁

食用富含铁质的食物

最好的补铁办法是通过饮食来补充铁质，应选用含铁丰富的食物，如鸡蛋、核桃、黑木耳、干果、蚕豆、豆荚、瘦肉和动物内脏、黄豆、芹菜、油菜、红苋菜、小米、鱼等。

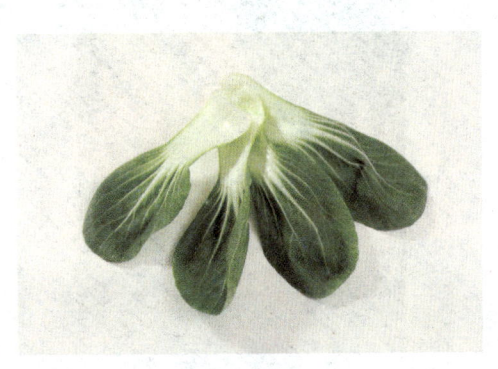

避免铁吸收受到干扰

避免含铁丰富的食物与含草酸多的食物一起烹调和食用。牛奶虽不影响铁的吸收，但它含铁量少，因而以牛奶为主食的儿童，应当另外补充含铁量高的食物；不要任意服用制酸药剂，常服这类药物，会降低胃的酸度，也降低了溶解饮食中铁的能力，使铁吸收减少；喝浓茶会严重干扰铁的吸收和利用。

补充维生素C

我国膳食中的铁大部分是非血红素铁，利用率低，故应注意合理搭配膳食。在吃含有非血红素铁的食物时，最好能与肉类或富含维生素C的蔬菜水果同吃，以促进铁的吸收。饭后吃些水果或干果，并补充维生素C，可使铁的吸收率增加35%~48.7%。

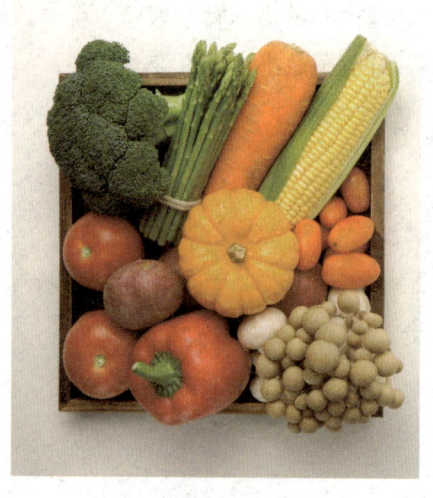

选用铁制炊具

用铁制器具烧煮食品，可使部分铁与食物结合，增加铁的额外来源。

如何预防钙缺乏症

选择钙含量高的食物

乳类及乳制品是钙的最好来源，它们不但钙的含量高，而且含有许多促进人体钙消化吸收的因素。

调整膳食结构

钙的缺乏与膳食结构有一定的关系，主要是一部分人群膳食中植物性食物占的比例过多，造成一些不利于钙吸收的因素，因此，平衡的膳食对钙缺乏症的预防非常重要。

采用适当的烹调方法

一是减少不利于钙吸收的因素，如用焯水的方法减少蔬菜中草酸、植酸等不利钙吸收的物质的含量；二是改变食物中钙的存在状态，即通过一定的烹调方法使结合状态的钙游离。

增加户外活动

户外活动可减缓骨骼的衰老；多晒太阳，增加皮肤中维生素D的转化，也是预防钙缺乏症的有效措施。

常见食物钙含量（毫克／100克）

食物名称	含量	食物名称	含量	食物名称	含量
牛奶	104	豌豆（干）	67	蚌肉	190
蛋黄	112	花生仁	284	大豆	191
大米	13	苜蓿	713	豆腐	164
标准粉	31	油菜	108	青豆	200
猪肉（瘦）	6	海带（干）	348	雪里蕻	230
牛肉（瘦）	9	紫菜	264	苋菜	178
羊肉（瘦）	9	黑木耳	247	大白菜	45
鸡肉	9	虾皮	991	枣	80

如何更好地补充锌

正常人体内锌的含量为1.4～2.3克，成年人每日摄入15毫克，即可维持体内锌平衡。能正常进食的健康人，只要不偏食，适当注意补充些含锌食物，一般都不会缺锌。

含锌较多的食物有牡蛎、动物肝脏、整谷、粗粮（麦胚、麸皮）、干豆、坚果、蛋、肉、鸡、鸭、鱼等，植物性食物如花生酱、黄豆、小米、玉米面、大白菜、白萝卜、紫皮萝卜及茄子等。牛奶含锌量低于肉类，白糖和水果含量更低。食物加工精制后，锌的含量大为减少，如小麦磨成面粉，其中锌的含量减少了4/5，故平时饮食不要过于精细，这对保证微量元素的摄入有利。

糖尿病患者，味觉、嗅觉异常者，外科患者，性腺、脑下垂体功能障碍患者，机体抵抗力下降及皮肤粗糙等患者，都应当增加锌的供应量。但对锌的供应也不宜太多。如需服用锌制剂，应在医生的指导下服用。

膳食纤维有什么好处

膳食纤维是糖类中的一类非淀粉多糖。之所以将其从糖类中分出来独立论述，是因为它与人体健康密切相关。

膳食纤维有防治多种疾病的作用，对人体健康有良好的防护效果：改善肠道功能，有利粪便排出；降低血糖和胆固醇；膳食纤维，特别是可溶性纤维，可以减缓食物由胃进入肠道的速度，延缓胃排空，还可吸水膨胀产生饱腹感，从而减少热量摄入，达到控制体重的目的；预防癌症等。

常见高纤维食物

谷类	大麦、燕麦、荞麦、高粱、糙米、麦麸、薏米等
蔬菜	笋类（最高）、胡萝卜、青豆、豇豆、黄豆芽、韭菜、大蒜苗、黄花菜、香椿、白菜、花菜、芹菜、茭白、莴苣、辣椒等
水果	火龙果、木瓜、山楂、杏干、梅干、橄榄等

摄取膳食纤维应适量

膳食纤维的作用机制不同，水溶性与非水溶性膳食纤维在心血管和癌症上的关系错综复杂。如果人们在日常生活中过分追求一种类型的膳食纤维，比如为了避免心血管疾病而多吃水溶性膳食纤维，虽然能降低胆固醇，但对无心血管疾病者却不利。因为水溶性膳食纤维会排出较多的胆汁酸，而过多的胆汁酸经小肠排入结肠后又易引起结肠癌。虽然在结肠里的初级胆汁酸被转换成二级胆汁酸，二级胆汁酸并不致癌，但它有辅助致癌的作用，增加患癌的机会。

膳食纤维中的一些成分，如纤维素、木质素、果胶对矿物质有离子交换和吸附作用，食物中含过量的纤维物质，会使粪便中钙与铁的排泄增多，会降低血液中铁的含量，易患缺铁性贫血。另外，过量的膳食纤维还会引起肠胀气和腹部不适。

因此，膳食中既不能没有膳食纤维，也不是膳食纤维摄入越多越好，成年人以每天摄入30克左右为宜。

每日的最佳饮水量

人体对水的需要量主要受年龄、身体活动量、环境温度等因素的影响，故其变化很大。成人每消耗4.184千焦热量，需要1毫升水，考虑到活动、出汗及溶质负荷的变化，水的需要量可增至1.5毫升／4.184千焦。故一般情况下，建议在温和气候条件下生活的轻体力活动的成年人每日最少饮水1 200毫升（约6杯）。

在高温环境下劳动或运动，大量出汗是机体丢失水和电解质的主要原因。对身体活动水平较高的人来说，出汗量是失水量中变化最大的。根据个人的体力负荷和热应激状态，他们每日的水需要量可从2升到8升。因此，身体活动水平较高和（或）暴露于特殊环境下的个体，其水需要量应给予特别考虑。在一般环境温度下，运动员、农民、军人、矿工、建筑工人、消防队员等身体活动水平较高的人群，在日常工作中有大量的体力活动，都会因出汗而增加水分的丢失，所以要注意额外补充水分，同时需要考虑补充淡盐水。

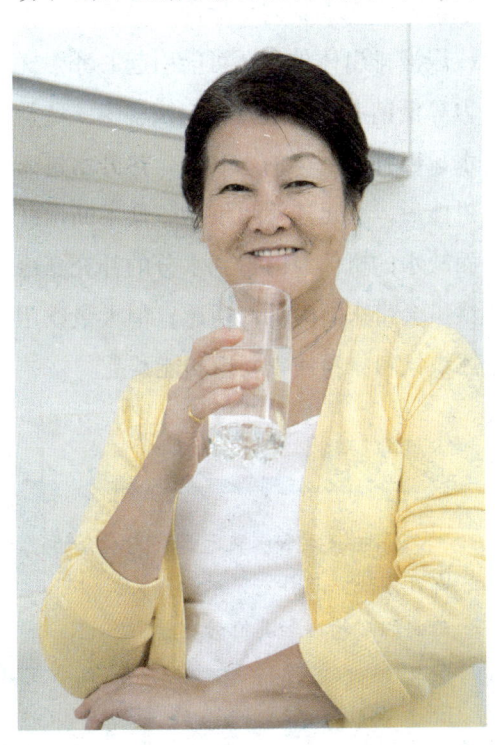

怎样喝水才健康

人体健康离不开水，但是饮水的方法也要得当，否则就会有损身体健康。干净、卫生的水，是最廉价、最有效的保健品。

喝水要适量，不暴饮

一般情况下，少量多次饮水比较好，一次大量饮水会对人体产生许多不利影响，肾功能不全者可能导致体内水和电解质紊乱，甚至出现水中毒。暴饮会加重心、肺、胃肠的负担，引发消化不良、胃下垂，甚至心、肺衰竭。

要定时，不要口渴时才饮水

平时一定要养成主动饮水的好习惯。早晨应少量、多次饮水，这不仅可补充晚上水分的耗损，还能促进消化液分泌，增加食欲，同时可刺激胃肠道蠕动，有利于定时排便及降低血压。

要喝开水，不喝生水

目前认为白开水是最好的饮用水。喝生水的害处人人皆知，生水里含有致病的细菌，此外，水中的氯与没烧开的水中残留的有机物相互作用，可产生对人体有害的物质。

要喝新鲜开水，不喝"陈水"

新鲜开水，现烧现喝。不喝放置时间太长的水，不喝自动热水器中隔夜重煮的开水，不喝经过多次反复煮沸的残留开水，不喝盛在保温瓶中已非当天的水及蒸过饭菜的蒸锅水。这些"陈水"虽然无菌，但却煮掉了人体所需要的矿物质，而且还可能含有某些有害物质，如亚硝酸盐等。

出汗较多、运动后，要喝温热加盐的水，不要喝冰水

炎热的夏天，大量出汗后光喝不加盐的白开水，进入体内的水分不仅不能保留在组织细胞内，反而更容易随汗液或尿液排出体外，还可能引起心悸、无力等低钠血症。这时，应该多喝一些盐水，以补充丢失的水和盐。热开水进入机体后，会迅速渗入细胞，使不断出汗而缺水的机体及时得到水分的补充。冷饮虽会带来暂时的舒适感，但大量饮用冰镇饮料，易使胃肠道功能紊乱。

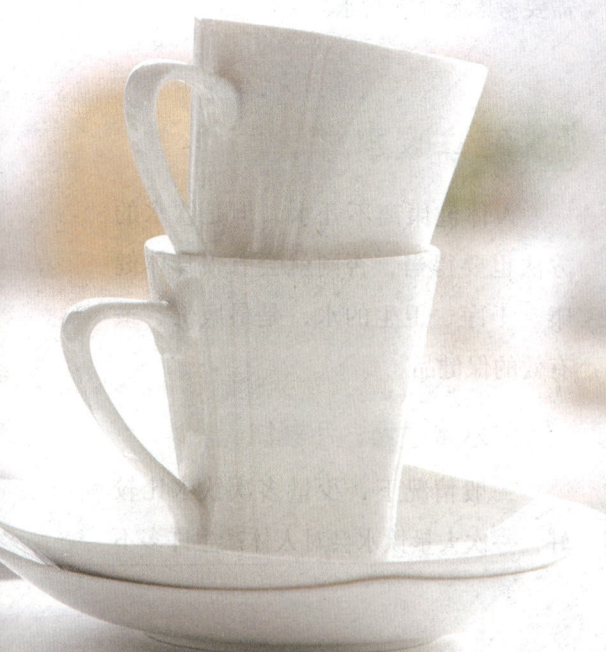

> **营养知识**
>
> 多吃蔬菜和水果也是补充水分的有效方法，既补充了水分，又提供了必要的矿物质和其他营养素，可谓一举多得。

白开水是最佳饮品

从补充人体体液的需要来看，白开水是补充人体体液的最好物质。所谓凉开水，就是把水烧开之后，装在杯里，盖上盖，冷却到20℃～25℃时的水，饮用此时的开水最为适宜。美国科学家研究发现，煮沸后自然冷却的凉开水最容易透过细胞膜，促进新陈代谢，增进免疫功能，提高机体抗病能力。

凉开水的特性及其功效如下：

1 凉开水在沸腾后放置冷却的过程中，溶解在水中的气体比煮沸前少了50%，凉开水的内聚力增大，分子间更加紧密，表面张力加强，具有独特的生物活性，这些性质与生物细胞内的水十分接近，有很大的"亲合性"，因而，很容易渗透细胞膜、促进新陈代谢、增加血液中的血红蛋白质的含量、改善免疫功能，还可以预防感冒及咽喉炎等。

2 经常喝凉开水的人，体内乳酸脱氢酶的活性较高，使肌肉组织中的乳酸代谢充分，可以消除疲劳，使人尽快恢复体力、焕发精神，能改善内分泌腺及心、肝、肾的生理功能。

营养知识

凉开水不能在空气中暴露过久，一般冷却至一定温度时，就即饮用。如暴露时间过长，会使气体再度溶入水中而失去生物活性，这样就不能对人体产生特殊的功效了。

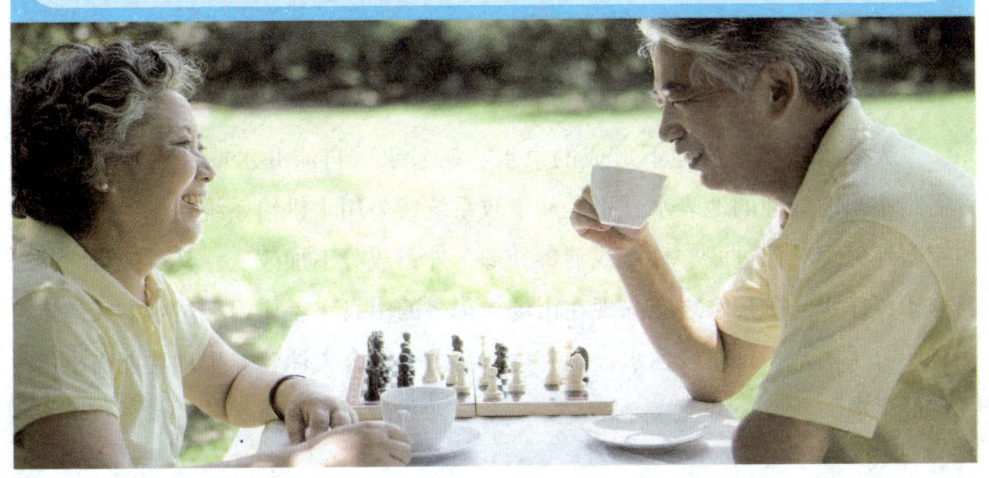

五种常见水的优点和缺点

纯净水

纯净水指经纯化处理后的水。正常人适当饮用纯净水，有助于人体的微循环。但在处理过程中不仅去掉了水中的细菌、病毒、污染物等杂质，也除去了对人体有益的矿物质，如钙、镁等物质几乎被除净。这是一种安全水，所谓安全，是因为它非常卫生，肯定比自来水好，但只能做饮料，偶尔饮用，不宜长期饮用。

矿泉水

矿泉水指来自地下深层、流经某些岩石的水。矿泉水按矿物质含量，可分为高矿化度矿泉水和低矿化度矿泉水，前者最适合运动员、体力劳动者等出汗多者饮用；后者更侧重于一般消费群体，市面上最常见的也是这种矿泉水。

但许多矿泉水不符合卫生要求，即使卫生合格的矿泉水，因人的身体条件不同，所需微量元素种类和数量也不同，所以矿泉水的微量元素和离子也并非对每个人都有益。矿泉水究竟应该含有哪些矿物质，数量又是多少，都不肯定，所以针对每个人的个体差异，不能断言矿泉水的作用。

天然水

天然水指瓶装的地下形成的泉水、矿泉水、自流井水或井水，或是只需最小限度处理的地表水，不是从市政系统或公用水供给系统引出的，除了有限地处理（如过滤、臭氧或消毒处理）外，成分不加改变。其微成分含量介于纯净水与矿泉水之间。现在市场上很多的山泉水就属于天然水。天然水是小分子团水，是弱碱性水，是有生命活力、符合人体营养生理功能需求的"健康水"。

蒸馏水

蒸馏水指利用蒸馏设备使水汽化,然后经冷凝而成。虽然除去了重金属离子,但人体所需要的微量元素也被除掉了。同时,低沸点的有机物却没有被去掉。蒸馏水广泛应用于医疗、科学研究、生产生活中。但长期饮用不仅会使人体缺乏某些微量元素,而且还会将一些有机物饮入体内,不利于健康。

磁化水

磁化水指水经磁场作用,交叉切割磁力线,使水分子结构通过改变来完成磁化过程的水。磁化水不仅可以杀死多种细菌和病毒,还能治疗多种疾病。例如磁化水对治疗各种结石病症(胆、膀胱、肾等结石)、胃病、高血压、糖尿病病及感冒等,均有疗效。但是研究表明,高龄骨质疏松者和肠胃功能紊乱者不宜喝磁化水。

何谓碱性、酸性食品

食物的酸碱,并不是凭口感,而是食物经过消化吸收之后在体内吸收代谢后的结果。如果食物代谢后所产生的磷酸根、硫酸根、氯离子等离子比较多,就容易在体内形成酸,而产生酸性反应。如果产生的钠离子、钾离子、镁离子、钙离子较多,就容易在体内产生较多的碱,形成碱性反应,这和食物中的无机盐含量有关。一般来说,含有硫、磷等无机盐较多的食物,是酸性食物;而含钾、钙、镁等无机盐较多的食物,为碱性食物。

综上所述,动物性食品中除牛奶外,多半是酸性食品;植物性食品中除五谷、杂粮、豆类外,多半为碱性食品;而盐、油、糖、咖啡、茶等,都是中性食品。但也有少数例外,如李子,照理说应该是碱性食品,但所含的有机酸人体不能代谢,因此会留在体内呈现酸性反应。橘子或柠檬则不同,它们含的有机酸人体可以新陈代谢,所以是碱性食品。

健康人体内环境的pH在7.35～7.45，即我们的体液应该呈弱碱性才能保持正常的生理功能和物质代谢。研究发现，多数的癌症患者都呈现酸性体质。因此，维持体内碱性环境具有重要的意义。

常见食物的酸碱性介绍如下表：

强碱性	葡萄、茶叶、葡萄酒、海带、天然绿藻类
中碱性	萝卜干、大豆、胡萝卜、番茄、香蕉、橘子、番瓜、草莓、蛋白质、梅干、柠檬、菠菜等
弱碱性	红豆、萝卜、苹果、甘蓝、洋葱、豆腐等
强酸性	蛋黄、乳酪、白糖、西点、柿子、乌鱼子、柴鱼等
中酸性	火腿、鸡肉、鲔鱼、猪肉、鳗鱼、牛肉、面包、小麦、奶油、马肉等
弱酸性	白米、花生、啤酒、油炸豆腐、海苔、文蛤、章鱼、泥鳅等

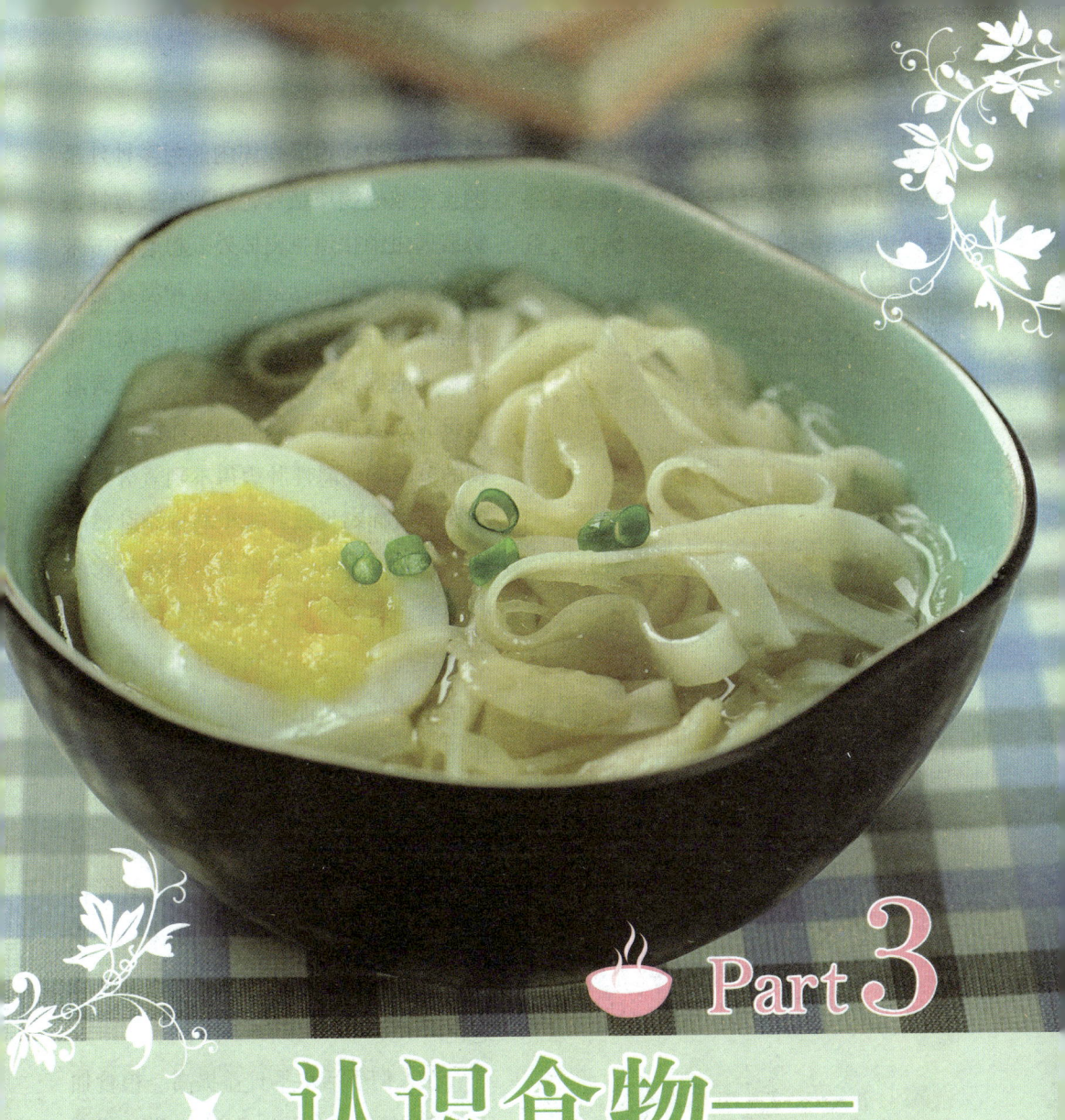

Part 3

认识食物——
吃好更要吃对

玉米——防治文明病的黄金作物

在所有主食中，玉米的营养价值和保健作用是最高的。专家们对玉米、稻米、小麦等多种主食，进行了营养价值和保健作用的各项指标对比。结果发现，玉米中的维生素含量非常高，为稻米、小麦的5～10倍。

同时，玉米中含有大量的营养保健物质也让专家们感到惊喜，在当今被证实的最有效的50多种营养保健物质中，玉米含有7种——钙、谷胱甘肽、维生素、镁、硒、维生素E和脂肪酸。经测定，每100克玉米能提供近300毫克的钙，几乎与乳制品中所含的钙差不多。丰富的钙可起到降血压的功效。如果每天摄入1克钙，6周后血压能降低9%。

玉米具有抗癌作用。玉米中有丰富的谷胱甘肽，谷胱甘肽是一种抗癌因子，这种抗癌因子在体内能与多种外来的化学致癌物质结合，使其失去毒性，然后通过消化道排出体外。粗磨的玉米中还含有大量的赖氨酸，这种氨基酸不但能抑制抗癌药物对身体产生的毒副作用，还能控制肿瘤生长。玉米中还含有微量元素硒和镁。硒能加速体内过氧化物的分解，使恶性肿瘤得不到氧分子的供应，从而被抑制；镁也有抑制肿瘤生长的作用。此外，玉米中还含有较多的纤维素，它能促进胃肠蠕动，缩短食物残渣在肠内的停留时间，并可把有害物质排出体外，从而对防治直肠癌有重要作用。

玉米中的天然维生素E有促进细胞分裂、延缓衰老、降低血清胆固醇、防止皮肤病变的功能，还能减轻动脉硬化和脑功能衰退。研究人员还指出，玉米含有的黄体素、玉米黄质可以减缓眼睛老化。

在人们生活水平日益提高、粮食加工越来越精细的今天，多食用一些玉米食品，可有效地防止"文明病"的发生。

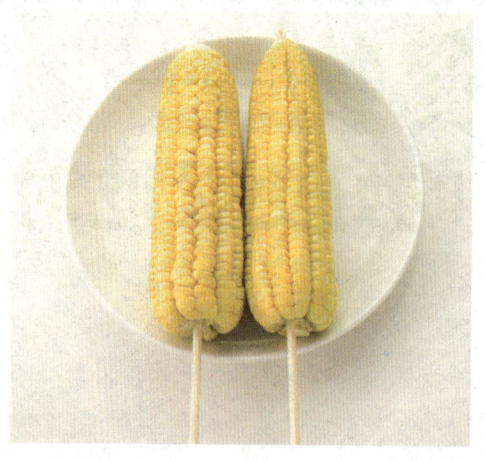

营养知识

鲜玉米的水分、活性物、维生素等各种营养成分也比老熟玉米高很多，因为在贮存过程中，玉米的营养物质含量会快速下降。

粳米——粥油媲美参汤

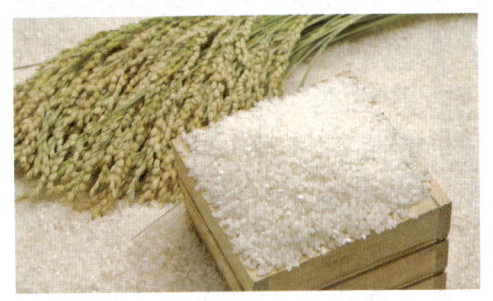

粳米即日常人们食用的大米，亦称粳稻米。它的营养成分主要有蛋白质、脂肪、淀粉、维生素，以及钙、磷、铁等矿物质。粳米性味甘平，具有健脾养胃、止渴除烦、固肠止泻等功效。故药膳中多用粳米，且常做粥食。

用粳米煮粥时，浮在面上的浓稠液体叫做米油或粥油，很多人对它不以为然，其实，它具有很强的滋补作用，可以和参汤媲美。通常所说的粥油，是由小米或大米熬粥后所得的。中医认为，小米和大米味甘性平，都具有补中益气、健脾和胃的作用。两者用来熬粥后，很大一部分营养进入汤中，其中尤以粥油中最为丰富，是米汤的精华，滋补力之强，丝毫不亚于人参、熟地等名贵的药材，有医家称其"可代参汤"。

需要注意的是，为了获得优质的粥油，煮粥所用的锅必须刷干净，不能有油污。煮的时候最好用小火慢熬，而且不能添加任何作料。研究表明，新鲜大米的米油对胃黏膜有保护作用，适合慢性胃炎、胃溃疡患者服用。而贮存过久的陈旧大米的米油则有引发溃疡的作用。因此，熬粥所用的米必须是优质新米，否则粥油的滋补作用会大打折扣。

黑米——米中之王

黑米享有"药米"、"长寿米"、"米中之王"等美称，已有三千多年的种植历史。黑米是稻米中的珍贵品种，含蛋白质、脂肪、糖类以及钙、锰、锌、铜等矿物质，其中蛋白质含量比普通大米高17%，矿物质比大米高1~3倍，更含有大米所缺乏的维生素C、叶绿素、花青素、胡萝卜素及强心苷等特殊成分。

现代医学证实，黑米具有滋阴补肾、健脾暖肝、补益脾肺、益气活血、养肝明目等疗效。经常食用黑米，有利于防治头晕目眩、贫血、白发、眼疾、腰膝酸软、肺燥咳嗽、大便秘结、肾虚水肿、食欲不振、脾胃虚弱等症。长期食用可延年益寿。

煮粥时，夏季将黑米用水浸泡一昼夜，冬季浸泡两昼夜，淘洗次数要少，泡米的水要与米同煮，以保存营养成分。

营养知识

目前,市场上有用普通大米染色后充黑米出售。天然黑米经水洗后也会掉色,只不过没有染色黑米厉害而已。对于染色黑米,由于黑米的黑色集中在皮层,胚乳仍为白色,因此,消费者可以将米粒外皮全部刮掉,观察米粒是否呈白色。若不是呈白色,则极有可能是人为染色黑米。

我国北方许多妇女在生育后,有用小米加红糖来调养身体的传统。小米熬粥营养价值丰富,有"代参汤"之美称。由于小米不需精制,它保存了多种维生素和矿物质,维生素B_1可达大米的几倍;小米中的矿物质含量也高于大米。

除了丰富的铁质外,小米也含有蛋白质、B族维生素、钙质、钾、纤维素等。因为小米是碱性的,所以烹煮时,不需要加太多的碱或干脆不用碱煮。

小米——可代参汤

小米又名粟米,它清香甘甜,色金黄,酥糯。我国北方地区群众喜食小米粥,是因为它既可口又富于营养。祖国医学认为,小米味甘、咸,性微寒,具有和中健脾除热、益肾气补虚损、利尿消肿的作用。而用小米制成的锅巴性味甘平,有补气健脾、消积止泻功能。用小米糠制成的小米糠油有祛风、杀虫、止痒、收敛的功效。

荞麦——糖尿病患者的理想食品

荞麦含有丰富的赖氨酸成分,铁、锰、锌等微量元素比一般谷物丰富,而且含有丰富的膳食纤维,是一般精制大米的10倍,所以荞麦具有很好的营养保健作用。

荞麦含有丰富的维生素E和可溶性膳食纤维,同时还含有烟酸和芦丁(芸香苷),芦丁有降低人体血脂和胆固醇、软化血管、保护视力和预防脑血管出血的作用。它含有的烟酸成分能促进机体的新陈代谢、增强解毒能力,还具有扩张小血管和降低血液胆固醇的作用。

荞麦含有丰富的镁,能促进人体纤维蛋白质溶解,使血管扩张,抑制

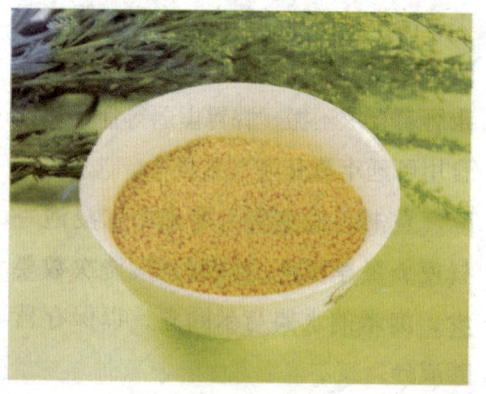

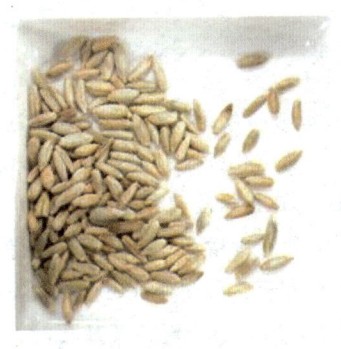

凝血块的形成，具有抗栓塞的作用，也有利于降低血清胆固醇。

荞麦的谷蛋白质含量很低，主要的蛋白质是球蛋白质。荞麦所含的必需氨基酸中的赖氨酸含量高，而蛋氨酸的含量低，氨基酸模式可以与主要的谷物（如小麦、玉米、大米的赖氨酸含量较低）互补。

荞麦的糖类主要是淀粉。因为颗粒较细小，所以和其他谷类相比，具有容易煮熟、容易消化、容易加工的特点。

荞麦中的某些黄酮成分还具有抗菌、消炎、止咳、平喘、祛痰的作用，因此，荞麦还有"消炎粮食"的美称。另外荞麦食品还是理想的降糖能源物质。临床观察，糖尿病患者食用荞麦后，血糖、尿糖都有不同程度的下降，它能增强胰岛素的活性，加速糖代谢，促进脂肪和蛋白质的合成。祖国医学认为，荞麦味甘性平，有健脾益气、开胃宽肠、消食化滞的功效。

薏苡仁——生命健康之禾

薏苡仁在我国的栽培历史悠久，是我国古老的药食皆佳的粮种之一。由于薏苡仁的营养价值很高，被誉为"世界禾本科植物之王"和"生命健康之禾"，在日本被列为防癌食品，因此身价倍增。

食用薏苡仁的好处：

1 薏苡仁因含有多种维生素和矿物质，有促进新陈代谢和减少胃肠负担的作用，可作为病中或病后体弱患者的补益食品。

2 经常食用薏苡仁食品对慢性肠炎、消化不良等症也有效果。薏苡仁能增强肾功能，并有清热利尿作用，因此对浮肿患者也有疗效。

3 经现代药理研究证明，薏苡仁有防癌的作用，其抗癌的有效成分中包括硒元素，能有效抑制癌细胞的增殖，可用于胃癌、子宫颈癌的辅助治疗。健康人常吃薏苡仁，能使身体轻捷，减少肿瘤发病几率。

4 薏苡仁中含有一定的维生素E，是一种美容食品，常食可以保持人体皮肤光泽细腻，消除粉刺、色斑，改善肤色，并且它对于由病毒感染引起的赘疣等有一定的治疗作用。

5 薏苡仁中含有丰富的维生素B，对防治脚气病十分有益。

大豆及其制品的营养特点

大豆包括黄豆、黑豆和青豆。大豆制品通常分为非发酵豆制品和发酵豆制品两类。非发酵豆制品有豆浆、豆腐、豆腐干、腐竹等；发酵豆制品有豆豉、豆瓣酱、腐乳、臭豆腐、豆汁等。

大豆含有丰富的优质蛋白质、不饱和脂肪酸、钙及B族维生素，是我国居民膳食中优质蛋白质的重要来源。

大豆蛋白质含量为35%～40%，除蛋氨酸外，其余必需氨基酸的组成和比例与动物蛋白质相似，而且富含谷类蛋白质缺乏的赖氨酸，是与谷类蛋白质互补的天然理想食品。

大豆中脂肪含量为15%～20%，其中不饱和脂肪酸占85%，亚油酸高达50%，还含有较多的磷脂。

大豆中含丰富的磷、铁、钙，每100克大豆中分别含有571毫克、11毫克和367毫克，明显多于谷类。

大豆中维生素B_1、维生素B_2和烟酸等B族维生素含量也比谷类多数倍，并含有一定数量的胡萝卜素和丰富的维生素E。

此外，大豆还含有多种有益于健康的成分，如大豆皂苷、大豆异黄酮、植物固醇、大豆低聚糖等。

营养知识

豆制品发酵后，蛋白质部分分解，较易消化吸收，某些营养素（如微生物在发酵过程中合成的维生素B_2）含量有所增加。大豆制成豆芽，除含原有营养成分外，还含有较多维生素C，因此当新鲜蔬菜缺乏时，豆芽是维生素C的良好来源。

大豆——可预防多种疾病

实验证实，大豆不仅具有抗癌作用，还可以协调人体内分泌功能，起到预防多种疾病的作用。

防癌抗癌

大豆中富含的大豆异黄酮类化合物可作为抗氧化剂阻止DNA氧化损伤，通过诱导肿瘤细胞凋亡、抑制肿瘤细胞基因表达等来抑制肿瘤细胞的生长。另外，大豆中富含的大豆皂苷也可抑制人类乳腺癌、前列腺癌、胃癌细胞的生长。

抗衰老

绝经期是妇女进入老年期的开始，这一时期一些妇女出现燥热、潮红和老年性阴道炎，多起因于卵巢功能的衰退。大豆中的大豆异黄酮属于植物雌激素，长期补充可防止女性卵巢功能过早衰退，双向调节雌激素水平，从而缓解更年期症状；大豆中还有丰富的磷脂和必需脂肪酸，能改善细胞膜的硬化程度、逆转老化的细胞、延缓细胞的衰老，从而起到抗衰老的作用。

防治骨质疏松症

由于代谢和内分泌等各方面的原因，老年人易患骨质疏松症，容易骨折。研究证明，大豆中的异黄酮有雌激素样作用，如果在围绝经期及时补充大豆异黄酮，对预防骨质疏松有积极作用。

防治心脑血管疾病

大豆可升高人体血清中高密度脂蛋白质水平而降低血清低密度脂蛋白质水平，常吃大豆和豆制品能有效地防治心脑血管疾病。大豆中富含低聚糖，在肠道中起"清道夫"的作用，既能及时清除肠道中有害物质，保持大便通畅；又能维护血糖平衡，对防治老年人心脑血管疾病有重要意义。

黄豆——绿色的乳牛

黄豆中含有大量的蛋白质，蛋白质的含量是瘦猪肉的2～3倍、鸡蛋的3倍、牛奶的12倍。黄豆含植物油也多，出油率达20%，所以它既是粮食，又是油料。

最近研究发现，黄豆中所含的蛋白质可以软化因年老而变脆的血管，而且黄豆脂肪中所含的亚油酸，具有清除沉积在血管壁上的胆固醇的效能。黄豆还能提供延缓机体老化的维生素和皂苷。黄豆中的钾元素，可减轻盐对人体的危害，有预防高血压的作用。专家还发现黄豆中含有"植物固醇"，和胆固醇的作用相似，可用来制造激素和细胞膜的成分。但是"植物固醇"不沉积于血管壁，在肠道中先于胆固醇而被吸收，所以对胆固醇的吸收起到阻碍作用。

黄豆因其铁、钙、磷含量高，对正在生长发育的少年儿童和易患骨质疏松的老年人以及缺铁性贫血患者，非常适宜。其所含的微量元素钼，能抑制强致癌物亚硝胺在人体内合成，因此有抗癌作用。

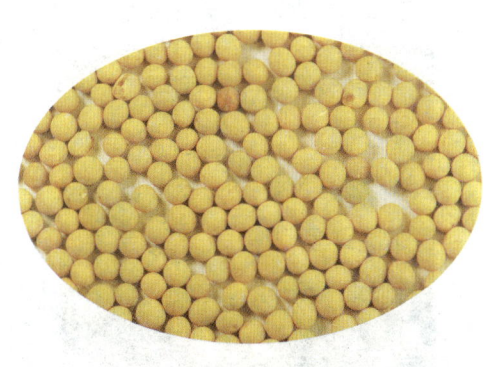

黄豆的营养价值很高,而且经济实惠。例如,吃50克猪瘦肉可以获得约10克蛋白质,吃150克豆腐也可以获得约10克蛋白质,而猪瘦肉的价格比豆腐高出很多倍。

绿豆——菜中佳品

绿豆又名青小豆,因其颜色青绿而得名,在我国已有两千余年的栽培史。由于它营养丰富、用途较多,李时珍称其为"菜中佳品"。

绿豆是夏令饮食中的上品,更重要的是它的药用价值。盛夏酷暑,人们喝些绿豆粥,甘凉可口,防暑消热。小孩因天热起痱子,用绿豆和鲜荷叶服用,效果甚好。若用绿豆、赤小豆、黑豆煎汤,既可治疗暑天小儿消化不良,又可治疗小儿皮肤病及麻疹。常食绿豆,对高血压、动脉硬化、糖尿病病、肾炎有较好的辅助治疗作用。

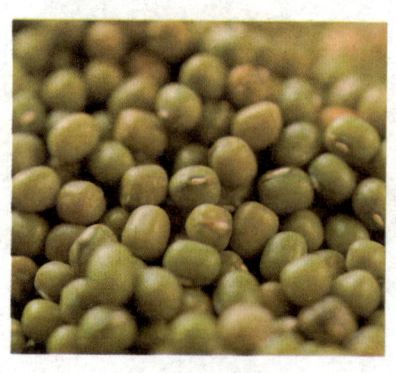

此外,绿豆还可以作为外用药,嚼烂后外敷治疗疮疖和皮肤湿疹。如果得了痤疮,可以把绿豆研成细末,煮成糊状,在就寝前洗净患部,涂抹在患处。"绿豆衣"能清热解毒,还有消肿、散翳明目等作用。

TIP

煲绿豆汤是很多家庭的习惯,但是绿豆比较难煮熟,有时会因煮的时间过久,而使汤色发红发浑,失去了应有的特色风味。下面介绍的熬制绿豆汤的方法,不妨试试。

将绿豆洗净,控干水分倒入锅中,加入开水,开水的用量以没过绿豆2厘米为好。煮开后改用中火,当水分要煮干时(注意防止粘锅),加入大量的开水,盖上锅盖,继续煮20分钟,此时绿豆已酥烂,汤色碧绿。

黑豆——豆中之王

黑豆是植物中营养极丰富的保健佳品,黑豆的蛋白质含量相当于牛奶的12倍,19种油脂中不饱和脂肪酸达80%,吸收率达95%。常食黑豆,能软化血管、滋润皮肤、延缓衰老。

黑豆含有18种构成蛋白质的氨基酸,人体所需的8种氨基酸的含量比美国FDA高蛋白质规定的标准还高;黑豆含有的植物胆固醇可抑制胆固醇的吸收，降低胆固醇的含量；黑豆的血糖生成指数很低，所以适合糖尿病患者、糖耐量异常者、希望控制血糖者食用。

根据中医理论，常吃黑豆可以补肾、乌发。黑豆维生素E的含量比肉类高出5～7倍，而维生素E是一种相当重要的保持青春健美的物质。黑豆皮中的花青素能清除体内自由基、抗氧化。

豆芽菜——养颜圣品

豆芽菜是黄豆芽、绿豆芽、黑豆芽和小豆芽的总称，是我国传统的菜肴。明朝李时珍在《本草纲目》中指出：惟此豆芽白美独异，食后清心养身。古人赞誉它是"冰肌玉质""金芽寸长""白龙之须"，豆芽的样子又像一把如意，所以人们又称它为"如意菜"。

豆芽与笋、菌并列为"素食鲜味三霸"。而豆芽的制作也很简便，古人称"种生"。

豆发芽后，胡萝卜素可增加1～2倍，维生素B_2增加2～4倍，维生素B_{12}是大豆的10倍，维生素E是大豆的2倍，尼克酸、叶酸等物质也成倍增加。黄豆发芽后，天冬氨酸急剧增加，所以经常吃黄豆芽能减少体内乳酸堆积，有助于消除疲劳。特别是豆芽含有丰富的维生素C、维生素E，具有保持皮肤弹性、防止皮肤衰老变皱的功效；还可防止皮肤色素沉着，消除皮肤黑斑、黄斑，为养颜之佳品。

一些营养专家和食品专家认为，豆芽所含的叶绿素能够分解人体消化道

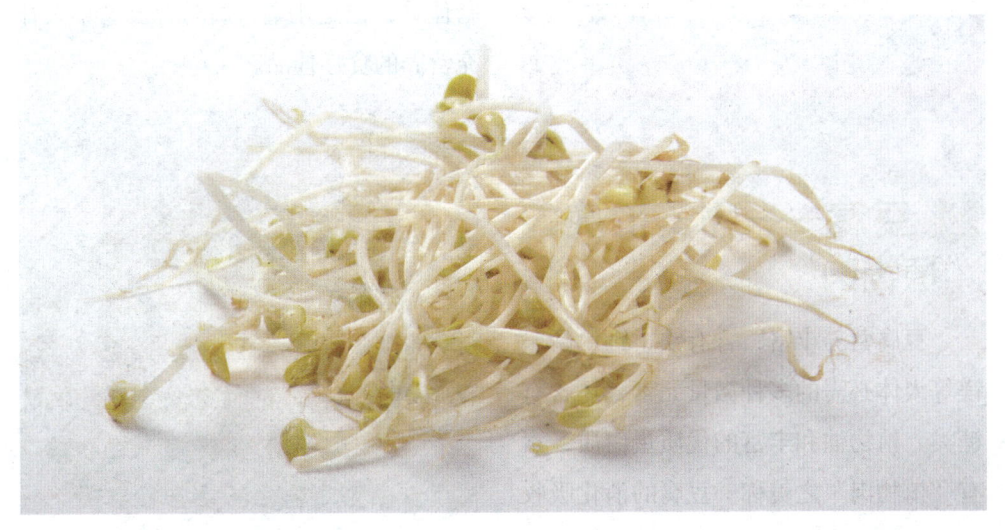

的亚硝酸胺，有助预防直肠癌等恶性肿瘤。豆芽含有若干强力的抗癌物质，具有意想不到的营养和医疗价值。美国把豆芽菜列入防癌食品名单，不少国家把豆芽奉为减肥健美的蔬菜。

虽然绿豆芽、黄豆芽均性寒味甘，但功效不同。绿豆芽具有清热解毒、利尿除湿的作用，适用于饮酒过度、湿热郁滞、口干口渴、小便赤热、便秘、目赤肿痛等患者食用。黄豆芽具有清热解毒、降血压、美肌肤的作用。

营养知识

黄豆芽、绿豆芽均性寒，冬季烹调时最好放点姜丝，以中和其寒性。与黄豆芽相比，绿豆芽性更寒，容易损伤胃气，且绿豆芽的纤维较粗，容易滑利肠道导致腹泻，因此，慢性胃炎、慢性肠炎及脾胃虚寒者不宜多食。

豆腐——物美价廉的"植物肉"

豆腐营养丰富，含有铁、钙、磷、镁等人体必需的多种微量元素，还含有糖类、植物油和丰富的优质蛋白质，素有"植物肉"之美称。豆腐的消化吸收率达95％以上。

"豆腐得味，远胜燕窝"，豆腐不仅是味美的食品，它还具有养生保健的作用。中医书籍记载：豆腐，味甘性凉，归脾、胃、大肠经，具有益气和中、生津解毒的功效，可用于赤眼、消渴等症，并解硫磺、烧酒之毒。这些都陆续为现代医学、营养学所肯定，比如，豆腐确有解酒精毒的作用；豆腐可消渴，是糖尿病患者的良好食品。俗话说"青菜豆腐保平安"，这正是人们对豆腐营养保健价值的赞语。

现代医学证实，豆腐除有增加营养、帮助消化、增进食欲的功能外，对牙齿、骨骼的生长发育也颇为有益，在造血功能中可增加血液中铁的含量；豆腐不含胆固醇，为高血压、高血脂、高胆固醇症及动脉硬化、冠心病患者的药膳佳肴，也是儿童、病弱者及老年人补充营养的食疗佳品。

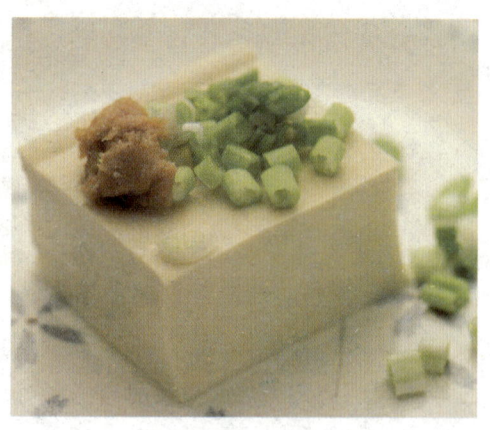

豆腐含有丰富的植物雌激素，对防治骨质疏松症有良好的作用。豆腐还有抑制乳腺癌、前列腺癌及血癌的功能，豆腐中的甾固醇、豆甾醇，均是抑癌的有效成分。

Tip

豆腐虽好，也不宜天天吃，一次食用也不要过量。老年人和肾病、缺铁性贫血、痛风病、动脉硬化患者更要控制食用量。中医认为，豆腐性偏寒，胃寒者和易腹泻、腹胀、脾虚者以及常出现遗精的肾亏者也不宜多食。

黄花菜——最好的健脑食品

黄花菜为百合科植物中黄花萱草的花蕾，又称金针菜。黄花菜营养价值很高，其胡萝卜素的含量非常丰富，在100克黄花菜中，鲜菜含胡萝卜素1.17毫克，干制品则含3.44毫克，仅次于胡萝卜的含量。

由于黄花菜营养丰富，所以它不仅是厨中佳肴，也具有良好的食疗价值。黄花菜有较显著的健脑、抗衰老功能，并能显著降低血清胆固醇的含量，所以对于体弱的脑力劳动者及高血压患者有很好的保健作用。它的滋补营养作用，对于正处于生长发育阶段的青少年及孕妇、产妇、体弱者都大有益处，所以可经常食用。

祖国医学认为，黄花菜味甘性凉，具有凉血清肝、利尿通乳、清热利咽喉等功效。黄花菜根又名萱草根，是一种强壮滋补药，并具有清热解毒、利尿消肿的作用。

需要注意的是，黄花菜不宜鲜食，鲜黄花菜营养虽好，但食之易中毒。因为鲜黄花菜中含有秋水仙碱，人体吸收后，部分秋水仙碱氧化为二秋水仙碱，它会严重刺激肠道、肾脏等器官而引起中毒。

菠菜——蔬菜之王

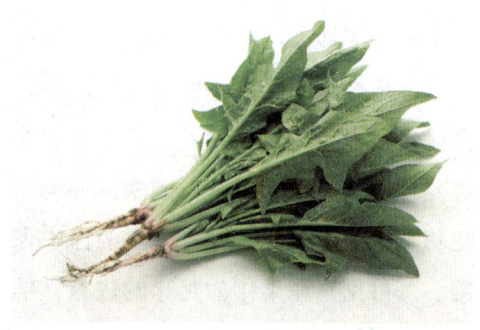

菠菜，也叫波斯菜。它营养丰富，其维生素的含量在叶菜中名列前茅。菠菜中维生素C含量比西红柿高一倍，胡萝卜素的含量是大白菜的40倍，因此阿拉伯人把菠菜称为"蔬菜之王"。

近代医学认为,菠菜中含有的丰富的胡萝卜素和维生素C,具有很好的补血作用;含丰富的维生素K,具有止血、凝血功能。此外,菠菜中所含维生素B_1和维生素B_2,也与人体血液有关。中医学认为,菠菜味甘性凉、滑利,具养血止血、下气润燥之功,尤其适宜老人或久病体虚便秘者服食。

由于菠菜中含有较多的草酸,人体食入过多草酸会妨碍对钙的吸收,还会引起泌尿系结石,故食用菠菜时宜先放入开水中焯几下,再进行烹调。

芹菜——防治高血压

芹菜是人们常食的蔬菜之一,为伞型科植物,分为水芹、旱芹。家庭菜谱中的芹菜炒肉丝、炒牛羊肉片、炒豆干等,均为席中佳肴,别有风味。民间做豆酱、麦酱佐以芹菜者,其味更加香美。杜甫赞美芹菜"香芹调羹,皆美芹之功";孟子则说:"置芹于酒酱中香美。"可见,芹菜作为美味的佐料,早已为人们所熟悉与使用了。

芹菜不仅有较高的营养价值,且有健神醒脑、润肺止咳、除热祛风、甘凉清胃、降低血压、软化血管、明目利齿等功能。《本草纲目》中记载,芹菜"主治:女子赤沃、止血、养保血脉"。《食疗本草》中则说芹菜"饮汁,去小儿暴热,大人酒后热,鼻塞身热,去头中风热"。

芹菜对治疗高血压有着较好的疗效。用鲜芹菜洗净煎汁,加白糖冲服,连服数月,对反复发作的高血压患者有效。用芹菜做药枕,长期使用,亦有降血压的作用。使用芹菜作为治疗高血压的药源,具有价廉、服用方便、无副作用等优点。

芹菜中含粗纤维较多,对老年人来说,食用时应注意选嫩的,炒吃时要先焯一下,并应嚼烂。如牙齿不好,可少吃或不吃,以防消化不良。

白菜——百菜不如白菜

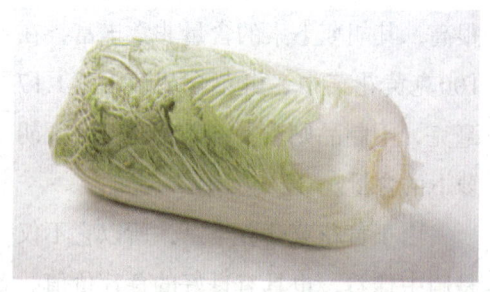

白菜是我国北方冬季的主要食用菜。它不仅菜质鲜嫩、清爽适口,而且营养丰富,除含糖类、脂肪、蛋白质、钙、磷、铁外,还含有丰富的维生素C和膳食纤维。它所含的膳食纤维,能促进胃肠道蠕动，缩短大便在人体内滞留的时间，吸附肠内的致癌和有毒物质，保持大便通畅，可预防习惯性便秘和防止直肠癌的发生。丰富的维生素C含量，使得常食白菜能促进细胞间质形成，维持牙齿、骨骼、血管肌肉的正常功能；能促进伤口愈合，促进抗体形成，提高白细胞吞噬能力，增强人体抵抗力，并能促进人体对铁质的吸收。因此，白菜也是贫血患者的良蔬。

中医学认为，白菜性平味甘，无毒，有消痰止咳、清肺热、通利胃肠、解毒醒酒、消食下气、和中、利大小便等功效。民谚云"白菜豆腐保平安"，即是对白菜食疗作用的赞美。

韭菜——健胃消食的"洗肠草"

韭菜别名起阳草、懒人菜。色、香、味俱佳的韭菜，历来受到我国人民的喜爱。一来它是调味的佳品，二来它含有丰富的营养成分。韭菜具有延年益寿的功效。现代医学研究证明，韭菜中含有丰富的膳食纤维，能增强肠胃蠕动，对预防肠癌有积极作用；而且韭菜中含有的挥发性精油及含硫化合物更具有降低血脂的作用，因此，食用韭菜对高血脂及冠心病患者颇有好处。

中医学认为，韭菜味辛、甘，性温，生食活血、散血，熟食可和中下气、补肾益阳、健胃提神、调和脏腑、理气降逆、暖胃除湿、解毒。韭菜性辛温，阴虚内热及疮疡、目疾者忌食。

荠菜——保护健康的"护生草"

荠菜虽然是一种野菜，却含有丰富的营养成分。它的蛋白质含量每千克为42.4克，在叶菜、瓜果类蔬菜中数一数二；它的胡萝卜素含量与胡萝卜不相上下；维生素C的含量远远高于柑橘。而且它还富含各种矿物质，因此荠菜越来越受到人们的钟爱。

荠菜古称"护生草"，民谚有云："三月三，荠菜当灵丹。"现代药理实验也证实，荠菜具有多种医疗功能，它有良好的降血压、止血作用，对麻疹有良好的预防作用。中医学认为荠菜性味甘平，具有清肝调脾、和血利水之功效。

苋菜——长寿菜、补血菜

苋菜常见的有红苋菜、紫苋菜和

绿苋菜。论其营养，以红、紫两种苋菜为佳。

苋菜中含有蛋白质、脂肪、矿物质、糖、粗纤维和多种维生素等营养成分，其中叶和种子含有高浓度赖氨酸，可补充谷类食物中氨基酸的组成缺陷。最值得称道的是，苋菜的含钙量高达200毫克/100克以上，红苋或紫苋含钙量可高达400毫克/100克，是菠菜的2～3倍。苋菜含铁量为3毫克/100克以上，在众多蔬菜中也堪称佼佼者。

苋菜中所含的营养物质，都是维持人体正常生理功能所不可缺少的，对青少年的生长发育和老人的健康长寿均十分有益，故苋菜又称为"补血菜""长寿菜"。

萝卜——十月萝卜小人参

萝卜，古称莱菔，是一种营养价值较高且价格便宜的食物。我国许多地方流传着"十月萝卜小人参"的谚语，为什么萝卜能获此殊荣呢？据测定，每100克萝卜中含蛋白质0.6克、糖类5.7克、钙49毫克、磷34毫克、铁0.5毫克、胡萝卜素0.2毫克及其他各种维生素、酶、木质素、芥子油、挥发油等，其维生素C的含量高达30毫克，比一般水果高几倍。

萝卜味甘性凉，含有很多糖化酶。这种酶能够分解食物中的淀粉等成分，使之被人体充分吸收，减少浪费。萝卜中的辛辣味，主要来源于其中所含的芥子油，它能够促进胃肠蠕动、增进食欲、帮助消化。

近来研究还发现，萝卜能抗癌。它所含的多种酶，能完全消除致癌物亚硝胺使细胞发生突变的作用；所含的木质素，能增强巨噬细胞的活力，可吞噬癌变细胞。

萝卜还有行气、解毒、化痰、利尿作用。

营养知识

萝卜种类繁多，生吃以汁多辣味少者为好，但要注意吃后半小时内不能进食，以防其有效成分被稀释。平时不爱吃凉性食物者，以熟食为宜。

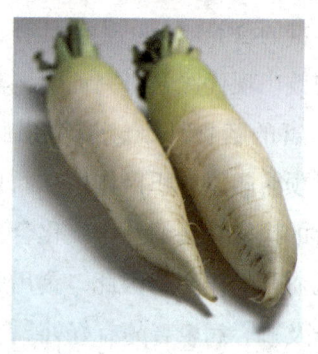

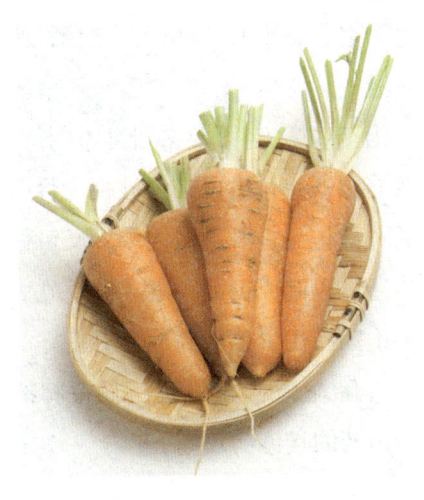

胡萝卜——平民人参

胡萝卜，也叫红萝卜，因富含胡萝卜素而深受人们的喜爱。胡萝卜中所含的胡萝卜素量约为土豆的360倍、芹菜的36倍、苹果的45倍、柑橘的23倍。如此丰富的胡萝卜素含量，对人体有何益处呢？近年的医学研究发现，缺乏维生素A的人，癌症发病率高于普通人两倍多。而胡萝卜素，亦即维生素A原，能够产生大量维生素A，因此可以大大降低癌症发病率，甚至对已转化的癌细胞也有阻止其进展或使其逆转的作用。胡萝卜中含有的叶酸及木质素，同样具有提高机体免疫力、抗癌的作用。

胡萝卜中还含有槲皮素，它能够改善微血管的功能，增加冠状动脉血流量，降低血脂，因此具有降压、强心的效能。

但由于胡萝卜素不易被人体吸收，须溶解在动物脂肪里才能被很好地吸收，所以吃胡萝卜时，最好在烹调时多加些油脂，因胡萝卜素为脂溶性维生素，加油烹调后使用可促进人体对胡萝卜素的吸收和利用。

Tip 烹调胡萝卜时，不要加醋，以免胡萝卜素损失。另外不要过量食用。大量摄入胡萝卜素会令皮肤的色素产生变化，变成橙黄色。

红薯——抗癌蔬菜中的冠军

红薯，不同地区的人们对它的称呼也不同，山东人称其为地瓜，四川人称其为红苕，北京人称其为白薯，福建人称其为红薯。红薯原产美洲，最初引入我国是在明朝万历年间。

红薯营养丰富，含有丰富的淀粉、膳食纤维、胡萝卜素、维生素A、维生素B、维生素C、维生素E以及钾、铁、铜、硒、钙等十余种微量元素和亚油酸等，营养价值很高，被营养学家们称为营养最均衡的保健食品。

红薯不仅是健康食品，还是祛病的良药。《本草纲目》《本草纲目拾遗》

等古代文献记载，红薯有"补虚乏，益气力，健脾胃，强肾阴"的功效，使人"长寿少疾"，还能"补中、和血、暖胃、肥五脏"等。另外，日本国家癌症研究中心公布的20种抗癌蔬菜"排行榜"中，红薯位居榜首。

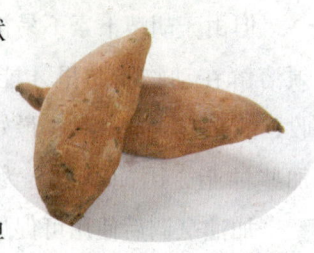

红薯的不足之处是缺少蛋白质和脂质，但牛奶和红薯同时食用，就可弥补这个不足，因为牛奶中含有丰富的蛋白质和脂肪成分。

Tip

红薯一定要蒸熟煮透再吃，一是因为红薯中淀粉的细胞膜不经高温破坏，难以消化；二是红薯中的"气化酶"不经高温破坏，吃后会产生不适感。

山药——价廉物美的补虚品

山药又名怀山，具有高营养、低热量的特性。普通的山药块茎较小，其中尤以古怀庆府（今河南沁阳）所产的山药最为名贵，素有"怀参"之称，为全国之冠。

山药富含淀粉及多种维生素，因其营养丰富，自古以来就被视为价廉物美的补虚佳品，既可做主粮，又可做蔬菜，还可以制成糖葫芦之类的小吃。此外，山药药用价值极高，具有良好的降血压、降血脂、养心肝、补胃脾的功效。山药的具体功效如下：

❶ 山药含有淀粉酶、多酚氧化酶等物质，有利于脾胃消化吸收功能，是平补脾胃的药食两用之品。

❷ 山药含有多种营养素，有强健机体、滋肾益精的作用。大凡肾亏、男性遗精、妇女白带多、小便频繁等症，皆可以它食疗。

❸ 山药含有皂苷、黏液质，有润滑、滋润的作用，故可益肺气、养肺阴，治疗肺虚久咳之症。

❹ 山药含有黏液蛋白质，有降低血糖的作用，可用于治疗糖尿病病，是糖尿病患者的食疗佳品。

❺ 山药含有大量的黏液蛋白质、维生素及微量元素，能有效阻止血脂在血管壁上的沉淀，可以有效预防心血管疾病。

马铃薯——十全十美的食物

在我国各地,马铃薯的称呼有所不同,东北称土豆,华北称山药蛋,西北称洋芋,江浙一带称洋山芋,广东称之为薯仔。马铃薯是目前世界上除了谷物以外,用做人类主食的最重要的粮食作物。

马铃薯具有很高的营养价值和药用价值。从营养角度来看,它比大米、面粉具有更多的优点,能供给人体大量的热量,可称为"十全十美的食物"。人只靠马铃薯和全脂牛奶就足以维持生命和健康。因为马铃薯的营养成分非常全面,营养结构也较合理。马铃薯所含的维生素C是苹果的10倍,B族维生素是苹果的4倍,各种矿物质是苹果的几倍至几十倍不等,食用后有很好的饱腹感。

马铃薯含钾量丰富,100克中含502毫克,有高钾蔬菜之称。钾在人体内,能加强肌肉的兴奋性、维持心跳节律、对心肌有保护作用。另外,马铃薯还有一些其他作用,如所含的热量低于谷类食物,是理想的减肥食物;出海远航,吃些马铃薯,可预防坏血病;经常食用马铃薯,可防止结肠癌等。

莲藕——全身都是宝

莲藕全身都是宝。它是高糖、低脂肪食物,其糖分含量为19.8%,脂肪含量仅占0.1%。此外它还含有多种氨基酸及维生素B_1、维生素B_2、维生素C等。

莲子即莲藕的种子,它的蛋白质含量高达16.6%,还含有淀粉和棉籽糖、天冬素、蜜三糖及其他营养成分,是营养丰富的滋补品。它能养心安神、益肾固精、补脾止泻、滋阴壮体,常食可强身健体、延年益寿。

莲子心即莲子中的胚芽,它含有生物碱,具有强心、降压及平静性欲的作用。莲子心性味苦寒,无毒,有清心祛热、止血涩精的功效。用莲子心泡茶饮,可收清心火、降血压、通血脉之效。

用莲藕加工制成的藕粉,味甘性平,能养血止血、养阴补脏、调中开胃、健脾止泻,为衰老、虚弱、久病之人的理想食品。

中医学认为,生莲藕甘寒,熟莲藕甘温。生用能凉血散瘀,熟用则补心益胃。

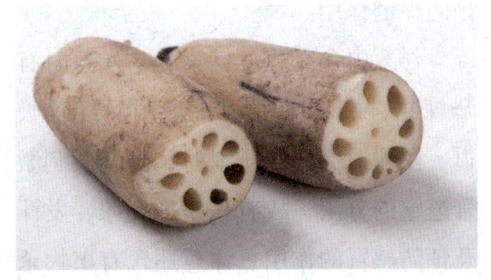

Tip 没切过的莲藕可在室温中放置一周的时间。因莲藕容易变黑，切面中孔的部分容易腐烂，所以切过的莲藕要在切口处覆以保鲜膜冷藏保存，保鲜期可达一个星期左右。

菌素，对链球菌、白喉杆菌、痢疾杆菌、沙门菌属和大肠埃希菌等有杀伤及抑制作用。

Tip 洋葱一次食用过多，容易引起目糊和发热。凡有皮肤瘙痒性疾病、眼疾以及胃病、肺胃发炎者，均应少吃。同时洋葱辛温，热病患者应慎食。

洋葱——菜中皇后

洋葱又叫葱头。在一些欧美国家，洋葱被看做"菜中皇后"。它含有大量的糖分和含氮化合物，钙、铁、烟酸及各种维生素的含量也较丰富。洋葱中含有蒜素，能发出香味和辛辣味，可促进食欲。美食家称："没有葱头，就不会有烹饪术。"

洋葱的食疗价值非常高。洋葱中含有的前列腺素A_1可直接作用于血管，使血压下降。该物质还有促进肾脏利尿和排钠的作用，并能调节体内肾上腺素神经介质释放，从而起到降压作用。实验研究还证实，洋葱可明显降低血脂、血糖含量，对冠心病、糖尿病病有很好的预防保健作用。

洋葱中含有葱蒜辣素，切洋葱时有辛辣味，能催人流泪。食用后经呼吸道、泌尿道、汗腺排泄时，能轻微刺激管道壁的分泌，故有祛痰、利尿、发汗及预防感冒的作用。洋葱还含有植物杀

芦笋——世界公认的抗癌植物

芦笋在欧洲被称为"蔬菜之王"，其嫩茎质地细腻、纤维柔软、风味鲜美，有特殊的芳香味，能增进食欲、帮助消化，是西餐中常用蔬菜。

芦笋的营养价值很高，除含有丰富的维生素、矿物质、蛋白质外，尚含许多种氨基酸成分。芦笋中的组织蛋白质和天门冬酰胺等成分，能促使细胞正常生长，并对癌细胞有一定的抑制作用。

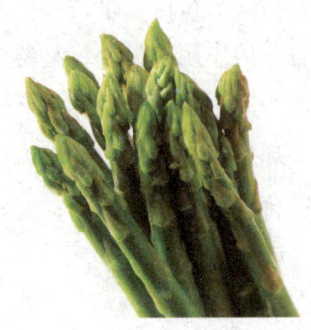

据有关报道，芦笋几乎对所有癌症都有一定疗效，是目前世界上最为有效的防癌保健食品之一。

芦笋内含有芦丁、维生素C等成分，能降低血压、软化血管、减少胆固醇吸收，因此可作为冠心病、高血压患者的辅助治疗食品。

中医学认为，芦笋性微温，味苦、甘，具有消瘰结热气、利小便、润肺、镇咳、祛痰杀虫的功效。

茄子——心血管病患者的佳蔬

茄子是夏季常见的蔬菜之一，营养价值较高。

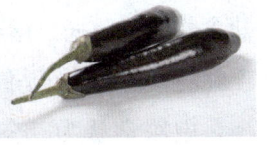

它与人们公认的营养价值较高的西红柿相比，除维生素A及维生素C的含量较低外，其他维生素、脂肪、糖和铁及磷都很接近，而蛋白质及钙的含量还比西红柿高大约3倍，所含的热量也要高近一倍。

茄子有白茄、紫茄、圆茄、长茄等品种，紫茄中含有很多维生素P。维生素P又叫路丁，它可以降低毛细血管的脆性和通透性，增加毛细血管和身体细胞间的黏合力和修补能力，使毛细血管能保持正常状态、弹性和生理功能，有防止血管破裂的作用，所以人们称茄子为心血管疾病患者的佳蔬。同时维生素P还有预防坏血病及促进伤口愈合的功效。

茄子中含有硫胺素，它具有增强大脑和神经系统功能的作用。常食茄子，可增强记忆力，减缓脑部疲劳。

茄子味甘性寒，有清热、祛火、活血、止痛、消肿的作用。茄叶能清热解毒、凉血止血。茄蒂、茄花、茄根等也具有止痛消肿、清热散血、止泻的功能。

西红柿——蔬菜中的"红宝石"

西红柿又叫番茄，是生活中经常食用的主要蔬菜之一，它营养丰富，被誉为蔬菜中的水果。它既可熟食，也可生食。

据现代医学研究，西红柿具有丰富的营养素，其中维生素C为西瓜的10倍，它还含有可以治疗高血压的维生素P及促进幼儿生长发育的钙、磷、铁等矿物质。此外，蛋白质、脂肪、烟酸、胡萝卜素、维生素B_1、维生素B_2等含量也不少。特别是番茄素，它是一种具有特殊的抑制细菌作用的物质。近年来，科学家们还发现西红柿中含有一种抗癌、抗衰老的物质——谷胱甘肽，它可以促使体内某些致癌因子通过消化道排出体外。

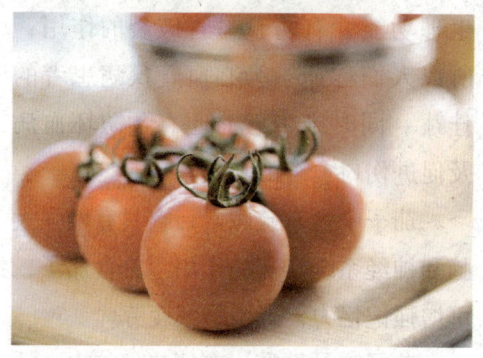

煮西红柿汤也有科学的方法,要先将水煮开后,再放西红柿,这样可保持西红柿营养价值不致丧失。此外,西红柿去皮切成块状,用油炒3~4分钟后加盐适量,可保持维生素C 94%。患有高血压症、夜盲症或牙龈出血症患者,均可吃些西红柿,有辅助治疗之效。

吃西红柿要注意:

❶ 忌吃未成熟的西红柿,它含有大量有毒的番茄碱,吃后会出现头晕、恶心、呕吐与全身疲劳等症状;但成熟后的西红柿含番茄碱量极少,可以安全食用。

❷ 忌空腹吃西红柿。因西红柿中有大量的胶质、果质与柿胶酚、可溶性收敛剂等成分,这些东西易与胃酸起化学作用,结成不易溶解的块状物,阻塞胃的出口,使胃发生痉挛,引起腹痛。

❸ 忌肠胃虚寒者食西红柿。西红柿性寒,对肠胃虚弱的人不利。

冬瓜——理想的减肥食品

人们喜食冬瓜,是因为它颇具独特的营养价值。冬瓜中维生素C的含量高,每100克冬瓜中含有16毫克,是西红柿维生素C含量的1.2倍。冬瓜不含脂肪,热量少,食之能将体内脂肪转化为热量。而且冬瓜含丙醇二酸,它能够抑制糖类转化为脂肪,减少脂肪在体内的堆积,所以冬瓜是一种非常好的减肥食品。

冬瓜是高钾低钠蔬菜,每100克中含钾135毫克、钠9.5毫克。这对于需要低钠盐食物的肾脏病、糖尿病病、高血压、浮肿病患者来说,是最理想的食物。

中医学认为,冬瓜味甘性平,有清热养胃、荡涤肠内秽物的功效;冬瓜仁能够清肺化痰、祛毒排脓;冬瓜皮味甘、性微寒,可利尿消肿。

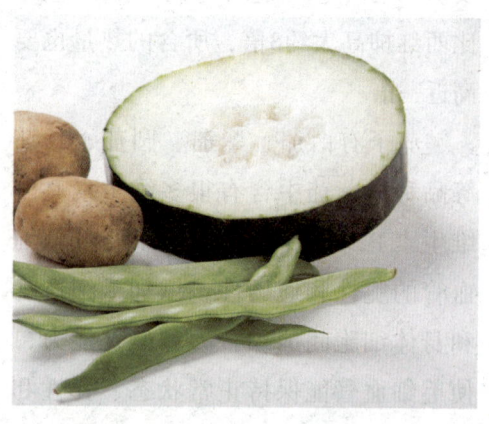

黄瓜——蔬菜中的美容佳品

黄瓜的营养价值与其他蔬菜相比不算太丰富，它含有98%的水分，微量的胡萝卜素、维生素C及不多的糖类、蛋白质、钙、磷、铁等。但人们依旧喜食黄瓜，那么食用黄瓜有什么好处呢？

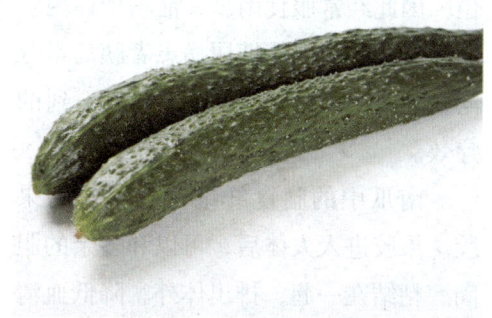

1 有清热解毒、利水作用。黄瓜能有效解烦渴，并可用以治疗咽喉肿痛、目赤、吐泻等症。

2 有减肥、降脂作用。鲜黄瓜中含有的丙醇二酸，可以抑制糖类物质转变为脂肪，对体重过重和有肥胖倾向的人，多吃黄瓜有减肥、降脂的好处。

3 含有细纤维素。鲜黄瓜还含有细纤维素，既能促进肠道腐败物质的排泄，又能降低血液中的胆固醇。

4 黄瓜具有奇特的美容作用。黄瓜所含的黄瓜油对吸收紫外线有良好的作用；另外黄瓜含有较多的维生素E，能够促进细胞分裂，对于延缓人体衰老过程有一定的积极作用。因此，用黄瓜汁来清洁和保护皮肤，对粉刺、老年斑、雀斑、皮肤粗糙和皮肤皱纹等，均有良好的治疗、防护作用。

> **Tip**
> 黄瓜不宜久存在冰箱内，因为冰箱里存放的温度一般为4℃～6℃，而黄瓜适宜的贮存温度为10℃～12℃，所以买回黄瓜后要尽快食用，不要长时间存放。

南瓜——降糖降脂佳品

南瓜又称番瓜、倭瓜、饭瓜，它营养丰富，含蛋白质、脂肪、糖类和维生素、胡萝卜素以及钙、磷、铁等，尤其是胡萝卜素和维生素C含量在瓜类中都较高。

南瓜不仅含有丰富的糖类、淀粉、脂肪和蛋白质，更重要的是含有人体造血必需的微量元素铁和锌。所以，民间有"南瓜补血"的说法。

现代研究发现，人体缺乏微量元素铬是导致高血脂、冠心病、糖尿病病的原因之一。而每1 000克南瓜中铬的含量高达126毫克，居各类粮食、蔬菜的首位。因此经常服食南瓜，能增加体内胰岛素释放量，促使糖尿病患者胰岛素分泌正常化，对降低血糖有意想不到的疗效。

南瓜中的膳食纤维含有丰富的果胶。果胶进入人体后，可以和多余的胆固醇粘结在一起，排出体外，降低血清中胆固醇含量，起到防治动脉粥样硬化的作用。

丝瓜——能去皱的"美人水"

丝瓜色泽翠绿，清香甘甜，含有蛋白质、淀粉、钙、磷、铁和胡萝卜素、维生素C等。

丝瓜味甘性平，有清暑凉血、解毒通便、祛风化痰、润肌美容、通经络、行血脉、下乳汁等功效。丝瓜一身皆宝，其络、子、藤、叶均可入药。

丝瓜子即成熟丝瓜的种子，药理实验证实其具轻泻作用，临床上主要用做驱蛔虫。丝瓜叶中含皂苷，味苦、酸，性微寒，有清热解毒、止咳祛痰、清暑、止血等功效。嫩的丝瓜可炒菜炖汤，丝瓜络为丝瓜老熟果实的网状纤维，性味甘平，具通经活络、清热化痰作用，常用于治疗气血阻滞的胸胁疼痛、乳痈肿痛等症。

近年研究发现，丝瓜藤茎的汁液具有美容去皱的特殊功能，以丝瓜茎汁美容它成为一种美容新时尚，效果显著。

苦瓜——植物胰岛素

世界上的瓜类大都有甜味，唯独苦瓜与众不同。苦瓜肉苦而微甜，鲜嫩而清香，食之使人回味无穷。正是这种独特的味道，深深博得人们的喜爱。据测定，每100克苦瓜中含蛋白质0.9克、脂肪0.2克、糖类3.2克、钙18毫克、磷29毫克、铁0.6毫克及各种维生素，其中维生素C含量高达84毫克，维生素B1 0.07毫克，这在瓜茄类蔬菜中是居首位的。此外，苦瓜还含有苦瓜甙、5-羟色胺和多种游离氨基酸、果胶等物质。

苦瓜味苦、性寒，有清除暑热、解疲乏、清心明目、益气壮阳之功效。近年来，科学家研究发现，苦瓜中含有具明显生理活性的蛋白质，注入动物体内，能驱使动物免疫细胞去消灭癌细胞，因此它可成为提取抗癌药物的新来源。

医学研究还发现，苦瓜含有类似胰岛素的物质，有明显的降低血糖的作用。苦瓜子含有苦瓜素、脂肪酸、蛋白质等物质，苦瓜子对改善糖尿病病"三多"症状有一定疗效。

Tip: 将苦瓜洗干净以后，拿盐搓上一遍，要食用的时候再洗掉；或者将苦瓜切片后放在冰水中浸泡一段时间，苦瓜的苦味都能去除一些。

紫菜——微量元素的宝库

紫菜的营养丰富，香浓味美，有很高的食用、药用价值，被营养学家称做"微量元素的宝库"。

紫菜的含碘量很高，可用于治疗因缺碘引起的"甲状腺肿大"；它有软坚散结功能，对其他郁结积块也有用途；富含胆碱和钙、铁，能增强记忆力，治疗妇幼贫血，促进骨骼、牙齿的生长和保健；含有一定量的甘露醇，可作为治疗水肿的辅助食品；所含的多糖具有明显增强细胞免疫力和体液免疫力的功能，可促进淋巴细胞转化，提高机体的免疫力，还可显著降低血清胆固醇的总含量；紫菜的有效成分对艾氏癌的抑制率为53.2%，有助于脑肿瘤、乳腺癌、甲状腺癌、恶性淋巴癌等肿瘤的防治。

Tip: 紫菜是海产品，容易返潮变质，应将其装入黑色食品袋置于低温干燥处，或放入冰箱中，这样可保持其味道和营养。

海带——海上之蔬

海带，又名海草，它有丰富的营养。海带还含有丰富的碘质，所以常食海带对预防缺碘性甲状腺肿大和维持甲状腺正常功能大有益处。

海带可降低血液中的血脂水平，避免血脂在血管壁、心肌、肝脏、肠壁上的积存。因此，海带对预防血管硬化、高血脂、高血压、肿瘤、心脏病和肝硬化起一定作用。故海带又被誉为"长寿食品"。海带富含钙、碘等矿物质，能促进骨骼、牙齿的生长，预防骨质疏松，是儿童、孕妇和老年人的营养保健食品。

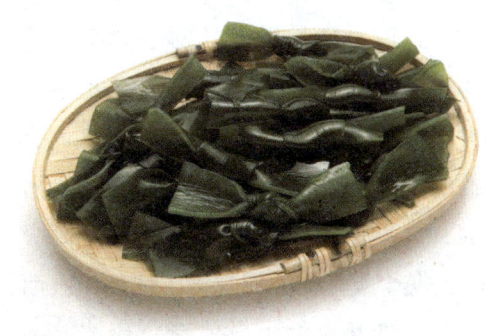

中医认为，海带味咸性寒，具有软坚、散结、消炎、平喘、通行利水、祛脂降压等功效，并对防治矽肺病有较好的作用。海带胶质能促使体内的放射性物质随同大便排出体外，从而减少放射性物质在人体内的积聚，也减少了放射性疾病的发生几率。常食海带还可令秀发润泽乌黑。

黑木耳——素中之荤

黑木耳又称云耳，是生长在朽木上的一种食用真菌。它肉质细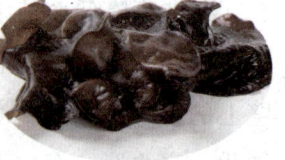腻，滑脆爽口，具有较高的营养价值，又称为"素中之荤"。黑木耳中所含的营养成分非常丰富，有蛋白质、脂肪、糖类、胡萝卜素、维生素B_1、维生素B_2、烟酸、磷脂、植物固醇、钙、磷、铁等。

含铁量高是黑木耳的一大特点，为肉类含铁量的100倍。另外，黑木耳中所含的植物胶质体，是一种对人体有益的天然滋补剂。胶质体有较强的吸附力，它能吸附停留在人体消化道和呼吸道的灰尘及杂物，使其排出体外，因而它是长期从事矿山、冶金、化工、毛纺、理发、养路、教学等职业人员不可缺少的保健食品。

黑木耳所含的多糖，对肿瘤能发生分解作用，并提高人体免疫力，具有抗癌作用。黑木耳所含的磷脂成分，对脑细胞和神经细胞有营养作用，是理想的补脑食品。黑木耳中含有一种抗凝血作用的物质，对冠心病、心脑血管病患者颇为有益。中老年人常食黑木耳，可以延缓加速人体衰老的物质在机体内的沉积，从而达到抗衰老和延长寿命的保健作用。

营养知识

新鲜的黑木耳中含一种物质，会引起日光性皮炎，故新鲜黑木耳不宜多食用。

银耳——菌中之冠

银耳，又有白木耳、白耳子、雪耳等别称。它含有多种氨基酸和酸性异多糖等化合物，不但营养高，而且具有较高的药用价值，被人们誉为"菌中之冠"。

中医认为，银耳味甘、淡，性平，具有滋阴清热、润肺止咳、养胃生津、益气和血、补肾强心、健脑提神、恢复疲劳等功能，常用于虚劳咳嗽、痰中带血、虚热口渴、大便秘结、妇女崩漏、神经衰弱、心悸失眠等症。对于白细胞减少症、慢性肾炎、高血压、血管硬化症也有一定疗效。由于银耳滋补强壮、抗衰老作用较强，所以对久病初愈、体质虚弱、不宜用其他补药的患者尤为适宜。

此外，银耳还具有嫩肤美容之功效，对于保养皮肤、治疗雀斑和因皮肤干燥所引起的瘙痒症具有一定的作用，因此，人们又称它为"健美食品"。

近年来，人们还发现银耳制剂对老年慢性支气管炎、肺原性心脏病有一定的治疗作用，并能提高肝脏解毒能力，起到保护肝脏的作用，还可提高机体对原子辐射的防护力。

现代药理研究也证实，银耳中的多糖类物质能扶正固本，增强人体的免疫力，可使人祛病延年。

香菇——菇中之王

香菇，又称香蕈、冬菇，素有"菇中之王"的美誉，是食药两用真菌。它不仅含有丰富的营养，而且还是一种名

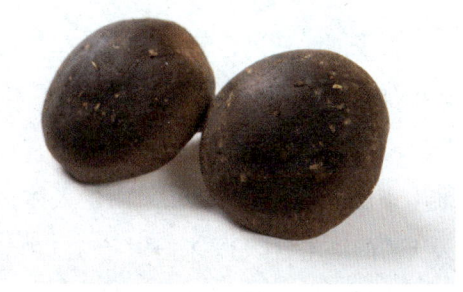

贵的抗癌保健食品。

香菇的维生素含量比西红柿、胡萝卜还高，香菇中含有18种氨基酸，尤以赖氨酸和精氨酸的含量最丰富，是人体补充氨基酸的首选食品。科学家还从香菇中找到了一种抗癌物质——β-1,3葡萄糖苷酶和β-1,4葡萄聚糖所组成的香菇多糖。试验证明，这种多糖可以抑制包括白血病在内的多种恶性肿瘤，如肺癌、胃癌、食管癌、肠癌等。

此外，香菇中含丰富的维生素D原，这种物质进入人体后，经日光照射可转变成为维生素D，所以香菇是补充维生素D的重要食品，经常食用可预防小儿因缺钙引起的佝偻病、孕妇及产妇的骨质软化症等；同时香菇还具有调节人体新陈代谢、帮助消化、降低血压、预防动脉硬化、减少胆固醇、增强人体对疾病的抵抗力和治疗感冒等作用。

🍊 橘子——一身是宝

橘子甜酸适当，软硬适度，是男女老少都喜欢吃的果品。它营养丰富，全身是宝，是水果中的佼佼者。橘子富含维生素C，一个橘子就几乎满足人体每天所需的维生素C量。橘子中含有170余种植物化合物和60余种黄酮类化合物，其中的大多数物质均是天然抗氧化剂。

为什么说橘子全身都是宝呢？因为橘肉除含有丰富的营养外，还有较高的药用价值，具有开胃理气、生津润肺、化痰止咳等功效。橘皮有理气调中、燥湿化痰等功效，其中含有的柠檬萜、橙皮苷、脂肪酸具有抑制葡萄球菌生长、升高血压、兴奋心肌及抑制胃肠和子宫运动的功效。橙皮苷还有类似维生素PP（烟酸）的作用，可降低毛细血管的脆性，减少微血管出血。橘子中含有多种有机酸、维生素，适宜于老年人及心血管病患者。橘子汁作为水果饮料，有增进食欲、帮助消化、调节体液的作用，并有健肤美容的效果。

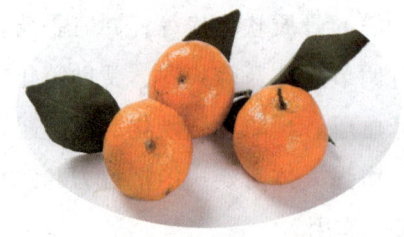

☕ 猕猴桃——水果之王

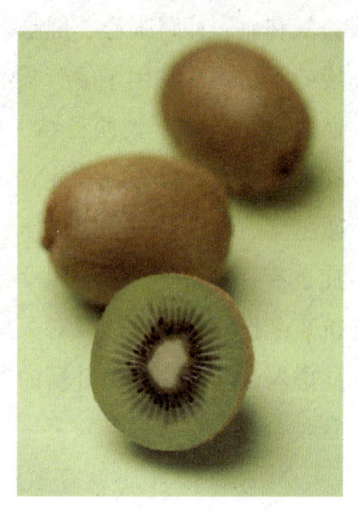

猕猴桃因其形如梨、色如桃，且猕猴喜食而得名。因其维生素C含量在水果中名列前茅，一个猕猴桃能提供一个人一日维生素C需求量的两倍多，故被誉为"水果之王"。猕猴桃还含有良好的可溶性膳食纤维。研究显示，猕猴桃被认为是营养密度最高的水果，每天吃两个猕猴桃，可补充身体中的钙质，增强人体对食物的吸收力，改善睡眠品质。

猕猴桃不仅营养丰富，还有较高的药用价值。药理研究表明，猕猴桃鲜果及其果汁制品不但能补充人体营养，而且可防止致癌物质亚硝胺在人体内生成，可降低血胆固醇及三酰甘油水平，对高血压、心血管疾病有明显疗效。此外，对治疗坏血病、过敏性紫癜、感冒，及脾大、热毒、咽喉病等有很好的作用。因此，猕猴桃不但是老人、儿童、体弱多病者的良好滋补果品，而且是航空、航海、高原、高温工作人员的保健食品，其果汁是国家运动员选用的优良饮料。正因为它具有如此高的营养和医疗价值，所以被人们称为"世界水果之王"。

营养知识

猕猴桃不要与牛奶同食，因为维生素C易与奶制品中的蛋白质凝结成块，不但影响其消化吸收，还会使人出现腹胀、腹痛、腹泻症状，所以食用富含维生素C的猕猴桃后，不要马上喝牛奶或吃其他乳制品。

西瓜——天生白虎汤

西瓜中的水分占瓜体的90%以上，汁液中含有丰富的维生素、葡萄糖、蔗糖、钙、磷、铁、粗纤维、胡萝卜素等，足以与牛奶媲美。民谚道："暑天半个瓜，药物不用抓。"中医认为，西瓜味甘性寒，有清热解暑、祛烦止渴、利尿消肿之功效。明朝医学家李时珍《本草纲目》中说，西瓜能"消烦止渴、解暑热、疗喉痹、亮中下气、治血痢、解酒毒"，素有"天生白虎汤"之美誉。特别是炎热的夏日，西瓜对肾炎、便秘、高血压、红眼病、牙周炎、高烧惊厥等疾病有着良好的防治作用。中暑患者喝西瓜汁比饮茶水或服解暑药物更有利于康复。

西瓜皮入药名"西瓜翠衣"，专治暑热引起的小便赤黄、口渴干吐等病症。古代名医朱丹溪著有《丹溪心法》一书，书中留有偏方道"西瓜皮烧灰敷之"可治口疮，简易有效，流传至今已达600年。此外，西瓜子仁富含脂肪、蛋白质，有清肺润肠、补中益气之效，并可治口臭。

苹果——全科医生

苹果酸甜可口，营养丰富，是老幼皆宜的水果之一。它的营养价值和医疗价值都很高。中医认为苹果有生津、润肺、除烦解暑、开胃醒酒、止泻的功效。现代医学认为苹果对高血压的防治有一定的作用。欧洲人说："一天吃一个苹果，医生远离你。"加拿大科学家研究表明，在试管中的

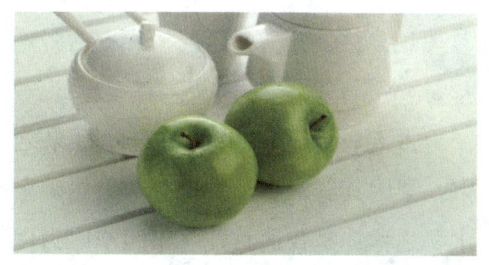

苹果汁有强大的杀灭传染性病毒的作用，吃较多苹果的人远比不吃或少吃的人得感冒的机会要低。

苹果有明显降低胆固醇及减轻动脉硬化的作用。苹果中含有的黄酮类化合物是降低癌症发病率的有效物质。此外，常食苹果或饮苹果汁，对高血压患者有益。

苹果中含有丰富的维生素C。维生素C是心血管的保护神、心脏病患者的健康元素。同时维生素C可以有效抑制皮肤黑色素的形成，能帮助消除皮肤色斑，增加血红蛋白质，延缓皮肤衰老，具有美容养颜的功效。

现代人在平常饮食中摄入的蛋白质过多，这些蛋白质分解成氨基酸，从而造成大多数人的体液都呈"酸性"。苹果中所含的多糖、钾离子、果胶、酒石酸等，可以中和酸性体液中的酸根，降低体液中的酸性，从而缓解疲劳。

苹果所含的有机酸类成分能刺激肠蠕动，和纤维素共同作用可通大便，保持大小便通畅。

梨——天然矿泉水

古人称梨为"果宗"，即百果之宗。梨因其鲜嫩多汁，也有"天然矿泉水"之称，是普通百姓一年四季广为食用的家常果品。

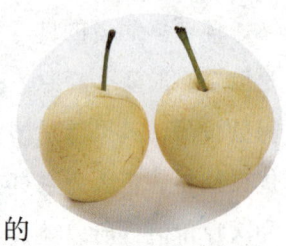

梨具有清热生津、润肺化痰、滋阴止渴、解酒除烦的功效，适用于发热、口渴、心烦、肺热咳喘、咽喉干痛、沙哑失音、目赤肿痛、儿童风热感冒等症的调理和高血压、心脏病、肝硬化患者的辅助治疗。梨有促进食欲、帮助消化、利尿通便、解热降温等作用，可用于发热时补充水分和营养。煮熟的梨有助于肾脏排泄尿酸，可防治痛风。

在秋季气候干燥时，人们常感到皮肤瘙痒、口鼻干燥、干咳少痰，这时每天吃一两个梨即可缓解秋燥，有益健康。现在空气污染比较严重，多吃梨可改善呼吸系统和肺功能，保护肺部免受空气中灰尘和烟尘的影响。

木瓜——百益之果

木瓜，因其厚实精致、汁水丰多、甜美可口、营养丰富而有着"百益之果""水果之皇""万寿瓜"之称。木瓜富含维生素、氨基酸、番木瓜碱、木瓜蛋白质酶等营养成分，对于治疗某些疾病、增强体质有着非常好的效果。木瓜的保健功效如下所述。

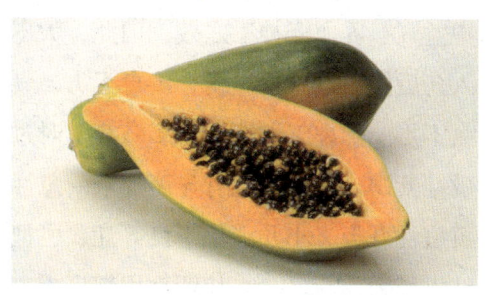

❶ 防癌抗癌。木瓜中的凝乳酶有通乳作用,番木瓜碱具有抗淋巴性白血病之功,故可用于通乳及治疗淋巴性白血病(血癌)。

❷ 健脾消食。木瓜中含的木瓜蛋白质酶,可将脂肪分解为脂肪酸;同时木瓜还含有一种木瓜酵素,能起消化蛋白质的作用,有利于人体对食物进行消化和吸收,故有健脾消食之功。此外,木瓜酵素还可以治疗多种胃疾。

❸ 美容护肤。木瓜中丰富的维生素和氨基酸等营养物质,十分容易被皮肤直接吸收,从而使皮肤变得光洁、柔嫩、红润。

木瓜还具有解热、利尿、散瘀、通便润肠、清暑解毒、舒肝解郁、祛湿除痹等功效。

香蕉——热带水果中的"平民"

香蕉含有丰富的糖类、蛋白质、脂肪、钾、钙、磷、铁、胡萝卜素、维生素B_1、维生素B_2、维生素C、粗纤维等营养成分,尤其含钾量较高,钾能降低机体对钠盐的吸收,故有降血脂的作用。香蕉富含纤维素,可使大便软滑松软,易于排出,故对便秘、痔疮患者大有益处。

香蕉在人体内能帮助大脑制造一种化学成分——血清素,这种物质能刺激神经系统,给人带来欢乐、平静及瞌睡的信号,甚至还有镇痛的效应。因此,香蕉又被称为"快乐食品"。

香蕉具有清热解毒、滋阴润肺、降压、润肠等功效,是心血管病、胃溃疡、便秘患者的康复保健食品。但香蕉食用过多,会影响肠胃功能,故肠胃不好的人不宜多食。香蕉含有一种镁元素,空腹食用会造成人体血液中钙的比例失调,对心血管疾病及心脏病患者有造成病情恶化的可能。另外,气喘病患者、支气管炎患者也不能多食香蕉,因为香蕉中的糖分会在胃腹部发酵气胀,对慢性气喘、支气管炎等病情有一定的影响。

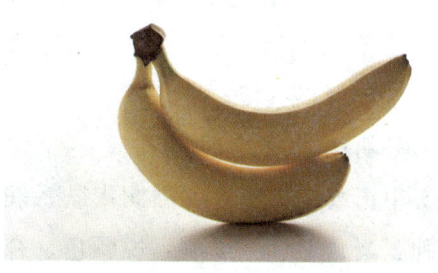

营养知识

并非所有的香蕉都具有润肠作用，只有熟透的香蕉才能有上述功能。如果多吃了生的香蕉，不仅不能通便，反而会加重便秘。因为，没有熟透的香蕉含较多鞣酸，对消化道有收敛作用，会抑制胃肠液分泌和胃肠蠕动。

中益气、养血安神"之效，因此，大枣入药后能医治脾胃虚弱、倦怠无力、气血不足、肺虚气弱、牙痈多咳症，对过敏性紫癜、贫血等也有显著疗效。急性黄疸性肝炎、小儿消化不良等症，也把红枣作为主药之一。长期食用红枣粥，对患血小板减少、牙龈出血、皮下出血等症，均有显著的疗效。

Tip

好的红枣皮色紫红，颗粒大而均匀，果形短粗圆整，纹少，痕迹浅。如果皱纹多，痕迹深，果形凹瘪，则是由肉质差和未成熟的鲜枣制成的干品；如果红枣蒂端有穿孔或粘有咖啡色、深褐色粉末，说明已被虫蛀。

大枣——天然维生素丸

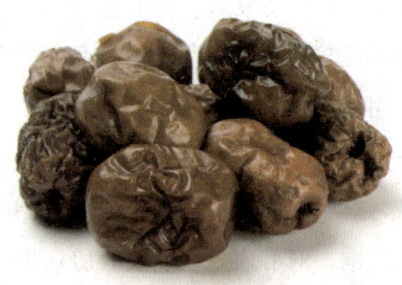

枣自古以来就被列为"五果"（桃、李、栗、杏、枣）之一，历史悠久。大枣最突出的特点是维生素含量高。在国外的一项临床研究显示：连续吃大枣的患者，恢复健康的速度比单纯吃维生素药剂者快3倍以上。因此，大枣有"天然维生素丸"的美誉。

明朝医学家李时珍在《本草纲目》中记载，大枣有"滋润皮肤、润心肺、调营卫、生津液、悦颜色、补

葡萄——营养丰富的"植物奶"

葡萄又名草龙珠、蒲桃，是人们喜食的水果之一。葡萄含糖量高达10%~30%，以葡萄糖为主。葡萄中的大量果酸有助于消化，适当多吃些葡萄能健脾和胃。葡萄中含有矿物质钙、钾、磷、铁、蛋白质以及维生素B_1、维生素B_2、维生素B_6、维生素C和维生素P等，还含有多种人体所需的氨基酸。常食葡萄对神经衰弱、疲劳过度大有裨

益。把葡萄制成葡萄干后，糖和铁的含量相对较高，是妇女、儿童和体弱贫血者的滋补佳品。

我国历代医药典籍对葡萄的药用价值均有论述。中医认为，葡萄味甘微酸，性平，具有补肝肾、益气血、开胃力、生津液和利小便之功效。《神农本草经》载文说：葡萄主"筋骨湿痹，益气，倍力强志，令人肥健，耐饥，忍风寒。久食，轻身不老延年。"葡萄不但具有广泛的药用价值，还可用于食疗，头晕、心悸、脑贫血时，每日2～3次饮适量的葡萄酒，有一定的治疗作用；干葡萄藤15克用水煎服，可治妊娠恶阻。《居家必用》上记载葡萄汁有除烦止渴的功能。现代医学研究表明，葡萄还具有防癌、抗癌的作用。

桃子——夏令珍品

人们常说"桃养人"，意思是说吃桃子有利于身体健康，这主要是因为桃子性味平和，营养价值高。每天吃两个桃，可以起到通便、延缓衰老、提高免疫功能等作用。水蜜桃作为桃子中的精品，更是深受人们的青睐。

桃含有许多人体所必需的营养物质，其蛋白质、钙、磷、铁、胡萝卜素、维生素B_2、烟酸、维生素C含量丰富，还含有苹果酸、柠檬酸、葡萄糖、果糖等营养成分。桃有生津润肠、活血消积、止喘、降压、美容等功效。可用于治疗夏日口渴、肠燥便秘、妇女痛经闭经、虚劳咳喘、高血压等症。桃含钾量较高，适宜于有水肿的患者，作为服利尿药时的辅助食物，有补钾作用。桃有缓和的活血化瘀作用，对因过食生冷食物而引起的痛经者更宜。食桃还可增加人体对铁的吸收，对皮肤代谢有促进作用。

Tip

吃桃子前可以用盐直接搓桃子的表皮，然后再用水冲洗，这样能较干净地去除桃毛。另外，如果桃子是从树上刚摘下来的，最好要放半天再吃，等它的暑气散去再吃比较好。没有完全成熟的桃子最好不要吃，吃了会引起腹胀或腹泻。

柿子——最甜的金果子

柿子在水果中的甜味居首位，故被誉为"最甜的金果子"。柿子营养价值很高，含有大量胡萝卜素、维生素C、葡萄糖、果糖及碘、钙、磷、铁等矿物质元素，享有"果中至品"之誉。由于柿中所含糖分，大部分是可溶性糖，所以它的果肉甘甜如饴，汁浓如蜜。如放入冰箱冷藏，则甘甜凉爽、沁人肺腑。

对预防心血管疾病来说，柿子的功效远大于苹果，堪称心脏健康水果王。柿子与苹果相比，柿子中的膳食纤维含量比苹果多一倍，钾、钠、镁、钙、铁、锰等矿物质和抗氧化剂的含量也比苹果高得多，只有铜、锌的含量少于苹果。

柿子有清热、润肺、化痰、健脾、止血等功能。《本草纲目》中说："柿乃脾肺血分之果也。其味甘而气平，性涩而能收，故有健脾、涩肠、治嗽、止血之功。"柿子还是缺碘性甲状腺肿大患者的保健佳果；柿子含有较多的鞣酸和维生素，有降压止血、清热滑肠的作用，痔疮、便秘患者常食有益；柿子含丰富的维生素C和胡萝卜素，可清热、润肺，还有解酒作用。

柚子——食疗功效不一般

柚子，味道酸甜，略带苦味，含有丰富的维生素C及大量其他营养素，是医学界公认的最具食疗效果的水果。柚

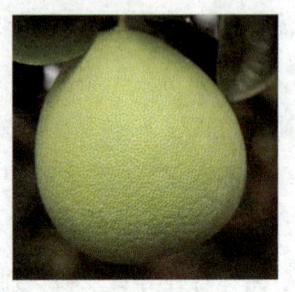

子营养价值很高，含有非常丰富的蛋白质、有机酸、维生素以及钙、磷、镁、钠等人体必需的元素，这是其他水果所难以比拟的。

柚子含糖量也不是很高，在15%左右，所以柚子是适合糖尿病患者食用的水果。柚子中含有丰富的天然矿物质——钾，却几乎不含钠，因此柚子是心脑血管病及肾脏病患者良好的食疗水果。柚子中因含有较高的维生素C，能够协助血液中的胆固醇的代谢，有助于人体内血脂调节。

柚子中除了含有常见的一些营养素外，还含有一大类类黄酮物质，它们有较强的抗氧化性能，能够清除机体的自由基物质和超氧化物的物质，有一定的抗衰老作用。柚子有抗癌、抗突变，防止肿瘤细胞增殖和扩散的作用；对心血管也大有裨益，可改善毛细血管的通透性，防止血小板凝集，有防止血黏度增高的作用，再结合抗氧化特性，故可防治冠心病的发生。柚子中所含的物质还有抗过敏作用。

核桃——益智健脑的长寿果

核桃，又称胡桃，含有丰富的蛋白质、脂肪、糖类、钙、磷、铁、钾、锰、锌、胡萝卜素、维生素B_1、维生素B_2、维生素C、维生素E、烟酸等成分。脂肪中的主要成分是亚油酸甘油酯，食后不但不会使胆固醇升高，还能减少肠道对胆固醇的吸收。因此，可作为高血压、动脉硬化患者的滋补品。核桃所含的不饱和脂肪酸和优质蛋白质、磷、锌、锰等，是大脑主要营养物质，常食有益于脑的营养补充，可增强记忆力，起健脑、抗衰老的作用。

核桃不仅是最好的健脑食物，还是神经衰弱的治疗剂。患有头晕、失眠、心悸、健忘等症的老年人，每天早晚各吃1~2个核桃仁，可起到滋补治疗的作用。

核桃仁具有补气养血、润燥化痰、温肺润肠、散肿消毒等功能。近年来的科学研究还证明，核桃树枝对肿瘤有改善症状的作用，以鲜核桃树枝和鸡蛋加水同煮，然后吃蛋，可用于预防宫颈癌及各种癌症。

栗子——善治肾虚的"肾之果"

栗子，又称毛栗、板栗。栗子含有丰富的蛋白质、脂肪、B族维生素等多种营养成分，栗子的维生素B_1、维生素B_2含量丰富，维生素B_2的含量至少是大米的4倍，每100克还含有24毫克维生素C。栗子所含的矿物质也很全面，有钾、镁、铁、锌、锰等，尤其是含钾量突出，比号称富含钾的苹果还高4倍。

栗子是富含营养的补身治病的良药，可与人参、黄芪、当归媲美，尤其对肾虚病症有良好的疗效，故又称"肾之果"。栗子中所含的丰富的不饱和脂肪酸和维生素C、矿物质，能防治高血压病、冠心病、动脉硬化、骨质疏松、腰腿酸软、筋骨疼痛、乏力等疾病，是抗衰老、延年益寿的滋补佳品。

栗子味甘性温，归脾、胃、肾经，养胃健脾，补肾强筋，活血止血。主治反胃不食、泄泻痢疾、吐血、衄血、便血、筋伤骨折瘀肿、疼痛、瘰疬肿毒等病症。

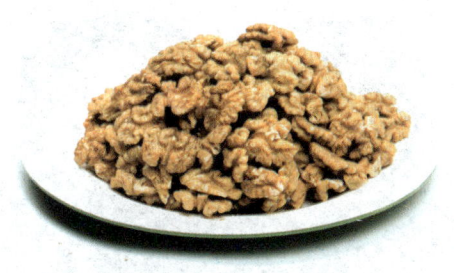

花生——健脑长寿食品

花生，又名长生果、落花生。每100克干花生米中含蛋白质26克，相当于250克瘦猪肉的蛋白质含量；含脂肪40克，是相同数量瘦肉的1.4倍。此外，花生中还含有丰富的膳食纤维、维生素、氨基酸以及少量的磷脂、嘌呤、生物素、胆碱、三萜皂苷和矿物质等。

由于花生的营养极其丰富，所以它具有较突出的食疗保健作用。常食花生可促进脑细胞发育、增强记忆力、提高智力、防止过早衰老。同时，花生中含有脂溶性维生素E，溶于花生油脂中，能维持有机体的正常生理功能和胚胎发育，延长细胞寿命，有利于生育、长寿，所以花生被称做"健脑长寿食品"。食用花生可使人体肝内胆固醇分解为胆汁酸，并使其排泄力增强，从而可降低胆固醇，对防止中老年人动脉粥样硬化和冠心病有明显效果。

近代医学研究发现，花生米外层的红衣具有良好的止血作用，对血友病、血小板减少性紫癜等疾病有明显疗效，对慢性支气管炎也有一定疗效，所以吃花生米应连同红衣一起吃。

常食花生对人体养生保健也是很有益处的，故人们称之为"长生果"。

TIP

花生米很容易受潮变霉，产生致癌性很强的黄曲霉素。黄曲霉素可引起中毒性肝炎、肝硬化、肝癌。这种毒素耐高温，煎、炒、煮、炸等烹调方法都分解不了它，所以一定要注意不可吃发霉的花生米。

芝麻——延年益寿的食品

芝麻分白、黑两种。白芝麻多做食用，黑芝麻多入药用。芝麻历来被当做"仙家"食物，有延年益寿的作用。

现代医学研究也证实了芝麻的抗衰老作用。芝麻中脂肪油含量高达60%，其中主要成分是油酸、亚油酸、亚麻酸等不饱和脂肪酸，这些物质都具有抗衰

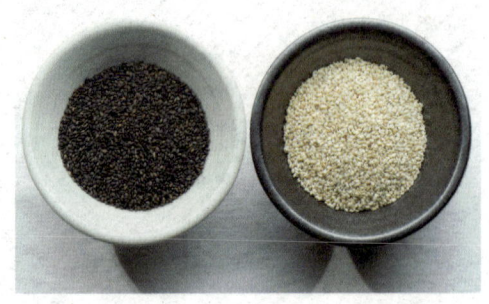

老的特性。另外，芝麻中还含有维生素E，维生素E可以阻止体内产生过氧化脂质，从而维持含不饱和脂肪酸比较集中的细胞膜的完整和功能正常，也可以防止体内其他成分受到脂质过氧化物的伤害。此外，维生素E还可以减少体内脂褐质的积累，这些都可以起到延缓衰老的作用。

芝麻油为不饱和脂肪酸，在体内极易分解、利用和排出，能促进胆固醇代谢、清除动脉血管壁上的沉积物、消除皮肤老年斑，所以芝麻油又被称为"动脉血管内的清道夫"。芝麻油里还含有丰富的卵磷脂，不但可以防止头发过早变白和脱落，保持头发秀美，而且能够润肤美容，使人体保持青春活力。

营养知识

吃整粒芝麻的方式不是很科学，因为芝麻仁外面有一层稍硬的膜，只有把它碾碎，其中的营养素才能被吸收。所以，整粒的芝麻炒熟后，最好用食品加工机搅碎或用小石磨碾碎了再吃。

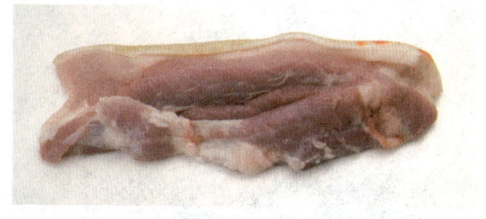

猪肉不是吃得越多越好

肉类食品含蛋白质10%～20%，其氨基酸组成接近于人体需要，是人类良好的蛋白质来源；加之肉类食品味道鲜美，刺激食欲，因此肉类食品在膳食中常被作为衡量伙食好坏的标志之一。有一部分人认为，只要不吃肥肉，瘦肉多吃点对身体有好处。其实不然，要真正发挥肉类的营养价值，吃肉要适当，对健康才有利。

为什么说瘦肉（猪肉）也不宜多吃呢？因为瘦肉不仅含有丰富的优质蛋白质，也含有较高的胆固醇和脂肪酸；而且脂肪组成多系饱和脂肪酸，摄食过多往往使肥胖、高脂血症、冠心病、脑血管意外等疾病的发病率增加。

另外，吃瘦肉过多还可加重肾脏负担，于机体不利。按照平衡膳食的要求，一般每日以50～100克为宜。为避免动物性脂肪摄入过多，膳食中除猪肉外，还应注意适当选一些脂肪含量低的肉类，如牛肉、羊肉、鸡肉、鱼肉等，食肉也应多样化。

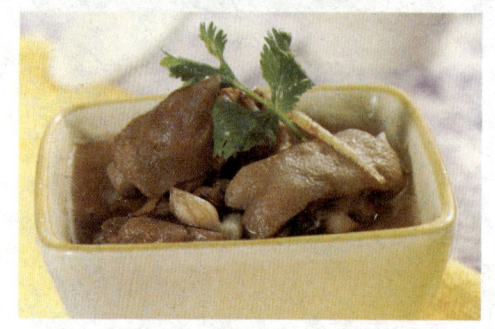

猪蹄——美味的抗衰老食品

人体衰老的一个重要原因是细胞中蛋白质分子结合水的能力降低和减弱，影响了细胞的正常储水功能，致使多种器官出现萎缩、组织弹性降低、表皮呈现皱纹和黏膜干枯等"脱水"现象，而经常补充大分子胶原蛋白质，就能大大延缓"脱水"现象的发生。

猪蹄是富含大分子胶原蛋白质的食物，还含有肌红蛋白质、胱氨酸等物质，是补充、合成蛋白质的好材料，且易于消化、吸收。大分子胶原蛋白质的分子结构上有较大的空隙，含有对维持生命有重要作用的结合水，使大分子结构得以稳定，从而，对因结合水减少等原因而出现的衰老、癌变，具有较好的调节作用。所以，猪蹄是一种物美价廉的抗衰老食物。

此外，猪蹄对消化道出血、失血性休克和失水性休克也有辅助治疗作用，能使冠心病、肺心病和缺氧性脑病症状得到改善。经常食用猪蹄还可防治进行性肌萎缩和缺铁性贫血。猪蹄对于哺乳期妇女还有催乳、补血的作用。

牛肉——肉中骄子

牛肉是中国的第二大肉类食品，仅次于猪肉。牛肉蛋白质含量高，脂肪含量低，味道鲜美，自古以来就是滋补强身的佳品，享有"肉中骄子"的美誉。

牛肉丰富的蛋白质中含有全部种类的氨基酸，各种氨基酸的比例与人体蛋白质中各种氨基酸的比例基本一致。牛肉中的脂肪含量很低，但却是低脂亚油酸的良好来源，同时还是潜在的抗氧化剂。牛肉含有维生素A、维生素B、维生素D、维生素E、维生素K、叶酸、烟酸及钙、磷、钾、钠、镁等矿物质。

牛肉具有补益身体、滋养脾胃、强健筋骨、化痰息风的功效，适用于脱肛、子宫脱垂、胃下垂、气短、体虚、筋骨酸懒、久病贫血等症的调养食用。牛肉的营养丰富，能提高机体抗病能力，特别适合生长发育期的儿童、青少年食用，也是手术后患者补血及复原的滋补食物。牛肉为冬令补益佳品，寒冬食牛肉更有暖胃作用。

Tip

过量食用牛肉可能会提高结肠癌和前列腺癌的患病几率,所以建议一周食一次牛肉,每次不宜食用过多。患有皮肤病、肝病、肾病者,应慎食牛肉。

羊肉——冬令滋补佳品

羊肉是我国人民主要的食用肉类之一。羊肉肉质细嫩,味道鲜美,可以烹制成许多风味独特的佳肴。由于羊肉营养丰富,性味甘热,人们又把它作为冬令滋补佳品。

羊肉的蛋白质含量高于猪肉而低于牛肉,一般为13.3%左右。脂肪含量约13%,介于猪肉和牛肉之间。糖类不到1%。此外,还含有丰富的钙质、磷、铁、维生素A、维生素B_1、维生素B_2、烟酸。

由于羊肉味甘、性热,可补精血、益虚劳,适合于冬季食用,也可用做补阳,故人们把羊肉视为冬令滋补佳品,对于产后体虚、多汗、缺乳,以及慢性肾炎水肿、腹冷带下、低血压、心率过缓和体虚者尤为实用。另外,羊肉除了煮熟后饮汤吃肉可治疗男子五痨七伤及肾虚阳痿外,还具有暖中祛寒、温补气血、开胃健力、通乳治带等功效。

鸡肉——济世良药

鸡肉营养丰富,是滋补身体很理想的"济世良药"。

鸡肉含蛋白质19.8%,其氨基酸组成与人体需要模式接近,营养价值较高;含脂肪7.1%,多为不饱和脂肪酸;糖类含量较少,约0.8%。此外,还含有多种维生素、矿物质,是少年儿童、脑力劳动者、年老体弱者的理想益智食物。

现代营养学上一直有"红肉"和"白肉"之分,前者指的是猪、牛、羊等肉类;后者指的是禽类和海鲜等。

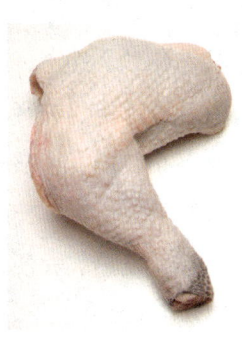

鸡肉就是白肉中的代表,其增强人体免疫力的作用主要体现在所含有的牛磺酸上。牛磺酸可以增强人的消化能力,起到抗氧化和一定的解毒作用,在改善心脑功能、促进儿童智力发育方面,更是有较好的作用。尤其是乌骨鸡、火鸡等品种中,牛磺酸的含量更高,比普通鸡肉的滋补作用更强。

祖国传统医学认为,鸡肉味甘、性微温,大补,有益五脏、补虚损、健脾胃、强筋骨、活血调经等功效,适用于年老体弱、久病体虚、产后亏损、肺结核、阳痿等。鸡肝可治贫血和维生素A缺乏症。鸡心有补心镇静之功效。鸡胆味苦、性寒，有清热、解毒功效，可治百日咳。鸡肫皮，中药名"鸡内金"，可治消化不良、口疮等。

鸭——全身都可以入药

鸭肉的营养价值与鸡肉相仿。但在中医看来，鸭子吃的食物多为水生物，故其肉味甘、性寒，归肺、胃、肾经，有滋补、养胃、补肾、除痨热骨蒸、消水肿、止热痢、止咳化痰等作用。凡体内有热的人适宜食鸭肉，体质虚弱、食欲不振、发热、大便干燥和水肿的人食之更为有益。

祖国医学认为，鸭的全身都可以入药：

鸭肉：味甘、咸，性平，微寒，功可滋阴补血、益气、利水消肿。

鸭血：味咸、性寒，具有解瘀血、解血热、解毒的功效，能解野葛毒、盐卤毒、鱼虫百毒及鸦片毒等。

鸭蛋：味甘、性微寒，能除胸膈肠胃伏热、清热降逆，还可治烫火伤。

皮蛋：又叫松花蛋，是鲜鸭蛋在氢氧化钠等多种物质作用下形成的再制蛋。其味辛、涩、甘、咸，能泻热、醒酒，还可清凉、明目、平肝。

冻肉、鲜肉哪个更有营养

不少人认为冻肉的营养要比鲜肉差，味道也没有鲜肉好，因而总喜欢吃鲜肉而不愿吃冻肉。

其实不然，国内外食品专家认为，食物经冷冻后再食用，有助于杀灭一些致病菌或抑制致病物质的生长，这符合卫生要求，对人类健康是有益的。因为，绝大部分致病菌和腐败菌为嗜中温菌，其生长繁殖最适宜的温度是20℃～40℃，在10℃以下生长繁殖能力就大为减弱，低于0℃时有些微生物虽能生长，但已不能分解脂肪和蛋白质，对糖类的发酵能力也很差。国家规定，

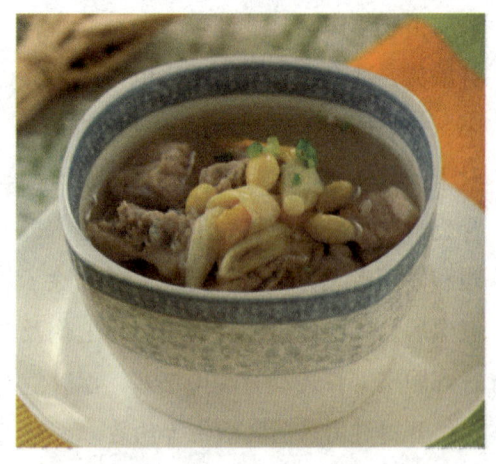

保藏时间较长的肉必须在-10℃以下。这样，不仅可使肉中的微生物停止生长，而且也杀灭了肉中的寄生虫，某种程度上比鲜肉更安全。

食品研究人员曾对冷冻保藏半年的猪肉进行过营养分析，每100克冷冻肉中的蛋白质为22.4%、脂肪为10.73%、水分为73%，其他矿物质、维生素与鲜肉所含的也几乎无差别。因此食品专家认为，只要注意冷冻的温度和冷冻的时间及食品本身的卫生，冷冻肉与新鲜肉具有同样的营养。

喝骨头汤能补钙吗

民间流传着"多喝骨头汤能补钙"的说法。这种说法有道理吗？其实，这是没有科学依据的。骨头汤里含有一定量的营养物质，如蛋白质、脂肪等，作为一种物美价廉的食物，对人体健康是有益的，但单纯喝骨头汤是达不到补钙目的的。

有资料显示，骨头汤里的钙含量微乎其微，一碗骨头汤中的含钙量仅有1.9毫克，更缺少具有促进钙吸收的维生素D。其实，科学的补钙方法很简单，只要遵循科学、合理的饮食原则，采取多样化、均衡的膳食，在日常饮食中注意多摄入奶类、豆制品即可。

还有一种说法是熬骨头汤时加一些醋，能使骨头中的钙更多地溶解到汤里。的确，加醋能增加骨钙的溶出，但同时会把沉积在骨头中的铅也一起溶解出来，而铅是有毒的重金属元素，因此，熬骨头汤不宜加醋。

鸡蛋——理想的营养库

鸡蛋，被认为是营养丰富的食品，含有蛋白质、脂肪、卵黄素、卵磷脂、维生素，和铁、钙、钾等人体所需要的矿物质。其突出特点就是，鸡蛋含有自然界中最优良的蛋白质。

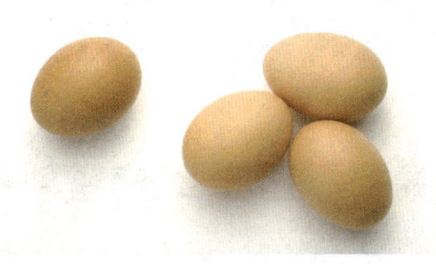

鸡蛋中含有丰富的DHA和卵磷脂等，对神经系统和身体发育有很大的作用，能健脑益智和避免老年人智力衰退，并可改善各个年龄组的记忆力。营养学家用鸡蛋来防治动脉粥样硬化，获得了意料之外的惊人效果。鸡蛋中含有较多的维生素B_2，它可以分解和氧化人体内的致癌物质，鸡蛋中的微量元素也都具有防癌的作用。鸡蛋蛋白质对肝脏组织损伤有修复作用，蛋黄中的卵磷脂可促进肝细胞的再生。鸡蛋含有人体需要的几乎所有的营养物质，故被人们称做"理想的营养库"，营养学家称之为"完全蛋白质模式"。

营养知识

吃蛋必须煮熟，不要生吃，打蛋时也须提防沾染到蛋壳上的病菌，如沙门菌。婴幼儿、老年人、患者吃鸡蛋，应以煮、蒸为好。冠心病患者吃鸡蛋不宜过多，以每日不超过1个为宜；对已有高胆固醇血症者，尤其是重度患者，应尽量少吃或不吃，或可采取吃蛋白而不吃蛋黄的方式。

白壳蛋、红壳蛋孰优孰劣

按蛋壳的颜色，鸡蛋有红、白之分。很多人偏爱红壳鸡蛋，认为营养价值更高。但专家介绍，其实鸡蛋的营养价值高低与蛋壳颜色并无必然关系。

蛋壳的颜色主要是由一种称为卵壳卟啉的物质决定的。普通母鸡血液中的血红素代谢可产生卵壳卟啉，因而蛋壳可呈浅红色；而来航鸡与白洛克鸡不能产生卵壳卟啉，因而蛋壳呈现白色。颜色完全是由遗传基因决定的。

就鸡蛋的营养价值而言，其高低主要取决于饲料的营养结构与鸡的摄食情况。研究人员分析测定红壳蛋与白壳蛋的成分后发现，几种主要营养素的含量互有高低，相差不大，基本上无优劣之分。

蛋黄、蛋白哪个营养价值高

全蛋蛋白质含量占12%～15%，是目前各食品中氨基酸组成质量最高、最接近人体蛋白质的食品。蛋黄与蛋清相比较，不仅蛋白质含量高于蛋清，而且生物价值也高于蛋清。

鸡蛋的脂肪含量占11%～15%，主要集中于蛋黄内，蛋清中几乎不存在。蛋黄脂肪颗粒小，易消化吸收。蛋黄中的胆固醇含量虽高，但卵磷脂含量也很丰富，能促进胆固醇在体内的转运。因此，适当食用鸡蛋黄不仅不会对机体有什么危害，而且是机体不可缺少的营养成分的重要来源。

鸡蛋中的维生素也几乎全部集中于蛋黄，其中维生素A、维生素D、维生素B_2较丰富。蛋黄中的钙、磷、铁、钾、镁等矿物质含量，也高于蛋清。

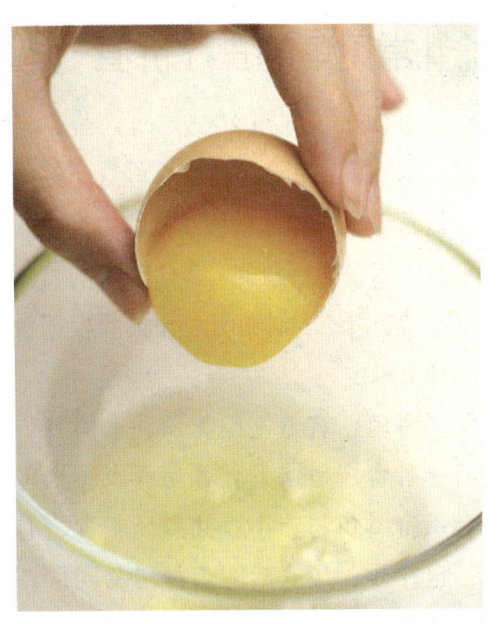

总的来说，蛋黄的营养价值较蛋白高，但对6个月以上的婴幼儿，自然是吃全蛋营养更为全面。

河鱼、海鱼哪个营养价值高

河鱼和海鱼到底有什么区别，哪个营养价值更高呢？这是许多人的疑问。

河鱼和海鱼最大的区别在于它们的生长环境。河鱼应该叫淡水鱼，常见的有鲤鱼、鲫鱼、草鱼、鲢鱼、武昌鱼等；海鱼则包括带鱼、金枪鱼、黄花鱼、三文鱼、多宝鱼等。

不管是淡水鱼还是海鱼，其营养成分大体相同，总的营养价值很高。鱼肉中蛋白质含量丰富，其中所含必需氨基酸的量和比值最适合人体需要，因此，是人类摄入蛋白质的良好来源。鱼肉中脂肪含量较少，而且多由不饱和脂肪酸组成，人体吸收率可达95％，具有降低胆固醇、预防心脑血管疾病的作用。鱼肉中含有丰富的维生素和矿物质，如铁、磷、钙、维生素A和维生素D等。另外，鱼肉肌纤维很短，水分含量较高，因此肉质细嫩，比畜禽的肉更易吸收。

海鱼在营养成分的含量上比河鱼多，营养价值略胜一筹。海里的营养极其丰富，尤其含有大量营养盐，使海鱼中矿物质和维生素含量更高。此外，海鱼的肝油和体油中含有一种陆地上的动植物所不具备的高度不饱和脂肪酸，其含有的DHA成分，是大脑所必需的营养物质，对提高记忆力和思考能力十分重要。

另外，海鱼中的ω_3-脂肪酸、牛磺酸含量都比淡水鱼高得多，对心脏和大脑具有保护作用。

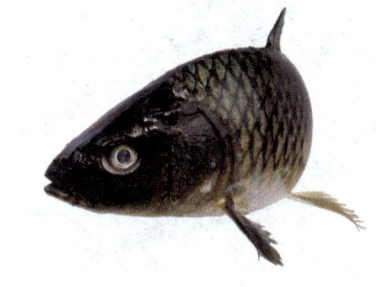

常吃海鱼可预防冠心病

脂肪往往是导致许多疾病的原因，如肥胖、糖尿病病、高血压、心脏病等。但是科学家研究发现，在鱼油中，尤其是在海产鱼脂中，含有一种独特作用的必需脂肪酸——ω-3脂肪酸。研究表明，ω-3脂肪酸具有影响人体脂质代谢的作用，可使血三酰甘油和总胆固醇降低，高密度脂蛋白质增高，肝脏合成极低密度脂蛋白质减少，故能积极防止动脉硬化和冠心病的发生。ω-3脂肪酸还有抑制血管炎性反应的作用，从而延缓动脉硬化的形成。另外还可抑制血小板的释放、聚集。由此可见，ω-3脂肪酸对预防动脉硬化和冠心病的作用十分明显。

ω-3脂肪酸在海鱼身上最丰富，其单位含量是其他食物无法比拟的，多吃海鱼就会多获得ω-3脂肪酸。根据美国心脏协会的建议，每星期应保证2～3餐是吃海鱼的。

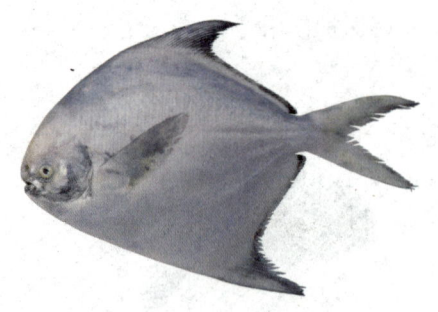

常见鱼的食疗价值

鱼肉不仅味道鲜美，而且营养丰富。那么，到底吃鱼有什么好处，各种鱼的营养价值有什么特点呢？由于鱼的种类繁多，各种鱼的营养价值不同，所以吃鱼有什么具体好处，也需要根据鱼的种类来定。

鲫鱼： 有益气健脾、利水消肿、清热解毒、通络下乳等功能。腹水患者用鲜鲫鱼与赤小豆共煮汤服食，有一定疗效；用鲜活鲫鱼与猪蹄同煨，连汤食用，可治产妇少乳。鲫鱼油有利于心血管功能，还可降低血液黏度，促进血液循环。

鲤鱼： 有健脾开胃、利尿消肿、止咳平喘、安胎通乳、清热解毒等功能。鲤鱼与冬瓜、葱白煮汤服食，治肾炎水肿；大鲤鱼留鳞去肠杂煨熟分服之，治黄疸；用活鲤鱼、猪蹄煲汤服食，治产妇少乳；鲤鱼与川贝末少许煮汤服用，治咳嗽气喘。

鲢鱼： 有温中益气、暖胃、滋润肌肤等功能，是温中补气养生食品。

青鱼： 有补气养胃、化湿利水、祛风除烦等功能。其所含的锌、硒等微量元素，有助于抗癌。

草鱼： 有暖胃、平肝祛风等功能，是温中补虚的养生食品。

黑鱼：有补脾利水、去瘀生新、清热祛风、补肝益肾等功能。黑鱼与生姜红枣煮食，对治疗肺结核有辅助作用；黑鱼与红糖炖服，可治肾炎；产妇食清蒸黑鱼，可催乳补血。

墨鱼：有滋肝肾、补气血、清胃去热、养血、明目、通经、安胎、利产、止血、催乳等功能。

带鱼：有暖胃、补虚、泽肤、祛风、杀虫、补五脏等功能，可用做迁延性肝炎、慢性肝炎的辅助治疗。

鳗鱼：有益气养血、柔筋利骨等功能。

鱼鳞也是营养保健品

鱼肉味道鲜美，营养丰富，备受青睐。但一些人却把鱼鳞当做废物弃之，这是很可惜的。

那么鱼鳞有什么营养和保健作用呢？鱼鳞和鱼肉一样，含有丰富的蛋白质、脂肪和无机盐。鱼鳞中含有较多的卵磷脂。卵磷脂内含有较多的胆碱，可以增强记忆力，并可控制脑细胞的退化，有一定的防衰老作用。有些记忆力下降的人，血液中胆碱含量较低，影响到脑细胞的记忆功能，可适当增加对卵磷脂的摄入量。另外，鱼鳞中还有多种不饱和脂肪酸，可以在血液中以结合蛋白质的形式帮助传送及乳化脂肪，减少胆固醇在血管壁上的积聚，具有防止动脉硬化、高血压及心脏病的作用。尤其令人可喜的是，带鱼鱼鳞中含有抗癌物质。如果把零散的鱼鳞收集起来，经过熬制做成鱼鳞胶，不仅是美味佳肴，而且还是很好的营养保健食品。

牛奶——完全营养食品

牛奶是人们日常生活中喜爱的饮料之一，喝牛奶的好处如今已越来越被大众所认识。牛奶中含有丰富的钙和人体生长发育所需的全部氨基酸，人体消化率可高达98%，是其他食物所不及的。

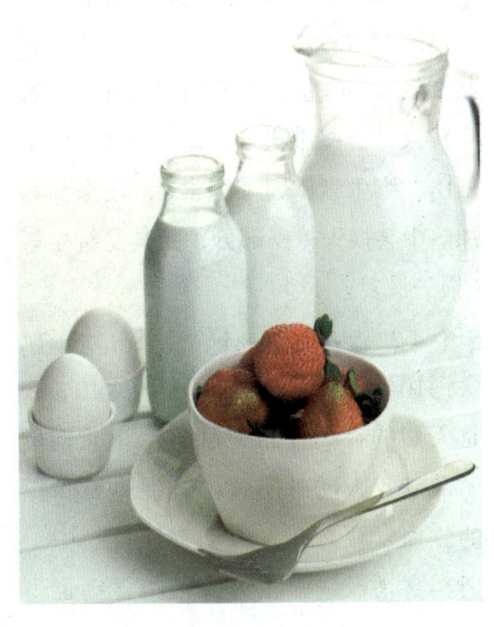

1 牛奶属优质蛋白质。牛奶蛋白质系完全蛋白质，含有8种人体必需氨基酸。牛奶中所含蛋白质以酪蛋白质为主，其次为白蛋白质和球蛋白质，其营养价值高，并且消化吸收率高达96.1%。

2 牛奶含有容易消化和吸收的脂肪。牛奶脂肪颗粒小，呈高度分散状态，消化吸收率较高。乳脂中还含亚油酸和卵磷脂，这些都是对身体有益的营养物质。牛奶中的胆固醇含量也低，属低胆固醇食品，老年人也可食用。

3 牛奶含有乳糖。牛奶中的乳糖有调节胃酸、促进胃肠蠕动和消化腺分泌的作用，还能助长乳酸杆菌繁殖，抑制腐败菌的生长。

4 牛奶含有多种维生素。如维生素A、维生素B_1、维生素B_2、维生素D等。其维生素的含量受季节和饲料种类的影响较大，有些维生素如维生素A、维生素B_1、维生素B_2和维生素C，在保存和加热中会损失掉一部分，尤其是维生素C损失最多。

5 牛奶含有丰富的钙。每100克牛奶含钙104毫克，且吸收率可高达40%，是天然的补钙食品，可防治小儿佝偻病及老年人的骨质疏松，促进青少年的骨骼发育。在一般动物性食品中，肉类含钙极少，蛋类、鱼类含钙也不多，只有牛奶是含钙最丰富、吸收最好的食物。但是，牛奶含铁量很少，用牛奶喂养婴儿时，常要加喂些果汁、菜泥、肝泥，以增加铁的含量。

营养知识

不要空腹喝牛奶，同时还应吃些面包、糕点等，以延长牛奶在消化道中的停留时间，使其得到充分消化吸收。

酸奶——21世纪的食品

酸奶是在普通牛奶中加入乳酸菌经发酵制成的。酸奶中不仅保留了牛奶原有的全部营养成分，而且气味清香，酸甜可口，深受人们的喜爱。由于酸奶能加强消化功能，防止老年病的发生，加上其本身营养丰富，容易消化吸收，故人们把酸奶誉为"长寿食品"。

科学家经过研究，对酸奶具有长寿和保健作用的原因找到了完美的科学依据。

1 增强消化能力，促进食欲。鲜牛奶中的乳糖被乳酸菌转变成乳酸。酸奶中的乳酸能刺激人体消化腺分泌消化液，增加胃酸，因而能增强人的消化能力，促进食欲。

❷ 产生抗菌物质，起保健作用。酸奶中的乳酸不但能使肠道里的弱碱性物质转变成弱酸性物质，而且还能产生抗菌物质，抑制肠道中腐败菌的繁殖和活动，从而减少肠道内的有害物质，对人具有保健作用。

TIP
目前市场上，有很多种由牛奶或奶粉、糖、乳酸或柠檬酸、苹果酸、香料和防腐剂等加工配制而成的"乳酸奶"，并不具备酸牛奶的保健作用，购买时要仔细识别。

❸ 提高人体免疫功能，防止便秘。乳酸菌可以产生一些增强免疫功能的物质，可以提高人体免疫；通过产生大量短链脂肪酸促进肠道蠕动及菌体大量生长，改变渗透压而防止便秘。

❹ 酸奶有降低胆固醇的作用。酸奶中的胆碱含量较高，有降低血液中胆固醇的作用，对预防老年病的发生有积极作用。

牛奶、奶粉、豆浆哪个更有营养

在日常生活中，常会遇到相似的食品不知选哪种为好的情况。比如牛奶、奶粉、豆浆，应该喝哪种？

奶粉是牛奶经过加工后制成的干燥食品，易于保存。但奶粉在干燥过程中，有一些营养素被破坏，奶粉的维生素B_1只有牛奶的一半，维生素B_2只有牛奶的70%，烟酸为牛奶的45%，铁只有牛奶的一半，而牛奶中含有的维生素C在奶粉中已全部消失。因此，奶粉的营养不如牛奶。

豆浆与牛奶相比，蛋白质含量与牛奶相近；维生素B_2只有牛奶的1/3，烟酸、维生素A、维生素C的含量则为零；铁的含量虽然较高，但不易被人体吸收；钙的含量只有牛奶的一半，从氨基酸的含量看，豆浆营养也稍低于牛奶。从脂肪含量看，1千卡热量的牛奶中，有188毫克的胆固醇；豆浆则不含胆固醇，饱和脂肪酸也较低。这也就是喝豆浆要比牛奶和奶粉容易防止心血管疾病的道理。

由此可见，牛奶、奶粉、豆浆从营养的角度来看，它们有各自的优缺点，因此在日常食用时不应该单纯地选择一种来饮用，应按照身体状况，选择多种饮用。

调味品有营养吗

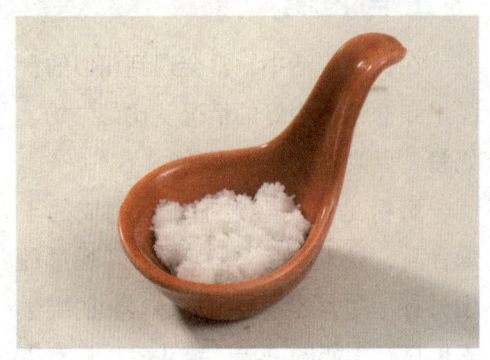

糖、盐、酱油、味精、醋等调味品因为用量很少，每个人平均吃不了多少，一般来讲，不论其营养素的含量怎样，对我们的营养状况的影响都不会很大。但有些问题还是应该引起注意的。

盐：从以往的调查来看，我国人民盐的摄入量是偏高的。医学上的研究表明，盐摄入过多，可以造成高血压，使心脏负担过重。有人报道，盐的摄入量与中风的病死率和胃癌的发病率成正比，所以我们应该提高警惕。按照国外的标准，每天摄入6克盐对我们是不现实的，但最好能控制在8克盐左右。对于盐的控制一方面可以选用低钠盐；另一方面应该注意控制其他含盐多的食品的摄入量，如咸菜、咸肉等，每50克黄酱的含盐量在6克以上，每50克甜面酱的含盐量也在5克左右，50克酱油含盐6~7克，做菜时，用量最好适度。

精制糖：精制糖的摄入过多与动脉硬化、冠心病、糖尿病病等的发生有关。不过用在烹调中的糖并不多，容易忽视的是糕点、冷饮等食品中的糖。总的来说，我国人民精制糖的消费量还是比较低的。

芝麻酱：芝麻酱含有丰富的钙质和铁，蛋白质和植物油含量也很高，是一种很好的营养补给品。

味精：味精的主要成分是一种氨基酸盐，叫做谷氨酸钠。氨基酸是蛋白质的组成成分，但蛋白质是由很多种氨基酸共同组成的。它们之间还要有一定的配比，一种氨基酸过多只能破坏这种配比，所以味精食用过多是不利于蛋白质营养平衡的。就一般家庭的烹调用量而言，用量很少，影响不是很大。但过分追求口味、用量过大，是不适宜的。

不宜长期食用同一种食用油

食用油中含有大量人体生长发育所必需的脂肪酸，而要达到饮食的均衡营养，必须抛弃在食用油上过于专一的习惯，进行多种类选择。

除了日常的饮食摄入，食用油是人体必需脂肪酸的主要来源。脂肪酸能够给人体提供热量，是构成人体细胞膜的重要成分。在人体组织再生和代谢方面，对眼睛、大脑等起到重要作用，同时对于心脑血管等方面的疾病预防也有重要作用。

然而，任何单一的植物油都不能提供均衡的膳食脂肪酸。专家建议，食用油的种类一定要多样化，不要长期单一食用同一种油，以免造成脂肪酸失衡。脂肪酸一旦失衡，可以导致癌症和其他慢性疾病，给人体带来严重危害。

目前市场上有很多调和油，即把不同种类的油调和在一起，以方便人们便捷地摄入不同的脂肪酸，使不同的脂肪酸达到科学的配比，更适合人体和摄入需求。如果不喜欢调和油，另外一个简单的方法就是尝尝各种食用油，不要长期单一食用同一种油。

醋的功效有哪些

醋，是人们生活中最常用的调味品之一。醋香味美，又能治病健身。

醋的主要成分是醋酸。此外，还含有少量乳酸、苹果酸、柠檬酸、琥珀酸、氨基酸、糖、矿物质和维生素等，所以醋能使人增加食欲，帮助消化；还有较好的杀菌、抑菌作用。

醋在日常生活中有广泛的食用价值，有人说它是营养强化剂，一点也不夸张。在烹调菜肴时加点醋，可以使食物中的水溶性B族维生素和维生素C的化学结构稳定，不易因烹煮而破坏，从而保护了食品中的营养成分；同时又能促进食物中的铜、锌、铬等微量元素的溶解和吸收。另外，醋还能溶解植物纤维和动物骨质，而且能溶解食物中的钙质，以利于人体的吸收利用。

醋有哪些药用及保健作用呢？醋对链球菌、肺炎双球菌、白色葡萄球菌和流感病毒等都有一定的杀灭作用；醋还可治病，如醋或醋泡中药可治疗体癣、手足癣；喝醋可驱除肠道蛔虫。

另外，醋能杀菌和抑制细菌繁殖，可预防肠道传染病，所以，夏天吃凉拌菜时，放点醋，既能增加食欲、帮助消化，又可杀灭病原菌，预防肠道疾病的发生，可谓一举多得。冬、春季节经常食醋，对呼吸道疾病也有一定的防治效果。房中烧醋，醋

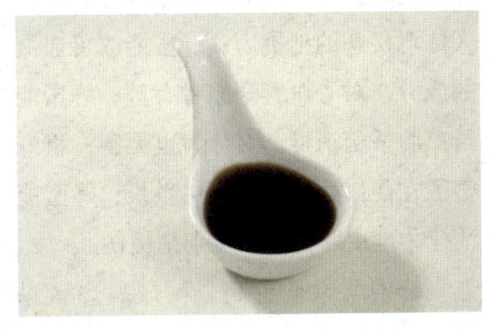

蒸气能对房内空气消毒，以预防感冒传染。现代医学研究发现，醋还具有软化血管、降低血压、美颜润肤、消脂减肥的作用。

蜂蜜的保健作用

成熟的蜂蜜含有75%左右的葡萄糖和果糖，这两种糖不经消化便能被人体直接吸收，进入体液，供给热量，营养全身。蜂蜜含有17%~18%的水分，还含有一定量的蔗糖、蛋白质、矿物质（铁、钾、钙、镁、铜、锰、磷等）、有机酸、活性酶、芳香物质和维生素、烟酸等。

祖国医学认为，蜂蜜味甘、性平，可补中益气、润肺止咳、润燥、止痛、解毒，具有补中缓痛、解毒润燥的双向性功能。正因如此，蜂蜜已成为人们日常的营养保健食品和治疗多种疾病的良药。

蜂蜜可改善失眠症状、解酒护肝、润肠通便、补充体力、解除疲劳、增加人体对疾病的抵抗力；蜂蜜能改善血液的成分，对心血管病患者有益；蜂蜜能给口腔杀菌消毒，对牙齿也无害；将蜂蜜敷在伤口处，细菌无法生长；蜂蜜能治疗中度皮肤伤害，特别是烫伤。

蜂蜜含果糖量高，糖尿病患者忌

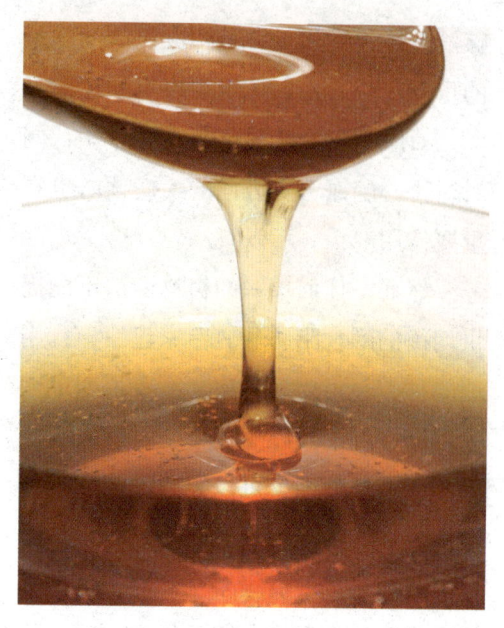

食；婴儿不宜食用蜂蜜，以免因肠胃稚嫩而发生蜂蜜中毒；蜂蜜不宜和茶水同食，否则会产生沉淀物，有害健康；蜂蜜不能盛放在金属器皿中，以免增加蜂蜜中重金属的含量。

茶叶有什么营养价值

茶叶是世界著名的三大饮料之一，被誉为"东方饮料的皇帝"，是我国人民最主要的饮料，几乎遍及每一个家庭。

茶叶营养丰富，它含有近400种对人体有益的化学成分。主要含有咖啡碱、茶碱、可可碱、胆碱、黄嘌呤、黄酮类及苷类化合物、茶鞣质、儿茶素、萜烯类、酚类、醇类、醛类、酸类、酯类、芳香油化合物、糖类、多种维生素、蛋白质和氨基酸。茶中还含有钙、磷、铁、氟、碘、锰、钼、锌、硒、铜、锗、镁等多种矿物质，其主要功能是止泻生津、提神醒脑、消食解腻、通便利尿、去痰止咳、明目清火、消暑止痢、消炎解毒，对防治痢疾、降低血压、防止动脉粥样硬化、防治糖尿病病等也起到一定作用。此外，饮茶还有解酒和去烟毒的功效，能防止放射性损伤、防止龋病（龋齿）发生。

饮茶虽有不少好处，但也有量的限制。若过量饮用，可致失眠、心悸、头痛、耳鸣、眼花、便秘等症状。应注意避免空腹饮茶，以免冲淡胃酸，影响对蛋白质等营养的吸收。服药时也忌饮茶，这是因为茶中有大量鞣酸，它具有很强的收敛性，很容易与药物中的蛋白质、含铁化合物等发生化学作用而影响药效；茶叶中的咖啡碱，还会对所服药物产生一定副作用，抵消某些药物的镇静作用。

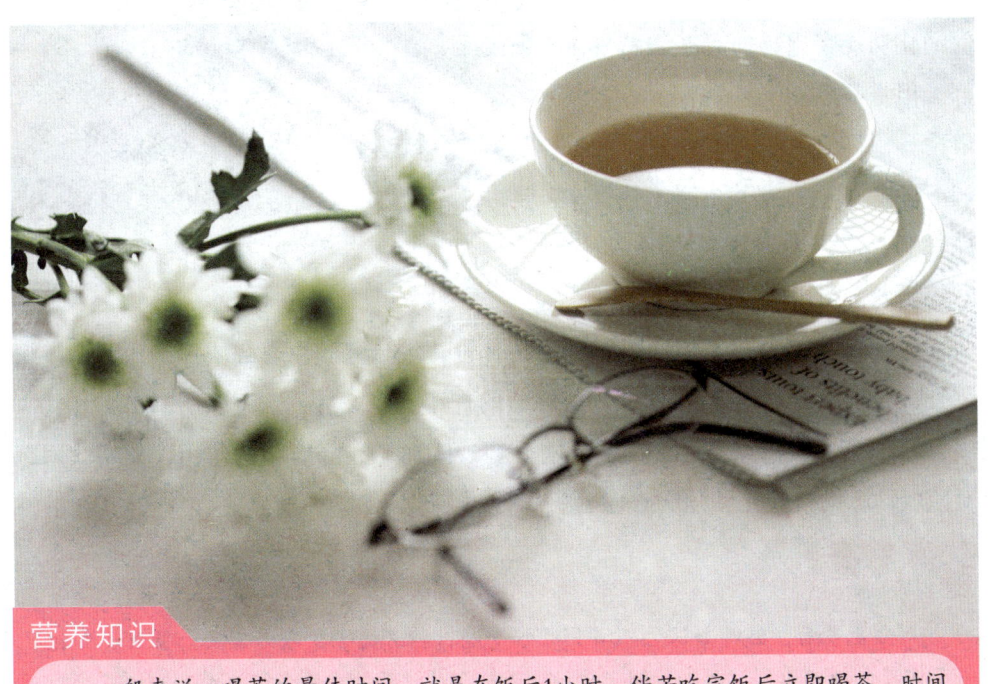

营养知识

一般来说，喝茶的最佳时间，就是在饭后1小时。倘若吃完饭后立即喝茶，时间长了容易诱发贫血；而等到饭后1小时，食物中的铁质已经基本吸收完，这时候喝茶就不会影响铁的吸收了。

根据体质选茶喝

人的体质有燥热、虚寒之别，而茶叶经过不同的制作工艺，也有凉性及温性之分，所以体质各异，饮茶也有讲究。常见的茶叶主要分为绿茶、青茶（包括乌龙茶、铁观音、大红袍等）、红茶、黑茶（普洱茶）等几大类，其特性如下所述。

绿茶：绿茶的特性，较多地保留了鲜叶内的天然物质。其中茶多酚、咖啡碱保留了鲜叶的85%以上，叶绿素保留50%左右，维生素损失也较少，从而形成了绿茶"清汤绿叶，滋味收敛性强"的特点。最新科学研究结果表明，绿茶中保留的天然物质成分，对防衰老、防癌、抗癌、杀菌、消炎等均有特殊效果，为其他茶类所不及。但过敏体质者喝绿茶易导致呕吐，而且胃溃疡患者不能喝绿茶。

铁观音：铁观音属半发酵茶，由于发酵期短，偏寒性，其消脂促消化功能突出，而且茶香特别浓郁。但空腹不能喝铁观音，否则易醉茶。

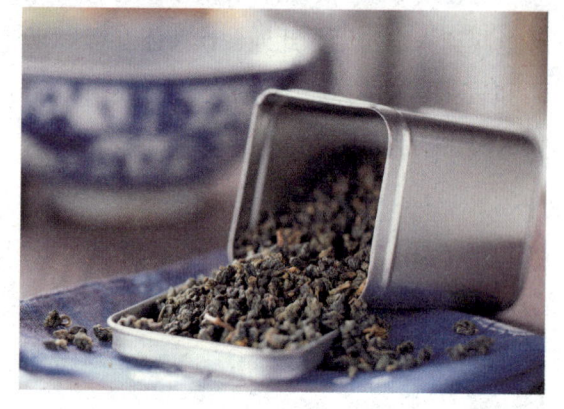

乌龙茶：乌龙茶不寒不热，辛凉甘润，适合大多数人饮用。因茶叶较粗老，须用100℃的开水冲泡。

大红袍：大红袍茶温而不寒，不伤脾胃，滋味醇厚，香气浓郁，饮用后齿颊留香，经久不退，冲泡9次后，还有原茶的香味。

普洱茶：普洱茶性温和醇香，有暖胃、降血压、降血脂的作用，长期饮用，对减轻动脉粥样硬化和预防心血管疾病有效。

营养知识

盛夏多雨，茶叶如保管不善，吸水受潮，轻者失香，重者霉变。此时，如把受潮茶叶放在阳光下暴晒，阳光中的紫外线会破坏茶叶中的各种成分，影响茶叶的形、色、香、味。正确的方法是，把受潮的茶叶放在干净的铁锅或烘箱中，用微火低温烘烤，边烤边翻动茶叶，直至茶叶干燥发出香味后，便可继续泡茶饮用。

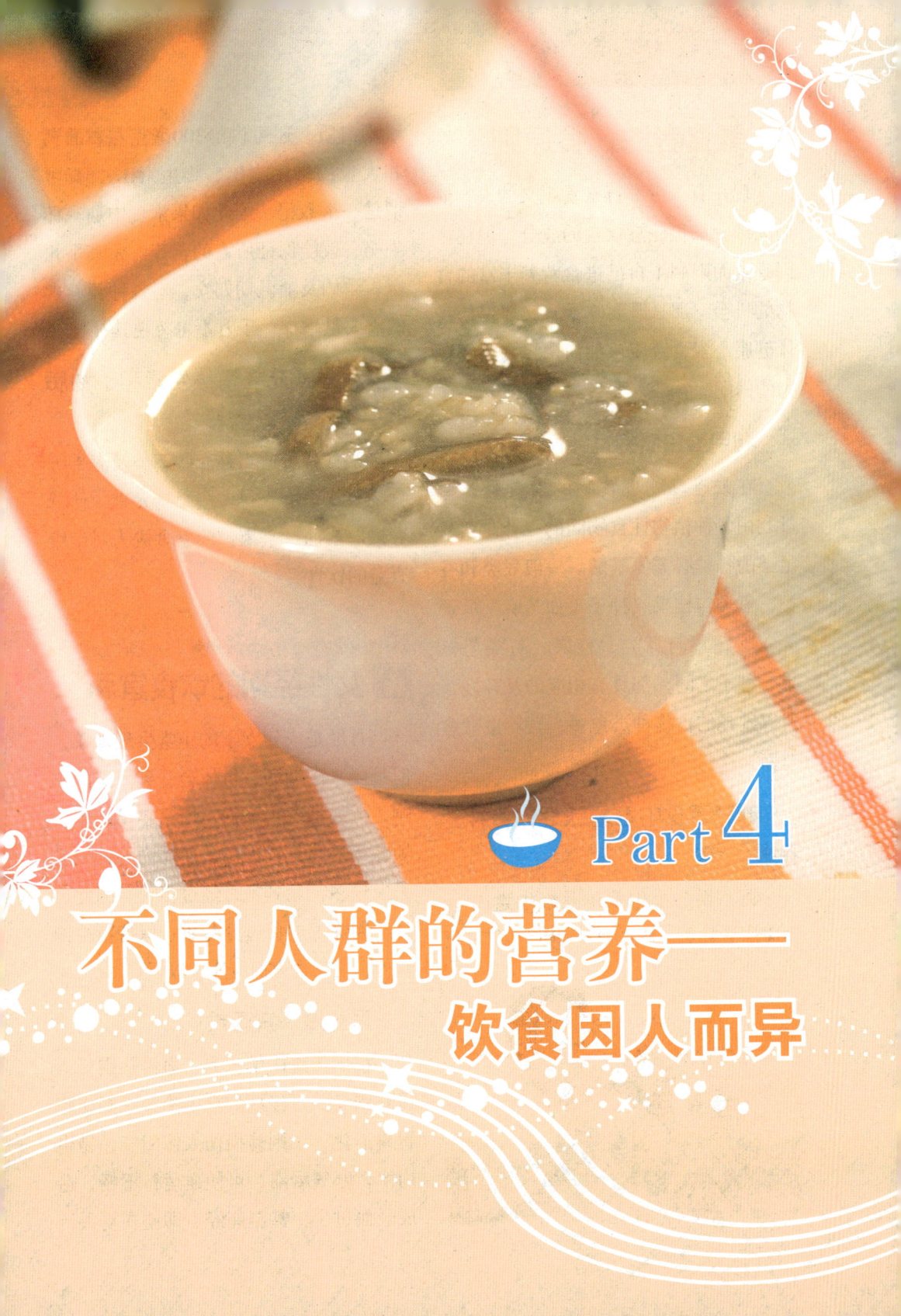

Part 4

不同人群的营养——
饮食因人而异

素食者的饮食原则

现在有不少奉行素食主义的人，他们大部分都很注意饮食的成分，但往往因吃素而限制了自己进食营养丰富的食物的机会，那么既要吃素，又要保持身体健康，素食者应该如何选择食物及食物的搭配呢？

利用蛋白质的互补作用

在缺乏动物性食物的素食里，尽量利用各种植物性食物间的互补，获取足够的各种必需氨基酸。一般豆类和谷类、豆类与核果、种子（如芝麻、瓜子等）、蔬菜与豆类、核果，谷类与核果、种子之间，都具有相应的互补性，所以选择的食物种类愈多，营养也就愈全面。

补充素食中容易缺乏的各种营养素

钙、铁、维生素B_2及维生素B_{12}，均应注意补充。喝一杯牛奶，不仅可供给蛋白质，还可供给300毫克左右的钙和大量的维生素B_2、维生素B_{12}，真可谓是一举数得，因此如果素食中加一杯牛奶，就能保证所需的营养。尤其是儿童、孕妇及哺乳期妇女，对各种营养素的需要量增加，千万不可忽视其补充。

适当补充含有维生素和矿物质的食物

素食者可适当补充些菌类及海带等食物，从中可获得一些微量元素，使营养摄取全面、平衡，使素食成为对健康有益的饮食。

女性经期的饮食宜忌

月经是成年女子的正常生理现象，但月经来潮期间，机体会受到一定的影响，比如抵抗力降低，情绪容易波动、烦躁等。因月经失血，使体内的铁元素丢失较多，尤其是月经过多者。因此，月经期除了避免过分劳累、保持精神愉快外，在饮食方面应注意以下宜忌。

忌生冷，宜温热

祖国传统医学认为，血得热则行，得寒则滞。月经期如食生冷，一则伤脾胃碍消化；二则易损伤人体阳气，易生内寒，寒气凝滞，可使血运行不畅，造成经血过少，甚至痛经。即使在夏天，

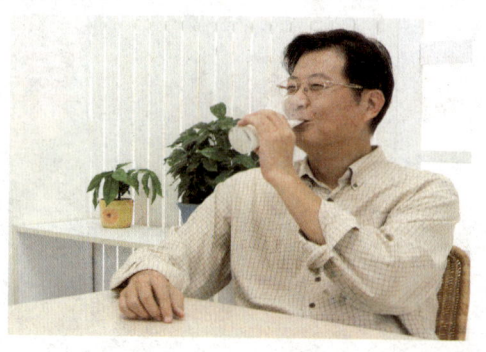

月经期也不宜吃冰淇淋及其他冷饮。饮食以温热为宜，有利于血运畅通。在冬季还可以适当吃些具有温补作用的食物，如牛肉、鸡肉、桂圆、枸杞子等。

忌酸辣，宜清淡

月经期常使人感到非常疲劳，消化功能减弱，食欲欠佳。为保持营养的需要，饮食应以新鲜为宜。新鲜食物不仅味道鲜美，易于吸收，而且营养破坏较少，污染也小。月经期的饮食在食物制作上应以清淡易消化为主，少吃或不吃油炸、酸辣等刺激性食物，以免影响消化和辛辣刺激引起经血量过多。

荤素搭配，防止缺铁

妇女月经期一般每次失血30～50毫升，每毫升含铁0.5毫克，也就是说，每次月经要损失铁15～25毫克。因此，月经期进补含铁丰富和有利于消化吸收的食物是十分必要的。鱼类和各种动物肝、血、瘦肉及蛋黄等食物含铁丰富，生物活性高，容易被人体吸收利用。而大豆、菠菜中富含的铁，则不易被肠胃吸收。所以，制定食谱时最好是荤素搭配，适当多吃些动物类食品。特别是动物血，不仅含铁丰富，而且还富含优质蛋白质，是价廉物美的月经期保健食品，可选择食用，以满足妇女月经期对铁的特殊需要。

> **营养知识**
>
> 月经期间，还应补充一些有利于"经水之行"的食品，如羊肉、鸡肉、红枣、豆腐皮、苹果、薏苡仁、牛奶、红糖、益母草、当归、桂圆等温补食品。有食欲差、腰痛等症状时，饮食宜选用营养丰富、健脾开胃、易消化的食品，如大枣、面条、薏苡仁粥等。

哪些食物有助于女性美容

女性在一生中如果能根据自己不同年龄阶段的生理变化，合理安排日常饮食，就能起到护肤美容的作用。

13～25岁： 此阶段的女性正处在青春发育期，要使皮肤光洁、红润且富有弹性，就必须保证摄取含足够的蛋白质、脂肪酸及多种维生素的食品。如白菜、韭菜、豆芽菜汤、瘦肉等，尤其是豆类食物，既含有能满足人体需要的优质蛋白质，又能供给多种维生素和矿物质。这一阶段要少吃盐，多喝白开水。

25～30岁： 此阶段为女性发育成熟的鼎盛时期，且情感丰富，多愁善感，致使面部表情过度松弛，逐渐使额及眼下出现皱纹，皮下的皮脂腺分泌也逐渐减少，皮肤光泽感减弱、粗糙感增强。这一阶段，除了每天坚持吃淡食和多饮水的良好习惯外，还要特别多吃富含维生素C和B族维生素的食品，如荠菜、黄瓜、豌豆、黑木耳等。

30~40岁： 此阶段的女性皮脂腺分泌减少，皮肤易干燥，一般女性在眼尾开始出现鱼尾纹，下巴肌肉开始松弛，笑纹更明显。这时要坚持多喝水，特别是早晨起床后必须喝一杯凉开水；除坚持多吃新鲜蔬菜瓜果外，要特别注意补充富含胶原蛋白质的动物蛋白质，如猪蹄、肉皮、鲜鱼、瘦肉等，使皮肤显得丰满、充实而有水分。

40~45岁： 此阶段的女性眼部易出现黑晕，皮肤干燥而缺少光泽。饮食上应多吃能促进胆固醇排泄、补气养血、延缓面部肌肉衰老的食品，如鲜玉米、红薯、蘑菇、柠檬、核桃和富含维生素E的卷心菜、菜心、花生油等。

孕期女性的饮食原则

为适应孕妇的特殊生理需要，保障胎儿的正常发育，孕妇在不同阶段的饮食营养应该加以调整。

妊娠早期的合理饮食

妊娠早期胎儿生长发育比较慢，

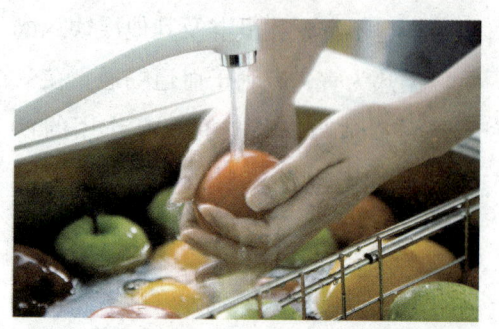

孕妇所需的营养素大体与孕前的需要量相同，但是这一时期大多数的孕妇会有妊娠反应，因此在有妊娠反应时，饮食原则应是易消化、少油腻、味清淡、少吃多餐。在不妨碍健康的前提下，尽量适应孕妇的胃口，吃孕妇喜欢的食物。同时多提供新鲜蔬菜、水果等碱性食物，并给予足量的B族维生素和维生素C，以减轻妊娠反应。每日至少摄入150克以上的糖类，同时尽量摄入蛋白质丰富的食物，如鱼、肉、蛋、奶等食品。

妊娠中期的合理饮食

这个时期胎儿生长发育加快，孕妇对热量和营养素的需要明显增加，应选择营养丰富的食物，如蛋、瘦肉、乳类、鱼、豆类等，以增加优质蛋白质的供给，并食用富含膳食纤维的蔬菜、水果，以防止便秘的发生。

妊娠后期的合理饮食

此时要注意增加具有特殊营养价

值的食物，如蛋、牛奶、瘦肉、动物内脏、海产品、核桃仁，以满足胎儿和孕妇对优质蛋白质、磷脂、必需脂肪酸、矿物质和维生素的需要。此期还常有孕妇出现贫血和缺钙的现象，因此在饮食调配中要增加富含钙质、铁和吸收率高的食物，如奶类、豆类、虾皮、海带等。但要注意保持适宜的体重增长。

减轻孕吐的饮食方法

在怀孕初期，很多孕妇都会出现妊娠反应，最常见的就是孕吐。如何减轻孕吐，也是很多孕妇关注的话题。现在就告诉大家减轻孕吐的方法，那就是要注意孕期饮食。

富于营养，清淡可口为主

孕吐会严重影响孕妇的饮食，但是胎儿又处在非常重要的发育阶段，所以就要更加注重营养了。要注意清淡可口，而且容易消化，饮食从简单到多样化。为了减轻孕妇肠胃负担，可选用鸡蛋、饼干、烤面包干、烧饼，以及各种水果、蔬菜等。尤其是水果、蔬菜，不仅对孕妇肠胃好处多，还能促进宝宝发育。

补充含优质蛋白质的食物

孕吐之后，一般会食欲增加，可适当吃些瘦肉、鱼、虾、蛋类、乳类、动物肝脏及豆制品等富含优质蛋白质的食物；吃一些糖类充足，维生素和矿物质丰富的食物，以保证胎儿发育需要。据报道，不加油盐调料的新鲜清蒸鲤鱼，能够减轻孕吐。

少食多餐，吃些孕妇平日喜欢的食品

孕妇应以少食多餐最好，避免饱食，可2~3小时进食一次。进食后卧床休息半小时，可减轻孕吐。晚上孕吐减轻，可适当吃多一点，因为怀孕后的前三个月，胎儿的发育非常重要，所以需要补充营养，注重孕期饮食。

吃对食物可预防孕期疾病

富含维生素C的果蔬——预防先兆子痫

先兆子痫是孕晚期容易发生的一种并发症，严重影响孕妇和胎儿的安危。有关专家对数百名先兆子痫及健康孕妇

的饮食进行调查时发现，每天从食物中摄取维生素C较少的孕妇，血液中的维生素C水平也较低，她们发生先兆子痫的几率是健康孕妇的2～4倍。因此，专家建议，孕期应注意摄取富含维生素C的新鲜蔬菜和水果，每天的摄取量最好不低于85毫克。

蜂蜜——促进睡眠并预防便秘

在天然食品中，大脑神经元所需要的热量在蜂蜜中含量最高。如果孕妇在睡前饮上一杯蜂蜜水，其所具有的安神功效可缓解多梦易醒、睡眠不香等不适，改善睡眠质量。另外，孕妇每天上午和下午饮水时，如果在水中放入少量蜂蜜，可缓下通便，有效地预防便秘及痔疮。

冬瓜和西瓜——帮助消除下肢水肿

怀孕晚期，孕妇由于下腔静脉受压，血液回流受阻，足踝部常出现体位性水肿，但一般经过休息就会消失。如果休息后水肿仍不消失或水肿较重又无其他异常时，称为妊娠水肿。冬瓜性寒味甘，水分丰富，可以止渴利尿。如果和鲤鱼一起熬汤，可使孕妇的下肢水肿有所减轻。西瓜具有清热解毒、利尿消肿的作用，经常食用会使孕妇的尿量增加，从而排出体内多余水分，帮助消除下肢水肿。

南瓜——防治妊娠水肿和高血压

南瓜的营养极为丰富。孕妇食用南瓜，不仅能促进胎儿的脑细胞发育，增强其活力，还可防治妊娠水肿、高血压等孕期并发症，促进血凝及预防产后出血。取南瓜500克、粳米60克，煮成南瓜粥，可促进肝肾细胞再生，同时对早孕反应后恢复食欲及体力有促进作用。

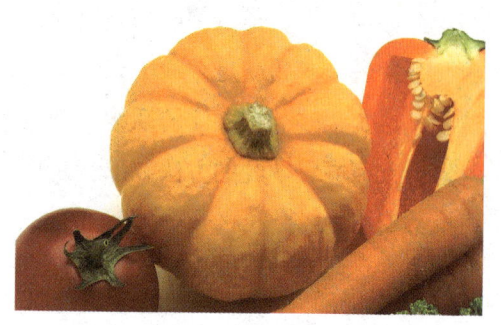

葵花子——降低流产的危险性

葵花子里富含维生素E，而维生素E能够促进脑垂体前叶促性腺分泌细胞功能加强，增强卵巢攻能，使卵泡数量增多、黄体细胞增大，增强孕酮的作用，促进精子的生成及增强其活力。医学上常采用维生素E治疗不孕症及先兆流产。如果孕妇缺乏维生素E，容易引起胎动不安或流产后不容易再孕。孕期多吃一些富含维生素E的食物，如每天吃2勺葵花子油，就能满足所需，有助于安胎，降低流产的危险性。

芹菜——防治妊娠高血压

芹菜中富含芫荽苷、胡萝卜素、维生素C、烟酸及甘露醇等营养素，特别是叶子中的某些营养素要比芹菜茎更为丰富，具有清热凉血、醒脑利尿、镇静降压的作用。孕晚期经常食用，可以帮助孕妇降低血压，对缺铁性贫血以及由妊娠高血压综合征引起的先兆子痫等并发症，也有防治作用。

马铃薯——减轻孕吐反应

马铃薯中含有丰富的维生素B_6，具有止吐作用，而孕妇在孕早期最突出的表现就是恶心、呕吐和食欲不佳，进食甚少。如果多吃一些马铃薯，就可帮助孕妇缓解厌油腻、呕吐的症状。

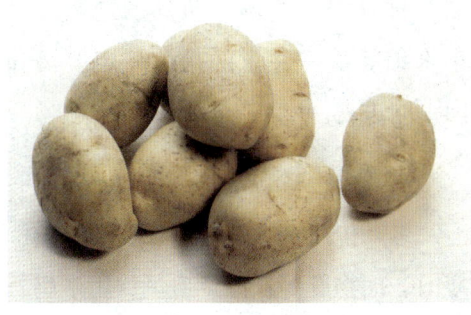

动物肝——避免发生缺铁性贫血

孕期血容量比未孕前增加，血液被稀释，孕妇出现生理性贫血，以铁补充不足而发生的缺铁性贫血最为常见。可孕妇、胎儿都需要铁，一旦缺乏，容易患孕期贫血或引起早产。所以，在孕期一定要注意摄取富含铁的食物。各种动物肝中铁含量较高，但一周吃一次即可，在吃这些食物的同时，最好同吃富含维生素C或果酸的食物，如柠檬、橘子等，以增加铁在肠道的吸收率。

哺乳期女性的饮食原则

哺乳期女性（乳母）一方面要逐步补偿妊娠、分娩时所损耗的营养素储备，促进各器官、系统功能的恢复；另一方面还要分泌乳汁来哺育婴儿。如果营养不足，将影响母体健康，减少乳汁分泌量，降低乳汁质量，影响婴儿的生长发育。因此，应根据授乳期的生理特点及乳汁分泌的需要，合理安排膳食，保证充足的营养供给。

食物种类齐全、多样化

一日以4～5餐为宜，如主食不能只吃精白米、面，应该粗细粮搭配，每天食用一定量的粗粮，并适当调配些杂粮，如燕麦、小米、赤小豆、绿豆等，每日总量为300～500克。

供给充足的优质蛋白质

动物性食品，如鱼类、禽、肉等可

提供优质的蛋白质，每日200～250克。在受经济条件限制的地区，应充分利用大豆类食品提供蛋白质和钙质。

多食含钙丰富的食品

乳及乳制品（如牛奶、酸奶、奶粉、奶酪等）含钙量最高，并且易于吸收利用，每天应至少摄入250克。此外，小鱼、小虾米（皮）含钙丰富，可以连骨带壳食用。

多食含铁丰富的食品

如动物的肝脏、肉类、鱼类、某些蔬菜（如油菜、菠菜等）、大豆及其制品等。

摄入足够的新鲜蔬菜、水果和海产品

每天要保证供应500克以上的新鲜蔬菜、水果和海产品。乳母还要多选用绿叶蔬菜。有的地区产后有禁吃蔬菜和水果的习惯，应予以纠正。

注意烹调方法

对于动物性食品，如畜、禽、鱼类的烹调方法以煮或煨为最好，多汤水。烹调蔬菜时，应大火快烧，尽量减少维生素C等水溶性维生素的损失。

如何促进乳汁分泌

多进食各种汤类

汤类味道鲜美，易消化吸收，还可促进乳汁分泌，如鲫鱼汤、猪蹄汤、排骨汤、鸡汤、鱼汤、红糖水、小米粥等。需注意的是，一定要汤和肉一同进食。

饮食要富含蛋白质

多吃优质动物蛋白质，如鸡、鱼、瘦肉、动物肝等；注意适量饮用牛奶、豆类等。但也不可过量摄取，不然会加重肝肾负担，还易造成肥胖，反而对身体不利。

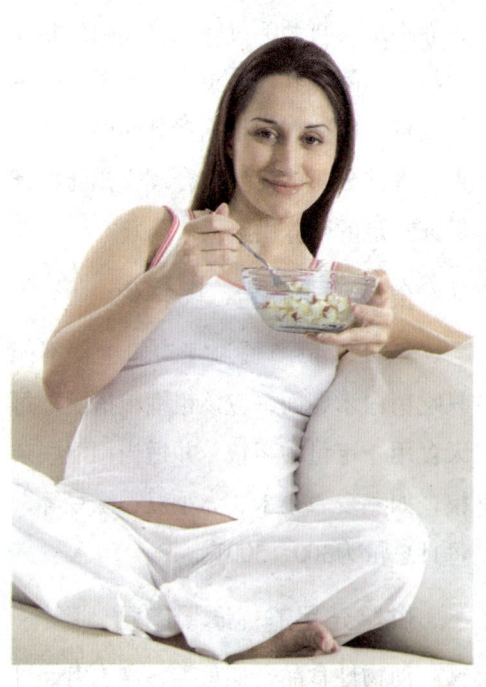

主副食种类要多样化

不要偏食，粗粮和细粮都要吃，不能只吃精米、精面，还要搭配杂粮，如小米、燕麦、玉米粉、糙米、赤小豆等。这样既可保证对各种营养的摄取，还可使蛋白质起到互补的作用，提高食物的营养价值，对身体恢复很有益处。

合理摄取必需脂肪酸

DHA、ARA对宝宝的大脑、中枢神经的发育很有益，哺乳期饮食中的脂肪含量及脂肪酸组成，会影响乳汁中的这些营养的含量。但也不能摄取过度，以免造成肥胖。

多吃含钙丰富的食物

哺乳期对钙的需求量很大，应增加富含钙的食品，必要时可采用钙剂补充。此外，还要注意补充维生素D，以促进钙的吸收与利用。

多吃含铁丰富的食物

产后出血及哺喂宝宝，补充铁也是非常必要的，不然容易发生贫血。多注意吃一些含血红素铁的食物，如动物血或肝、瘦肉、鱼类、油菜、菠菜及豆类等。

多吃蔬菜、水果和海藻类

新鲜蔬菜和水果中富含丰富维生素、矿物质、果胶及足量的膳食纤维，

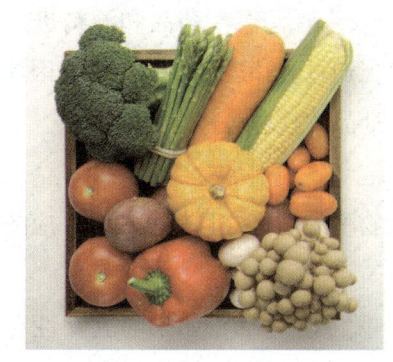

海藻类还可提供适量的碘。这些食物既可增加食欲、防止便秘、促进乳汁分泌，还可提供必需的营养素。

哺乳期不宜吃的食物

母乳喂养的女性在喂母乳期间，为了自身及宝宝的健康，应避免摄入某些会影响乳汁分泌的食物，或改变个人的一些特殊癖好，以免破坏良好的哺乳效果。

会抑制乳汁分泌的食物：如韭菜、麦芽、人参、梨子等食物。凉的、辣的食物都别吃，属于寒性的水果也尽量少吃。

刺激性食品和咖啡因：产后饮食宜清淡，不要吃带有刺激性的物品，应当避免橙子、洋葱、大蒜及其他辛辣食品，它们能引起婴儿拉肚子和胀气。还应尽量避免饮用含咖啡因的饮料，否则会影响婴儿。

药品和酒精：药品和酒精进入血液，能通过乳汁进入婴儿体内。因此应注意药品的禁忌症，避免喝酒。

油炸、高脂肪、腌制的食品：这类食物不易消化，且热量偏高，应酌量摄取。

香烟和烟草：如果哺乳女性在喂奶期间仍吸烟的话，尼古丁会很快出现在乳汁当中被婴儿吸收。研究显示，尼古丁对婴儿的呼吸道有不良影响，因此，哺乳女性最好能戒烟，并避免吸入二手烟。

巧克力：巧克力里所含的可可碱会渗入母乳并在婴儿体内蓄积。可可碱能伤害神经系统和心脏，并使肌肉松弛，排尿量增加，使婴儿消化不良、睡眠不稳、哭闹不停。

味精：味精对婴儿发育有严重的影响。

茶水：因为茶叶中含有的物质会随乳汁进入婴儿体内，使婴儿容易肠痉挛、无缘无故啼哭、睡眠不好，还能引起其他并发症。

花生：作为哺乳期的妈妈尽量不要食用花生等坚果，因为吃过花生等坚果的妈妈，母乳质量会有所改变，从而影响到吃母乳的婴儿。

婴儿添加辅食的时间

通常情况下，在婴儿4~6个月时，妈妈就应逐步添加辅助食品。但因婴儿个体差异，开始添加辅食并没有严格的时间规定。一般有下列情形时，可以开始添加辅食：

1. 婴儿体重增长已达到出生时的2倍。
2. 婴儿在吃完约250毫升奶后不到4小时又饿了。
3. 婴儿可以坐起来了。
4. 婴儿在24小时内能吃完1000毫升或以上的奶。
5. 婴儿月龄达6个月。

婴儿添加辅食的原则

逐步适应

一种辅食应经过5~7天的适应期，再添加另一种食物，然后逐步增加添加的辅食的品种。第一种添加的辅食是米粉类，因为大米蛋白质很少导致过

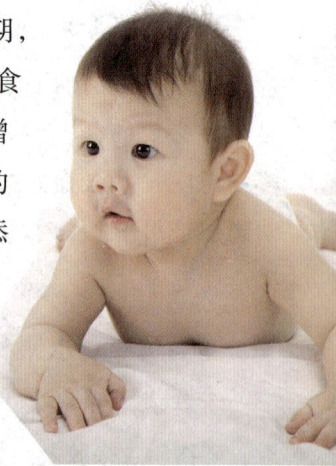

敏。每种新的食物可能要尝试多次，才会被婴儿接受。

由稀到稠

刚开始添加米粉时可冲调稀一些，使之更容易吞咽。当婴儿习惯后，就可以逐步变稠。

量由少到多，质地由细到粗

开始的食物量可能仅1勺，再逐渐增多。食物的质地开始要制成泥或汁，以利吞咽；当乳牙萌出后，可以适当喂粗一些和硬一点，以训练婴儿的咀嚼功能。食物应由液体到半固体再到固体。

因人而异

婴儿的生长发育有较大的个体差异，这也决定了婴儿对食物摄入量的差异。

幼儿的饮食原则

营养齐全，搭配合理

幼儿膳食应包括下述各类食物。在比例上蛋白质、脂肪、糖类的重量比应接近1∶1∶（4～5），所占热量比分别为12%～15%、25%～35%、50%～60%。动物蛋白质（或大豆类）应占总蛋白质的1/2。平均每人每天各类食物的参考量为粮谷类100～150克，鲜牛奶不低于350毫升或全脂奶粉40～50克，鱼、肉、禽、蛋类或豆制品（以干豆计）100～130克，蔬菜、水果类150～250克，植物油20克，糖0～20克。

> **营养知识**
>
> 注意在各类食物中，不同的食物应轮流使用，使膳食多样化，从而发挥出各类食物营养成分的互补作用，达到均衡营养的目的。

合理加工与烹调

幼儿的食物应单独制作，质地应细、软、碎、烂，避免刺激性强和油腻的食物。食物烹调时还应具有较好的色、香、味、形，并经常更换烹调方法，以刺激小儿胃酸的分泌，促进食欲。加工烹调也应尽量减少营养素的损失，如淘米次数及用水量不宜过多，应避免吃捞米饭，以减少B族维生素和矿物质的损失。蔬菜应整棵清洗、焯水（飞水）后切，以减少维生素C的丢失和破坏。

合理安排进餐

幼儿的胃容量相对较小，且肝储备的糖原不多，加上幼儿活泼好动，容易饥饿，故幼儿每天进餐的次数要相应增加。在1~2岁每天可进餐5~6次，2~3岁时可进餐4~5次，每餐间相隔3~3.5小时。一般可安排早、中、晚三餐，上午和下午各加一次点心。

注意饮食卫生

幼儿抵抗力差，容易感染，因此对幼儿的饮食卫生应特别注意。餐前、便后要洗手；不吃不洁的食物，少吃生冷的食物；瓜果应洗净才吃；动物性食品应彻底煮熟煮透；从小培养良好的卫生习惯。

营造幽静、舒适的进餐环境

安静、舒适、秩序良好的进餐环境，可使幼儿专心进食。环境嘈杂，尤其是吃饭时看电视，会转移幼儿的注意力，并使其情绪兴奋或紧张，从而抑制食物中枢，影响食欲与消化。另外，在就餐时或就餐前不应责备或打骂幼儿，因发怒时，消化液分泌减少，降低食欲。进餐时，应有固定的场所，并有适于幼儿身体特点的桌椅和餐具。

学龄前儿童的膳食指南

学龄前儿童已完成从奶类食物为主到谷类食物为主的过渡。食物种类与成人食物种类逐渐接近，无论集体还是散居儿童，均应按以下推荐选择食物。

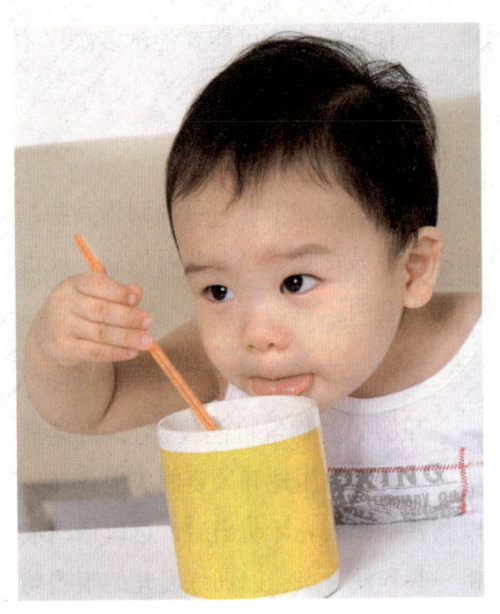

谷类

精加工碾磨谷类的维生素、矿物质、膳食纤维大多丢失。粗制面粉、大米是每日最基本的食物，每日200~250克可为孩子提供55%~60%的热量，以及约一半的维生素B_1和烟酸。如果每周有2~3餐以豆类（红豆、绿豆）、燕麦等替代部分大米和面粉，将有利于蛋白质、B族维生素的补充。高脂食品如炸土豆片及高糖和高油的风味小吃、点心，应加以限制。

动物性食物

适量的鱼、禽、蛋、肉等动物性食物主要提供优质蛋白质、维生素、矿物质。鱼类蛋白质软滑细嫩，易于消化；鱼类脂肪中还含有DHA。蛋类提供优质易于消化的蛋白质、维生素A、维生素B_2以及有利于儿童脑组织发育的卵磷脂。鱼、禽、肉每日供给总量为100~125克，各种可交替使用；蛋1个，约50克。

奶类及其制品

奶类及其制品可以提供优质、易于消化的蛋白质、维生素A、维生素B_2及丰富优质的钙。建议奶的每日供给量为250~400克，不要超过600~700克，在适宜奶量范围内可以是全脂奶。

大豆及其制品

大豆的蛋白质富含赖氨酸，是优质蛋白质。大豆脂肪含有必需脂肪酸亚油酸和α-亚麻酸，能在体内分别合成花生四烯酸和DHA。因此，每日应供给15~20克大豆及其制品，以提供6~10克的优质蛋白质。应充分利用大豆资源来解决儿童的蛋白质营养问题，尤其在较贫困的农村。

蔬菜和水果类

蔬菜和水果是维生素、矿物质和膳食纤维的主要来源。每日供给量为150~200克，可供选择的蔬菜包括西兰花、菜花、小白菜、芹菜、胡萝卜、黄瓜、西红柿、鲜豌豆及绿色和黄红色辣椒。可供选择的水果不限。

烹调用油和食糖

按我国的饮食习惯，膳食脂肪约40%来源于烹调用油。应注意对烹调用油的选择。学龄前儿童烹调用油应是植物油，尤其应选用含有必需脂肪酸亚油酸和亚麻酸的油脂，如橄榄油、菜籽油、低芥酸菜子油等，每日人均约15毫升。关于食糖（精制糖、蔗糖）对健康的影响有较多的争议。证据表明，减少学龄前儿童食糖的消耗，可以减少龋齿和肥胖发生的危险。学龄前儿童每日可摄入10~15克蔗糖。

有助于孩子长高的营养素

人的生长是一种综合表现，除了基因的先天限制外，充足且均衡的营养是让孩子长高的关键。根据美国食品药物管理局（FDA）的建议，想让孩子长得高又壮，不可缺少的营养素包括蛋白

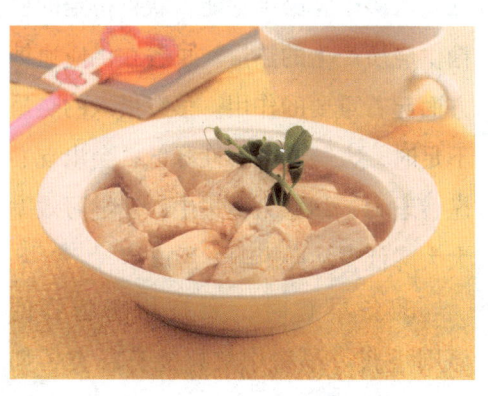

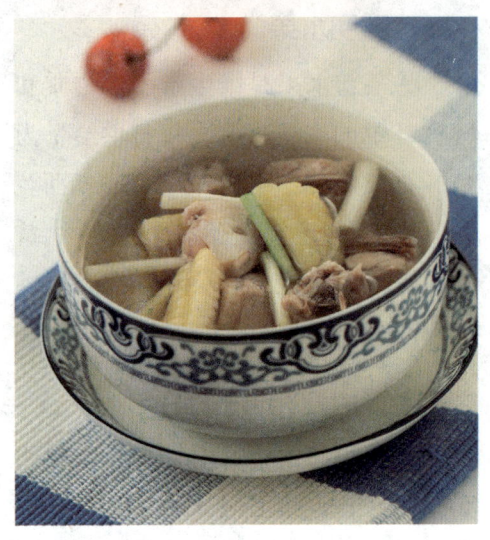

质、钙质、维生素A、维生素C、维生素D、矿物质镁及锌。

蛋白质： 蛋白质是构成及修补人体肌肉、骨骼及各部位组织的基本物质，缺乏蛋白质会导致发育迟缓，骨骼和肌肉也会萎缩。肉类、海鲜和牛奶等动物性食品是完整的蛋白质来源，植物性来源则可以从豆类、谷类及核果类中获得。

钙质： 钙质是制造骨骼的原料，可以促进生长并增加骨头密度。所以每天喝两杯牛奶，是让孩子累积钙质的好方法。

维生素D： 维生素D是另一种令骨头强健的营养素，除了可以从牛奶和鲑鱼、鲔鱼等鱼类中获得外，每天晒10～15分钟太阳，人体便可以自行制造维生素D。

锌： 矿物质（特别是锌）是婴儿发育时不能缺少的营养素。荷兰的研究发现，婴儿发育期间如果锌的摄取不足，会导致发育不良的结果。另外，国外多项研究也显示，孩童摄取足够的锌，可以减少腹泻的发生。富含锌的食物有肉类、肝脏、海鲜（特别是牡蛎）、蛋及小麦胚芽等。

铁质： 铁对生长发育也很重要，营养情况调查发现，4岁以上女性普遍有缺铁情形，男性则是青春期和65岁以上老人的缺铁率较高。所以成长中的孩子应该吃些瘦肉、动物肝脏、蛋黄或深绿色蔬菜来摄取足够的铁质。

青春期学生的饮食原则

早餐要吃好

上午的学习任务比较紧张，学生要进行大量的脑力劳动，而学习的效率高低就取决于大脑细胞能否获得稳定的血糖供应所产生的热量。早餐在供应血糖方面起着重要的作用。早餐摄入的热量不足时，大脑的兴奋性降低，会出现心慌、乏力、注意力不集中，使学习效率大大降低，从而影响学习成绩。

准备早餐时，要按均衡膳食的原则进行。早餐中最好能有谷类（如馒头、面包等），动物性食物（如肉类、蛋、豆制品等），奶或奶制品，蔬菜、水果类。

营养知识

早餐不宜吃干食。经过一夜的睡眠，早晨起床后，胃肠功能尚未由夜间睡眠时的抑制恢复到兴奋状态，消化功能相对弱些，食欲也相对差一些，此时若只吃干食，不但数量吃不多，而且不利于消化，这样就不能满足整个上午学习活动和脑力劳动的需要。

课间加餐视具体情况而定

如果早餐吃得好，热量和营养素摄入充足，就没有必要在学校吃课间餐了，在这种情况下，吃课间餐反而会影响午餐的进食。但在学生不吃早餐或早餐摄入的热量和营养不足的情况下，课间让学生喝上一杯香喷喷的新鲜豆奶，吃些营养丰富、卫生的食物，作为课间加餐，会有利于学生的学习和生长发育。

午餐营养要全面

午餐是一日三餐中最重要的一环，大部分营养元素和热量都是在午餐中获取的。学校营养午餐中提供给学生的热量和各种营养素应达到一天供给量标准的40%。

零食合理选择

青春期的学生正处在生长发育阶段，对热量和各种营养素的需要量相对来说比大人多，三餐之外，吃些有益健康的零食如坚果等，能为身体提供一定的热量和营养素，他们可以从吃零食中得到一定的享受。所以，可以适量地让他们吃些零食。家长要正确引导孩子，让他们学会选择营养相对均衡、全面的零食，使他们从中既能享受到吃零食的乐趣，又能获得一定的营养补充，但也要注意吃零食的时间。

青春期女孩不应控制饮食

如今的父母都害怕自己的女儿将来长得太胖，总担心她们吃得太多。其实，在女孩的青春期，由于生长需求，饭量应该大增。

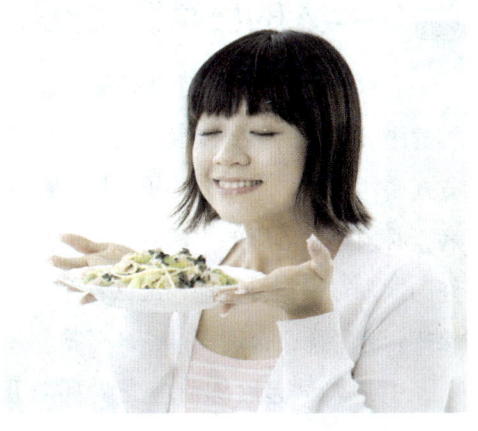

据统计,青春期的女孩子体重大约要增加8.7千克,身高大约增长10厘米,再加上这个年龄段的女孩活泼好动,对热量的要求甚至比成年人还要高。家长如怕女孩长胖而盲目控制饮食,有可能使她们因营养不足而发育不良,身材矮小,甚至月经迟发或闭经。

医学上认为,女孩月经来潮时至少得拥有17%的脂肪质;若想维持月经的正常与稳定,要有22%的脂肪。女运动员的月经失调,就是因为运动时脂肪消耗过多,体内脂肪太少所致。显然,过分控制饮食是不可取的。

女孩在青春期要多吃蛋白质、脂肪以维持足够的热量之外,丰富的糖类、维生素也是维持正常代谢所必需的。因此,不能养成偏食的恶习,食物要多样化。

中年人的日常饮食安排

心脑血管疾病、糖尿病等威胁人类健康和生命的主要疾病都与不良生活方式密切相关。中年人为了预防这些疾病,必须建立健康的生活方式,养成良好的饮食习惯,科学地调配饮食结构,保持营养平衡,合理安排一日三餐。

中年人早起晨练前应先喝杯温开水,以补充水分。早餐要选择营养丰富易消化的食物,如牛奶、鸡蛋、豆浆、面条、稀粥等,并应有一定量的蔬菜,尽量少吃煎炸、干硬、油腻的食物,否则会导致食滞,引起消化不良。

中年人的晚餐必须科学合理。现代家庭中,白天上班工作繁忙,晚上全家团聚,晚餐自然比较丰盛。一日三餐的热量几乎50%都集中在晚餐,这样会使血脂骤然升高,再加上夜晚入睡后,人的血流减缓,大量血脂容易沉积在血管壁上,造成血管粥样硬化,从而引发冠心病。

另外,晚餐食品质优量多,会刺激肝脏,造成低密度脂蛋白质和极低密度脂蛋白质把血清胆固醇运载到动脉管壁堆积起来,促使动脉硬化,诱发冠心病。大部分热量集中在晚餐的这种进餐方式,还会加速糖耐量的降低,易诱发糖尿病病。

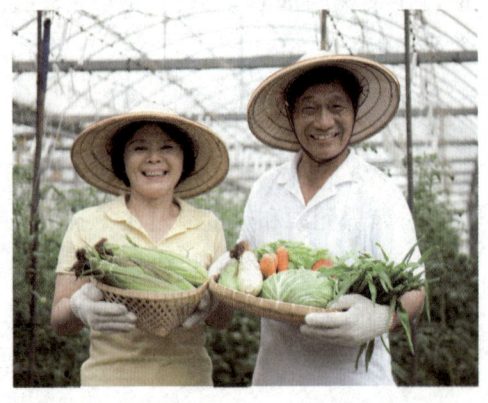

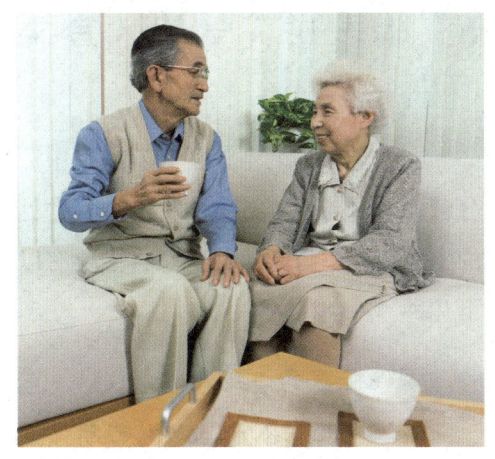

老年人的营养饮食原则

饮食多样化

吃多种多样的食物才能利用食物营养素互补的作用，达到全面营养的目的。不要因为牙齿不好而减少或拒绝蔬菜、水果，可以把蔬菜切细、煮软，把水果切小，使其容易咀嚼和消化。

主食应有一定量的粗粮、杂粮

粗杂粮包括全麦面、玉米、小米、荞麦、燕麦等，比精粮含有更多的维生素、矿物质和膳食纤维。

每天饮用牛奶或食用奶制品

牛奶及其制品是钙的最好食物来源，摄入充足的奶类，有利于预防骨质疏松症和骨折。虽然豆浆在植物中含钙量较多，但远不及牛奶，因此不能以豆浆代替牛奶。

吃大豆或其制品

大豆不但蛋白质丰富，而且它含有的丰富的生物活性物质大豆异黄酮和大豆皂苷，可抑制体内脂质过氧化，减少骨质丢失，增加冠状动脉和脑血流量，预防和治疗心脑血管疾病和骨质疏松症。

适量食用动物性食品

禽肉和鱼类是优质的蛋白质且脂肪含量较低，较易消化，适于老年人食用。

多吃蔬菜、水果

蔬菜是维生素C等几种维生素的重要来源，而且大量的膳食纤维可预防老年便秘，西红柿中的番茄红素对老年男性常见的前列腺疾病有一定的防治作用。

饮食清淡、少盐

选择用油少的烹调方式如蒸、煮、炖、焯，能避免因摄入过多的脂肪而导致的肥胖；少用各种含钠高的酱料，避免过多的钠摄入而引起高血压。

如何调节老年人的饮食

老年人生理功能衰退，牙齿松动脱落，咀嚼能力降低，胃肠道消化功能及机体代谢功能都有不同程度的减弱，因此，对营养素的要求也有所改变。

主食应柔软

60岁以上老人的主食应以软食为主，各种粥如大米粥、小米粥和玉米粥等最为理想。鸡汤面、肉丝面、荷包蛋面可以调配食用。每天以4~5餐合适。

食品应有营养且易消化

选择易消化且营养价值较高的食品，如豆制品、牛奶、蛋类、瘦肉等。以清淡素食为主，荤素搭配，从而提高蛋白质的吸收及营养的均衡。

注意维生素的补充

充足的维生素A、B族维生素、维生素C、维生素E，对于维持细胞代谢、营养神经、保护心血管是十分必要的，故应多吃维生素丰富的食物。西红柿、黄瓜、柿子椒、萝卜、酸枣、柚子、橘子等含有大量维生素E，这些食物都适合老年人食用。多吃些绿叶蔬菜、水果、海产品，这样可以补充钾、镁、锌、铁、铜、硒、碘等元素，对防治贫血、增强骨质、加强心脏功能大有好处。

此外，适量摄食谷类等粗粮，能促进肠道蠕动、防止便秘，对老年人健康也是有好处的。

中老年人常见的营养问题

在中老年人的不正常营养状态中，分营养不足与营养过度两种类型。常见的中老年人不正常营养状态，主要有以下几种。

单纯性营养不足

中年人营养不足，多因劳动强度大、消耗多所致；老年人则主要因为缺乏照顾，特别是在老人的寡居生活中，饮食过于简单，或者病魔缠身、食欲下降，或者因患有高血压病、糖尿病、心脏病、肝病等而受到对饮食的种种限制，以致营养不能满足身体的需要，从而发生单纯性营养不足。治疗时，首先

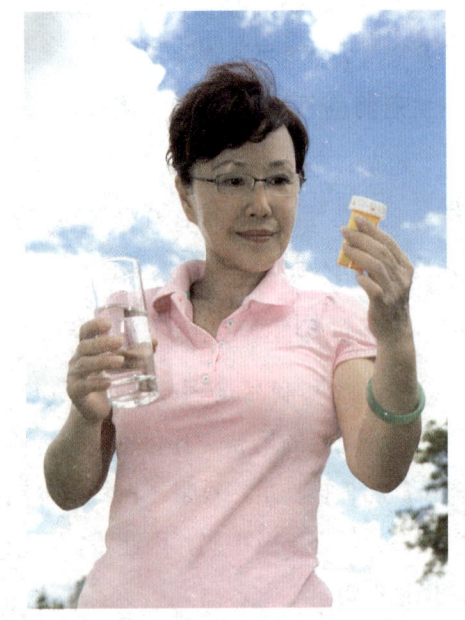

要保证患者有足够的热量，同时要调剂好饮食，设法提高患者的食欲。

蛋白质不足

外表健康的老年人，体内常表现为负氮平衡，也就是说，机体组织蛋白质的分解量常大于蛋白质的合成。人体内对氨基酸的需要，随着年龄变化而改变。有些学者还认为，老年人对某些氨基酸的需要较成人高。因此，老年人应补充较多的优质蛋白质。

贫血

中老年人多患萎缩性胃炎，由于胃酸过低以致不能吸收铁，或食物中缺少铁，或胃肠道慢性出血，均可使贫血发病增多。应全面检查身体，寻找其病因，增加含铁的食物。

钙质缺乏症

钙是骨髓的重要成分，而且与心脏、神经和肌肉的活动、血液的凝固密切相关。由于老年人对钙的吸收、排泄、代谢紊乱，加上支持身体重量的脊椎骨、骨盆和下肢骨等容易脱钙和缺钙，因而容易造成骨质疏松、弯曲或折断。而在不需要钙质的地方，钙质却容易沉积，形成骨质增生。在防治的方法中，首先应食用含钙丰富的食物，并摄取维生素D，晒晒太阳以保证必需的钙。

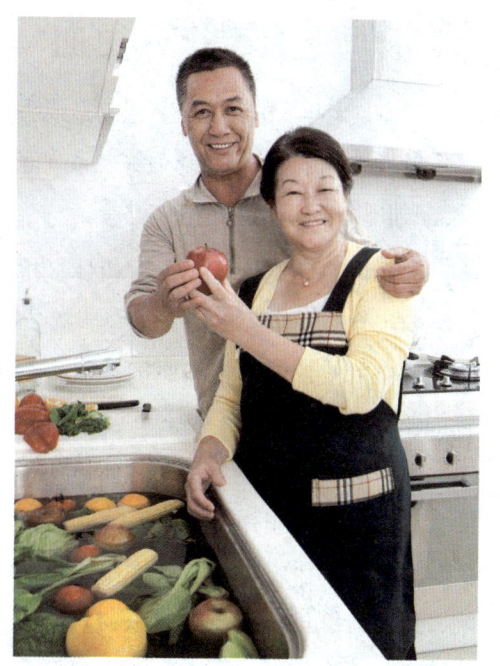

肥胖

自中年后期（50～59岁）开始，如果不注意饮食的选择及限制食量，体重的增加就会很明显，很容易出现营养过度状态（肥胖）。当然，造成肥胖的原因很多，但对大多数肥胖者来说，营养过度仍是主要的因素。营养过度使体内脂肪贮存过多，血脂酸及胆固醇含量增高，其结果易于发生冠心病、糖尿病病、高血压病、痛风、动脉粥样硬化等，甚至可并发心、脑、肾血管的各种意外。防治的方法主要是适当控制饮食，并辅以必要的运动（控制你的口，迈开你的腿）。目前，对药物治疗的效果尚不能肯定。

如何防治老年人贫血

贫血是老年人的常见病,极易造成头昏、眼花、心慌、气短、乏力等一系列症状,严重影响到老年人的身体健康。

1 贫血可使免疫力低下,致机体抵抗力减弱,容易发生感染。

2 贫血可使神经系统和肌肉缺氧,容易出现疲倦乏力、头晕耳鸣、神情淡漠、记忆力衰退、抑郁等症状和认知功能受损,导致体能和工作能力降低。

3 老年人贫血容易对心脏产生不良影响,由于血红蛋白携氧能力减弱,心脏耐缺氧的能力下降,而老年人大多都有不同程度的心血管病基础,可出现心慌、心跳加快,使心脏负荷加重,严重时可导致心律失常、心脏扩大、心衰。

4 由于血红蛋白量减少,氧气的运送能力减弱,稍微活动或情绪激动可导致血液含氧量进一步降低和二氧化碳含量升高,出现气急、面色苍白、出冷汗等症状。

5 贫血时消化功能和消化酶分泌减少,可致使食欲不振、恶心、呕吐、腹胀、腹泻等。

6 贫血可导致血管收缩和肾脏缺氧,使肾功能受损,可出现尿素氮升高,甚至蛋白尿,同时也会加重原有的肾脏疾病。

2002年中国居民营养与健康状况调查报告表明,60岁以上老年人贫血患病率为25.6%,远高于中年人群。因此,老年人要重视预防贫血。那么应该如何防治老年人贫血呢?

增加食物摄入

贫血的老年人要增加食物摄入量,增加主食和各种副食品,保证热量、蛋白质、铁、维生素B_{12}、叶酸的供给,提供造血的必需原料。

调整膳食结构

一般来说,老年人膳食中动物性食物摄入减少,植物性食物中铁的利用率差。因此,贫血的老年人应该注意适量增加瘦肉、禽、鱼、动物血和肝的摄入。动物性食品是膳食中铁的良好来

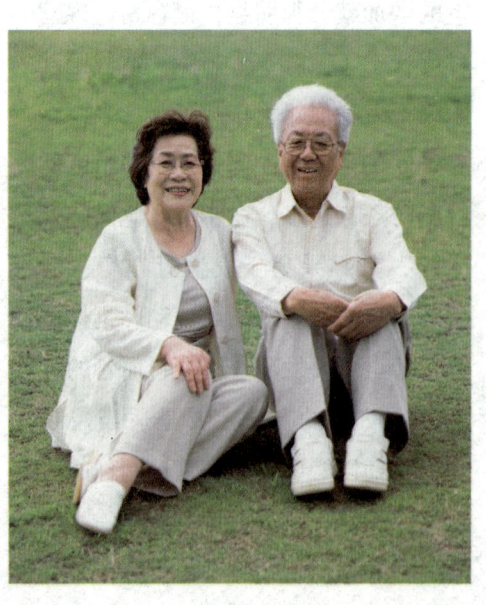

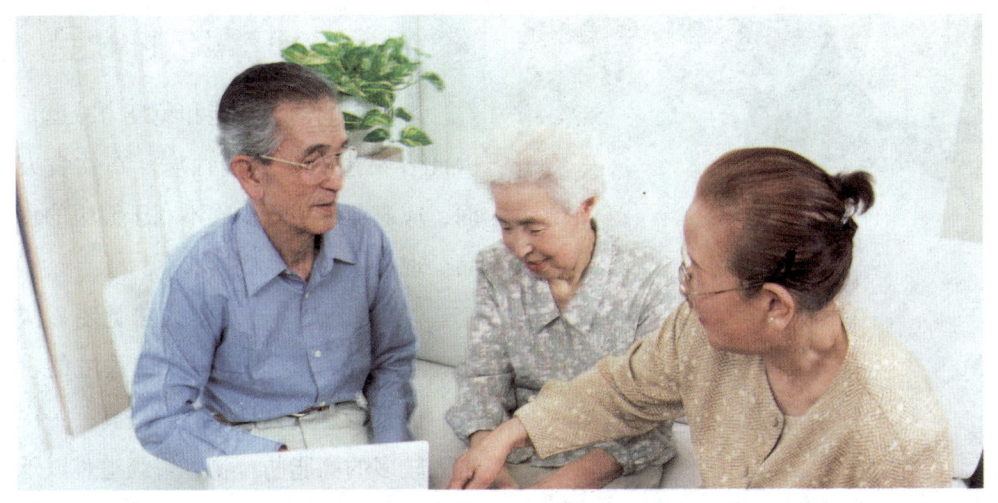

源，可提供丰富的维生素C和叶酸，促进铁吸收和红细胞合成。吃饭前后不宜饮用浓茶，以减少对铁吸收的干扰。

选用含铁的强化食物

如强化铁的酱油、强化铁的面粉和制品等。国内外研究表明，食物强化是改善人群铁缺乏和缺铁性贫血最经济、最有效的方法。

适当食用营养素补充剂

当无法从膳食中获取充足的营养素时，可以有选择性地使用营养素补充剂，如铁、B族维生素、维生素C等。

许多贫血的老年人，除了膳食营养素摄入不足以外，还患有其他慢性疾病，这些慢性疾病也可导致贫血。因此，需要到医院查明病因，积极治疗原发性疾病。

中老年人更需要补钙

补钙，对中老年人来说很重要。人到中年以后，体内容易发生钙质代谢障碍，这种代谢平衡的紊乱，可导致骨质疏松症，因而对外来的抵抗力减弱，容易发生骨折。

骨质疏松是中老年人常见的疾病。大约有15%的中老年人患有骨质疏松症。年龄越大，发病率越高。但此病发生的迟早及速度，与从食物中摄入的钙有很大关系。若每天能保证人体正常钙的需要量，骨质疏松的病症就不会发生。日常生活中人们摄取的钙质，一般都未达到实际需要量（每天800～1000毫克）。因此，需要经常补充钙质，同时也应补充维生素D，还应多进行户外活动，多晒太阳。

老年人应慎吃的食品

老年人的消化功能和免疫力减退，因此容易患有多种慢性病。在饮食方面，应避免或尽量少吃不利于健康的食品。现将这些食品概括如下。

油炸类食物：老年人味觉明显减退，因此喜欢吃油炸类味道香浓的食品。但是，这类食品含脂肪过高，一次食入较多的高脂肪食物，胃肠道难以承受，容易引起消化不良，还易诱发或加重胆、胰疾患。另外，油炸食物产热量高，老年人常吃可使体内热量过剩，导致肥胖，对健康不利。有报道指出，常食油炸食品，可能增加患癌症的危险性，因为多次反复使用的煎炸油里含有较多的致癌物质。

熏烤类食物：在熏烤过程中，食物可产生某些致癌物质，如3,4－苯丙芘。老年人抵抗力下降，如果经常食用熏烤类食品，则会增加患癌的可能性，特别是患胃癌的危险性。

腌渍类食物：腌渍食品一般含盐量高、维生素含量低（维生素C在腌渍过程中大多被破坏），也会含亚硝酸盐，不适合老年人食用。特别是一些卫生设施较差、操作不正规的加工厂所生产的腌渍食品，更容易被病原微生物污染，老年人食用后可能引起胃肠道疾病。

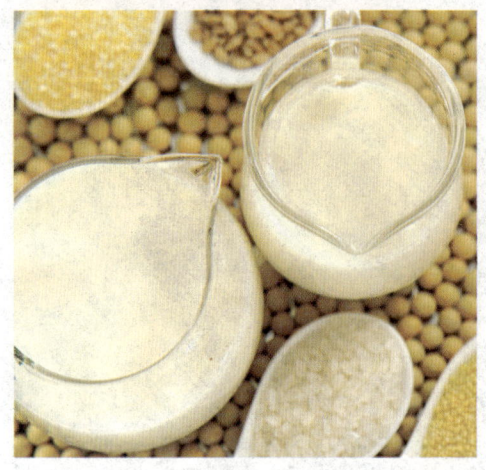

中老年人补充钙质，除能增强体质、防治骨化和骨质疏松外，在防治其他疾病方面也有实际意义。世界上已有多次研究证实，钙的降血压作用明显可靠，可用来防治高血压，对于边缘高血压更有裨益。每天摄入1 000毫克的钙，可使妇女的舒张压下降6%，男子下降约9%，并能预防动脉硬化和其他疾病。钙离子还可维持神经、肌肉的兴奋性。血钙过低可使神经、肌肉的兴奋性增高，神经细胞过度敏感，使人容易冲动。

正处于更年期的中老年人，受体内激素的影响，情绪不稳定，若体内钙不足，更会加重情绪波动，增加精神痛苦，所以，人到中年以后就需多供给含钙丰富及易于吸收的食物。这类食物有乳类、豆类、水果及蔬菜、海带、紫菜、虾皮、芝麻酱等。每天钙的供给量不宜低于1 000毫克。

酱制食品：包括酱油和各种酱菜，它们普遍含盐量极高。老年人常食这类食品，实际上不自觉地多摄取了盐类，从而加重了心血管和肾脏的负担，对健康十分不利。

冷饮类食品：在炎热的夏天，老年人有时也吃一些冷饮和冷食，如果食用量较少还是可以的。但是，如有较多的冰镇食品入胃，可导致胃液分泌下降、胃酸降低，还可能引起胃痉挛，容易引发和加重胃肠道疾病。因此，老年人应尽可能不吃或少吃冷饮类食物。

老年人如何合理选用保健食品

合理选用保健食品，对于防治老年常见病、多发病，增强体质，延年益寿，有十分重要的作用。但若食用不当，也会事与愿违，反而对机体造成不当影响，因此，老年人食用保健食物应掌握以下几条原则。

适合个人特点

由于性别、年龄、生理状况、形体差异以及个人生活习惯的不同，对膳食会产生不同的要求，因此，选择保健食品不能千篇一律。同样的食品对一些人是理想的营养食品，如牛奶，但少数人体内缺少乳糖酶，食后就会出现不适及腹泻。

根据所患疾病的性质、表现选择

按照中医理论，食疗过程中应遵循寒者温之、热者凉之、虚者补之、实者泻之的原则。对疾病，则应根据其轻重缓急的不同，遵循"急则治其标，缓则治其本"的原则。"标"是疾病的临床表现和症状，"本"是疾病发生的机理和病体，一般慢性疾病多从治本着手；急性病则多先治其标再治其本，或标本同治。

注意饮食中的性味

食物的性，指寒、热、温、凉四种性质；食物的味，指酸、苦、甘、辛、咸五种味道。

一般寒凉食物有清热泄火、解毒消炎的作用，适合于春夏季节或患温热性疾病的人食用，这类食物有粮谷、绿豆、赤小豆、梨、香蕉、柿子等。

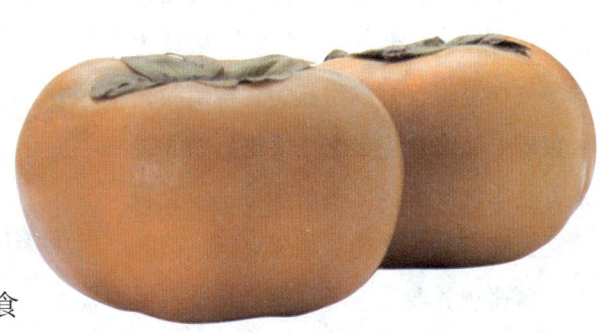

温热食物则有温中、补虚、除寒的作用，适合于秋冬季节或患虚寒性疾病的人食用，这类食品有糯米、肉类、鲫鱼等。

不同味的食品也有不同作用。辛能宣散滋润、疏通血脉、运行气血、强壮筋骨、增强机体抵抗力，常用食品有葱、姜、蒜、胡椒、花椒、萝卜及各种酒类等；甘能补益和中、缓急止痛，常用食品有大枣、糯米、动物肝脏、鸭梨、椰子、豆腐、蜂蜜、白糖等；酸有收敛固涩作用，与甘味配合能滋阴润燥，常用食品有食醋等；苦能泄火燥湿坚阴，与甘味配合有表热利尿、祛湿解毒的作用，如苦瓜、茶叶等；咸有软结散结泻下作用，如海产品、猪腰子、鸽子肉等。

因时因地灵活选择

一年四季，春湿、夏热、秋凉、冬寒，气候的不断变化，对人体重量和机能会产生一定影响。中医学认为饮食顺应四时变化，能保养体内阴阳气血，使"正气存内，邪不可干"。一般认为春季气候温暖，万物盎然，宜食清淡，可食麦子凉之，应多吃些菜粥，如荠菜粥；夏季气候炎热，多雨湿重，可食菽凉之，宜食甘凉之物，如绿豆汤、荷叶粥、薄荷汤、西瓜、冬瓜等；秋季气候转凉、干燥，宜食能生津的食品，如藕粥等；冬季寒冷，食品宜温热，可食八宝饭、涮羊肉、桂圆枣粥等，以温养机体精气。

地理环境不同，对食物结构也有较大的影响，如饮食不当，则会水土不服，所以也应加以注意。

☕ 老年人饮水的原则

❶ 选择优质的好水。

❷ 因为老年人口渴感觉迟钝，所以要养成主动喝水的习惯，避免暴饮。

❸ 要保证每天的饮水量，特别是在夏季或在有空调的环境下更要注意补水，补水量要比平时多1倍左右。

❹ 睡觉前应养成喝水的习惯；在半夜睡醒时，也可以适当补一些水。睡前饮用的水中可以加一些蜂蜜，对预防便秘有一定好处。

❺ 洗澡前后要注意补水，特别是去澡堂洗浴时更要注意，不可洗桑拿浴。

🍵 老年人如何选择饮料

专家们认为，以下六种饮料，有延年益寿的作用。

茶：据日本研究报道，茶中所含的

茶多酚抗衰老作用是维生素E的18倍，加之茶还富含多种维生素及微量元素，有防治心血管疾病和癌症的双重功效，可常饮。

酸牛奶：酸牛奶有维持肠道菌群平衡的作用，能使肠道内有益细菌增加，同时对腐败菌等有害细菌有抑制作用。

豆浆：豆浆中不含胆固醇，所含的大豆皂苷能抑制体内脂肪发生过氧化现象，故能防止动脉硬化，延缓衰老。豆浆中含有的钙、尼克酸等成分，还可以防治老年人骨质疏松。

红葡萄酒：经专家测定，葡萄酒中含25种以上营养成分，其中含有一种叫类黄酮的物质，有活血化瘀、降血脂、软化血管的作用，可防止胆固醇对心脏可能造成的损害，每天饮一小杯有益健康。

骨头汤：用碎骨1000克加水5000毫升文火慢炖2小时，滤渣后饮用。骨头汤含有多种营养成分，有助于延年益寿。

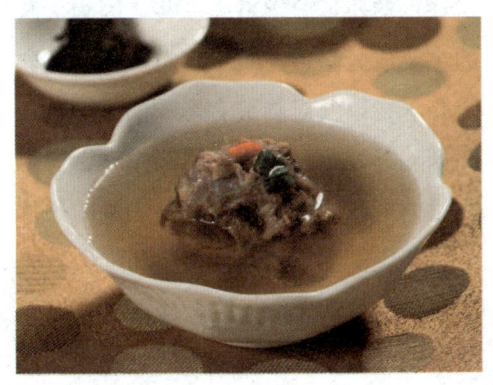

食用菌汤：食用菌包括草菇、香菇、黑木耳、白木耳、猴头菇、冬虫夏草等。用这些食用菌做汤，不仅营养丰富、味道鲜美，还可增强人体免疫力。

饮奶有利于预防骨质疏松

奶类不仅钙含量高，而且钙、磷比例比较合适，还含有维生素D、乳糖、氨基酸等促进钙吸收的因子，吸收利用率高，是膳食优质钙的主要来源。美国膳食指南顾问委员会报告指出，针对所有年龄段的研究都显示：奶类及其制品的饮用对骨骼的作用至少和使用钙补充剂一样重要，且与钙补充剂相比，补充奶类来源的钙，可以使骨密度的增加更为持久。大量证据表明，摄入足量奶类来源的钙，使骨密度尽可能在骨骼成熟之前达到一个峰值，可以对抗随着年龄增长而导致的骨密度下降和由骨质疏松导致的骨折。

因此，儿童期和青春期摄入足量奶类，可提高骨骼的骨密度峰值；老年人尤其是绝经期妇女，足量奶类摄入可延缓骨密度下降速度，预防由骨质疏松导致的骨折。

电脑族宜多吃的食品

电脑虽给人们的工作、学习和生活带来方便，但是，使用电脑的室内环境正负离子失去平衡，对人体健康有一定的副作用，会引起自律神经失调、忧郁症。电脑操作者常会感到眼睛疲劳、肩背酸痛，为了防止电脑操作者患上述职业病，应多注意合理膳食。

多吃高蛋白质的食物

蛋白质是人体细胞的"灵魂"。应多吃瘦猪肉、牛肉、羊肉、鸡肉、鸭肉、动物内脏、鱼及豆制品，电脑操作人员尤其要多吃豆类食品。

多吃含维生素高的食物

维生素具有调节神经等作用。据统计，我们每天摄入体内的维生素中，70%的维生素来自蔬菜。含维生素较高的蔬菜有韭菜、菠菜、青蒜、金针菇、西红柿、黄瓜及水果等。

多吃含磷脂高的食物

这些食品是大脑的"能源"之一。如蛋黄、虾、核桃、花生、牡蛎、银鱼、青鱼中都含有较高的磷脂。

多吃健眼的食物

电脑族为了保护眼睛健康，防止近视及其他眼疾，应多吃健眼的食物，如各种动物的肝脏、牛奶、羊奶、奶油、小米、核桃、胡萝卜、菠菜、大白菜、西红柿、黄花菜、空心菜、枸杞子及各种新鲜水果。

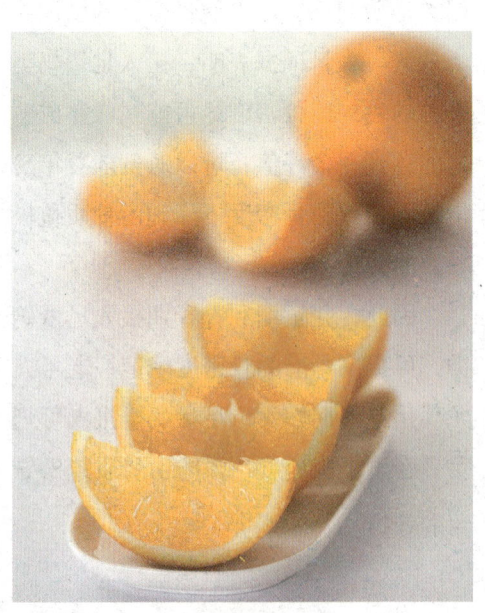

脑力劳动者应怎样安排饮食

与体力劳动者相比，脑力劳动者对饮食的质量要求更高一些。因为大脑的主要成分是蛋白质、脂类（主要是卵磷脂），以及对脑最有影响的维生素B_1和烟酸等维生素。脑细胞工作时，需要大量的氧和糖，因此在满足热量的条件下，还应供给足够的蛋白质和维生素。那么脑力劳动者每天应怎样安排自己的饮食呢？

总之，脑力劳动的效率与糖类、蛋白质、脂类及维生素等营养素关系密切。由于脑力劳动者较体力劳动者饭量少，因此饮食的质量要高一些。如果满足不了营养的要求，久而久之就会影响大脑细胞的热量供给和功能的活动。因此，脑力劳动者应适当多吃含有蛋白质、矿物质和维生素A丰富的食物，只有这样，才能增强体质，保持旺盛的精力。

主食

每天应该吃粮食400～600克，以满足身体对热量的需要。要粗细粮搭配、品种多样，这样不仅能提高食品的营养价值，而且可增进食欲。

副食

1. 可以选择大豆和豆制品、鸡蛋、鱼类、肉类、蔬菜。这几种食物除了能满足身体对营养物质的需要外，对大脑的营养也大有裨益。

2. 蔬菜含有丰富的钙、磷、铁、胡萝卜素、维生B_2、维生素C、纤维素等，每天应该吃500克左右的蔬菜，以满足机体的需要。

3. 花生仁、核桃仁、葵花子、松子、芝麻等含有丰富的蛋白质、不饱和脂肪酸、卵磷脂、维生素和矿物质，这些都是大脑需要的营养物质，可适量选用。

体力劳动者应怎样安排饮食

体力劳动者多以肌肉、骨骼的活动为主，他们热量消耗多，需氧量高，物质代谢旺盛。一般中等强度的体力劳动者每天消耗3 000～3 500千卡的热量，重体力劳动者每天需消耗热量达3 600～4 000千卡，其消耗的热量比脑力劳动者高出1 000～1 500千卡。另外，有些体力劳动者还可能接触一些有害物质，如化学毒物、有害粉尘以及高温、高湿等，通过合理膳食，这些有害物质能在一定程度上消除或减轻。因此，体力劳动者安排饮食时应注意以下几点。

主食

热量主要来源于粮食和其他食物。要满足热量的供给，必须加大饭量来获得较高的热量。主食可以粗细粮搭配、花样翻新，以增加食欲，满足机体对热量的需要，如水饺、包子、糖糕、肉卷面等，多吃一些发热量高的食物。

副食

1. 要适当增加蛋白质摄入。蛋白质除了满足人的身体需要以外，还能增强对各种毒物的抵抗力。多吃些含蛋白质的食物，对体力劳动者也是十分重要的。例如，从事汞作业的人，应多吃富含蛋白质的食物，以使人体免受汞的毒害。如每天多吃豆腐或豆制品，最好每天吃一两个鸡蛋，再适当吃些肉类、鱼类、牛奶、豆浆等，大体可以满足需要。

2. 供给充足的维生素和矿物质。这不仅能满足人体的需要，而且可以保证某些特殊工种的劳动者身体不受危害。例如，夏天从事高温作业的人往往大汗淋漓，体内容易缺乏维生素C、维生素B族维生素以及氧和钠等，造成营养比例失调。因此，应该多吃些新鲜蔬菜和水果，以及咸蛋、咸菜、盐汽水等，以补充维生素C、B族维生素以及钠。从事铅作业的人，为了防止铅中毒，要补充维生素C，每天需要补充150毫克左右。在膳食中要增加新鲜蔬菜和水果，同时供给低钙、正常磷的膳食，以减少铅在体内的蓄积。

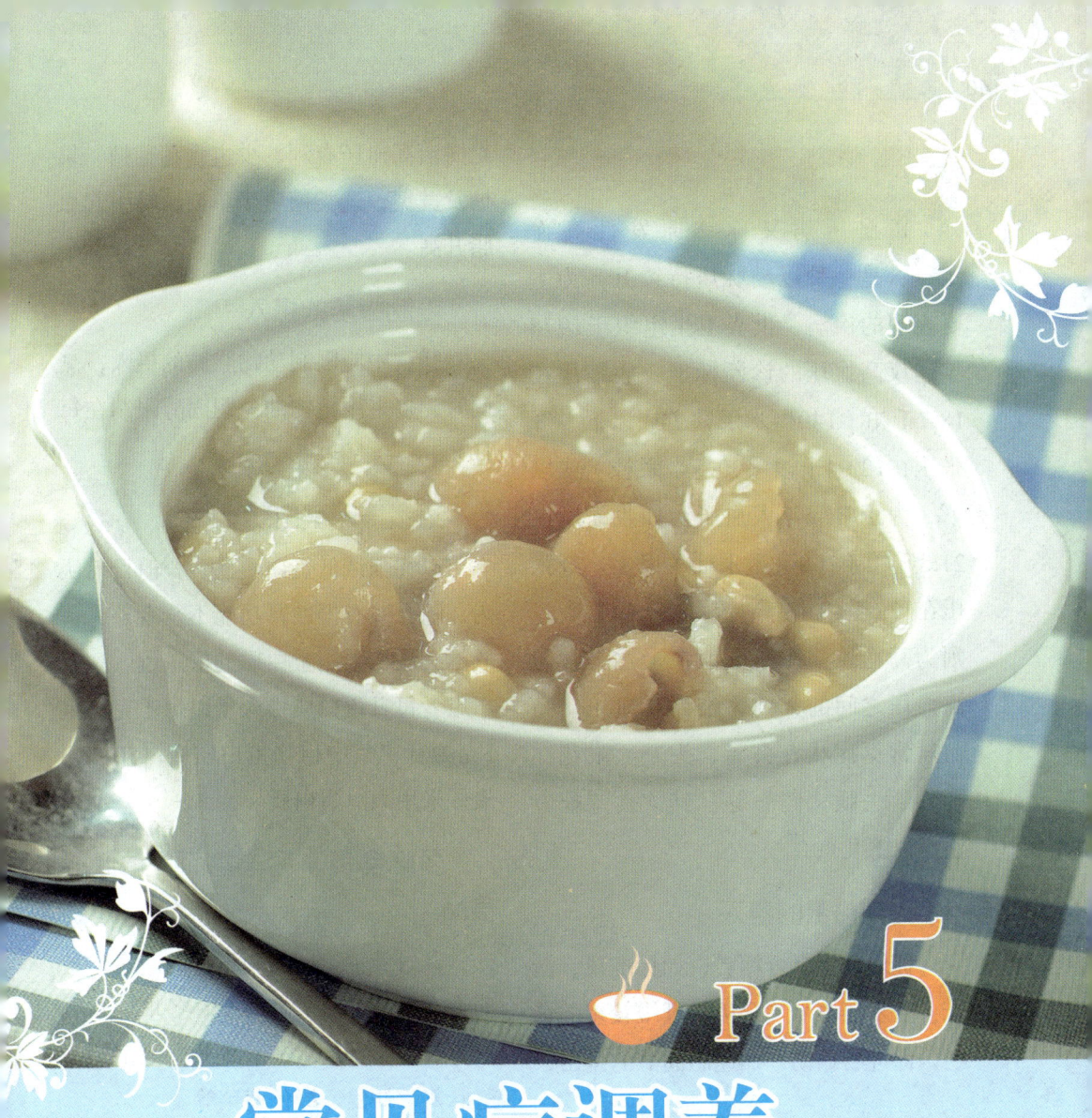

Part 5

常见病调养——
食物是最好的医生

高血压患者的饮食原则

高血压病又称"原发性高血压",是一种以动脉压持续升高为主要表现的疾病。世界卫生组织于1978年建议高血压的诊断标准:收缩压在18.7千帕(140毫米汞柱)或以下、舒张压在12.04千帕(90毫米汞柱)或以下,为正常成年人血压。如收缩压在21.3千帕(160毫米汞柱)以上、舒张压在12.6千帕(95毫米汞柱)以上者,则为高血压。血压数值在上述正常与高血压之间的,称为临界高血压。高血压常见症状有头痛、头晕、眼花、耳鸣、失眠、健忘等。其饮食调配应注意以下几点。

控制热量的摄入

提倡进食复合糖类,如标准粉、糙米、玉米、小米等含植物纤维较多的食物,促进肠蠕动,加速胆固醇的排出,对防治高血压有利。少进食葡萄糖、果糖及蔗糖,这类糖属于单糖,易引起血脂升高。

限制脂肪的摄入

膳食中应限制动物脂肪的摄入,烹调时,多采用植物油,胆固醇限制在每日300毫克以下。

适量摄入蛋白质

以往强调低蛋白质饮食,但目前认为,除合并有慢性肾功能不全者外,一般不必严格限制蛋白质的摄入量。高血压患者每日蛋白质摄入量以每千克体重1克为宜,其中植物蛋白质应占50%,最好采用大豆蛋白质。

多吃含钾、钙丰富而含钠低的食品

含钾丰富的食品有土豆、芋头、茄子、海带、莴笋、香蕉、冬瓜、西瓜等;含钙丰富的食品有牛奶、酸牛奶、芝麻酱、虾皮、绿色蔬菜等。

膳食宜少盐清淡

适当减少钠的摄入,有助于降低血压,每日食盐的摄入量应在3~5克(包含酱油、咸菜等含的盐)。

多吃绿色蔬菜和新鲜水果

多吃绿色蔬菜和新鲜水果,有利于心肌代谢,改善心肌功能和血液循环,

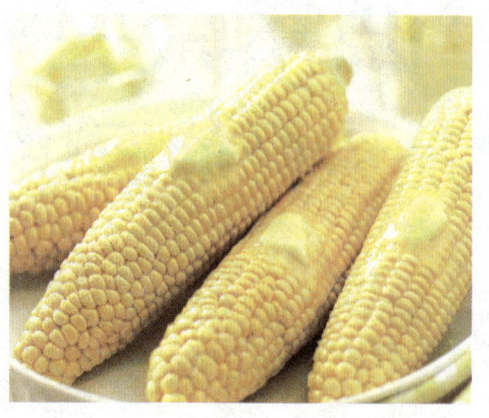

促使胆固醇的排泄，防止高血压病的发生。少吃肉汤类，因为肉汤中含氮浸出物增加，能够促进体内尿酸增多，加重心、肝、肾的负担。

忌食兴奋神经系统的食物

严禁食用酒、浓茶、咖啡等，吸烟者应戒烟。

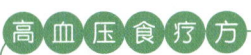

芹菜粥：取新鲜芹菜（连根、叶）60～120克，洗净切碎；粳米100克淘净，一并放入锅内，加水适量，熬煮成粥，也可加少许盐做成微咸粥。

菊花粥：取干菊花末10～15克，粳米100克。先将粳米淘净放入锅内，加水适量，熬煮至半熟，再加入菊花细末，继续用文火煮至米烂成粥。

米、莜面、燕麦等成分，少食单糖、蔗糖和甜食。

多吃蔬菜、水果和薯类

多吃蔬菜与各种水果，注意增加深色或绿色蔬菜比例。大蒜和洋葱有降低血清TC、提高HDL-C的作用，可能与其含有硫化物有关。香菇和黑木耳中含有多糖类物质，也有降低血清TC及防止动脉粥样硬化的作用。

常吃奶类、豆类或其制品

奶类除含丰富的优质蛋白质和维生素外，含钙量较高，且利用率也很高，是天然钙质的极好来源，高血脂患者食用的奶类以低脂或脱脂奶为宜。豆类是我国的传统食品，含丰富的蛋白质、不饱和脂肪酸、钙及维生

高血脂患者的饮食原则

血脂是人体中的一种重要物质，但如果血脂超过一定的范围，容易造成"血稠"，使血流变慢，严重时血流被中断，易引发心脑血管疾病，严重影响人体健康，故有"高血脂猛于虎"之说。其饮食调配应注意以下几点。

食物多样，谷类为主

粗细搭配，粗粮中可适量增加玉

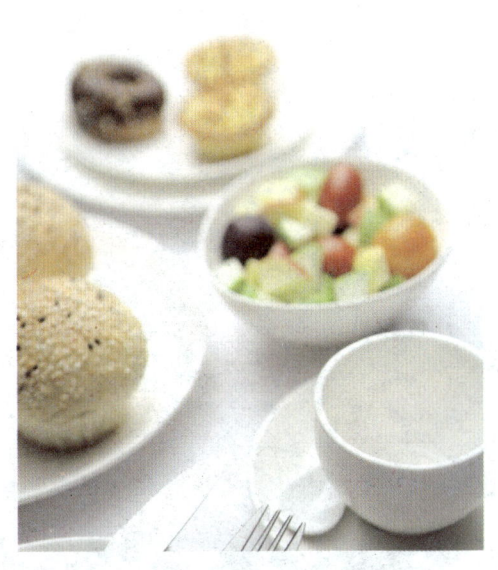

素B_1、维生素B_2、烟酸等,且大豆及其制品还有降胆固醇的作用。

经常吃适量鱼、禽、蛋、瘦肉,少吃肥肉和荤油

脂肪摄入量占总热量的比例应小于30%。制备低脂肪膳食可用蒸、煮、拌等少油的烹调方法;肉汤类应在冷却后除去上面的脂肪层;不吃肥肉,剔除鸡皮;选用低脂或脱脂奶制品;少用动物脂肪,限量食用植物油;多吃水产品尤其是深海鱼,争取每周食用2次或2次以上,以增加ω3-多不饱和脂肪酸EPA、DHA摄入量。ω3-多不饱和脂肪酸能明显降低血三酰甘油、降低血浆胆固醇、增加高密度脂蛋白质、抗血小板凝集。禁食肥肉、动物内脏、人造黄油、奶油点心等。

吃清淡少盐的膳食,多喝茶

膳食要清淡少盐,不要太咸,不要摄食过多的动物性食物和油炸、烟熏、腌制食物。还可以适量饮茶,因为茶叶中含有的儿茶酸有增强血管柔韧性、弹性和渗透性的作用,可以预防血管硬化。

高血脂食疗方

海带黑木耳肉汤:取海带、黑木耳各15克,猪瘦肉60克,味精、精盐、淀粉各适量。猪肉切成丝或薄片,用淀粉拌好,与已切丝的海带、木耳同入锅,煮沸,加味精和淀粉,搅匀即可。

百合芦笋汤:取百合50克,罐头芦笋250克,黄酒、味精和精盐、素汤各适量。先将百合发好洗净,锅中加入素汤,将发好的百合放入汤锅内,加热烧几分钟,加黄酒、精盐、味精调味,倒入盛有芦笋的碗中即成。

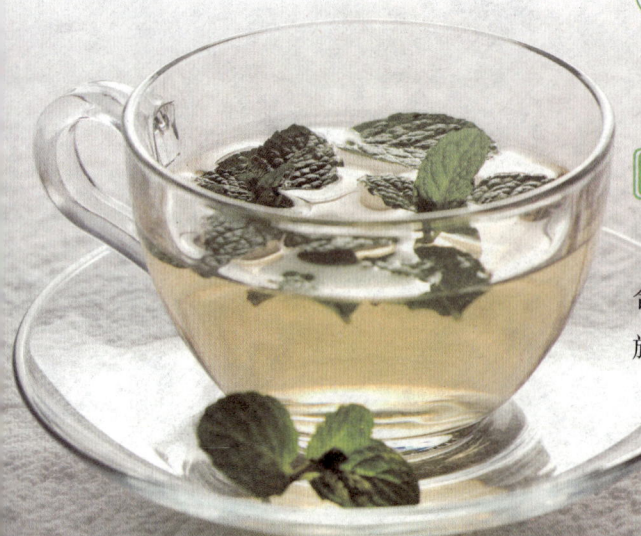

冠心病患者的饮食原则

冠心病与营养不平衡有关,因此,合理地调整膳食是防治冠心病的重要措施之一。其饮食调配应注意以下几点。

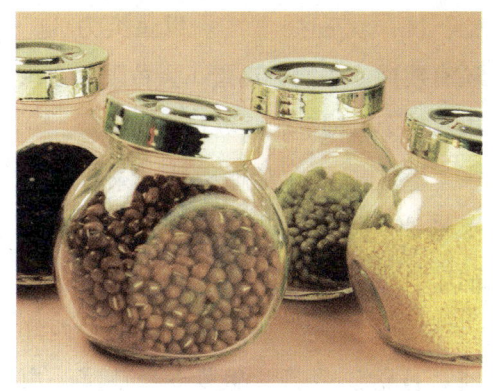

控制总热量，维持正常的体重

糖类在总热量中的比例应控制在60%~70%。宜多吃些粗粮，以增加膳食纤维、维生素的含量。单糖及双糖等应适当控制，尤其是高脂血症和肥胖者更应注意。

限制脂肪与胆固醇

脂肪的摄入应限制在总热量的20%以下，并以植物脂肪为主。应适当地吃些瘦肉、家禽、鱼类。科学家们研究发现，海鱼的脂肪中含有的多不饱和脂肪酸能够影响人体脂质代谢、降低血清胆固醇和血清三酰甘油，从而保护心血管、预防冠心病。由此可见，多吃海鱼有益于冠心病的防治。膳食中应控制胆固醇的摄入，胆固醇的摄入量每天应少于300毫克。一个鸡蛋中的胆固醇接近于300毫克，当患有冠心病时，应控制鸡蛋黄及其他禽蛋黄的摄入。要限制动物油脂、全脂奶和肥肉等食物的摄入量。

摄入适量的蛋白质

蛋白质是维持心脏正常功能必需的营养物质，但摄入过多的蛋白质对冠心病不利。因蛋白质不易消化，能够加快新陈代谢，增加心脏的负担。有学者观察发现，过多地摄入动物蛋白质，反而会增加冠心病的发病率。每日食物中蛋白质的含量以每千克体重不超过1克为宜，多选用牛奶、酸奶、鱼类和豆制品，对防治冠心病有利。

控制单糖和双糖的摄入

应将脂肪热量占总热量的比例相应减少，增加复合糖类提供的热量。糖类主要来源应以米、面、杂粮等含淀粉类食物为主。应尽量少吃纯糖食物及其制品。

饮食宜清淡、低盐

这对患有高血压者尤为重要，食盐的摄入量每天控制在6克以下。夏季出汗较多，户外活动多，可适当增加盐的摄入量。冬季时，出汗少，活动量相应减少，应控制盐的摄入。

多吃蔬菜和水果有益于心脏

蔬菜和水果是人类饮食中不可缺少的食物，含有丰富的维生素C、矿物质、膳食纤维和果胶。

严禁饮用具有刺激性的物品

严禁食用烟、酒、浓茶及一切辛辣调味品。

冠心病患者宜吃的食物

谷类及甘薯： 谷类包括糙米、小麦、小米、玉米、高粱、燕麦、荞麦、青稞等。提倡各种粗粮混杂着吃，可使体内氨基酸保持平衡，提高蛋白质的利用率。同时应与豆类、牛奶混食，以补不足之氨基酸。甘薯富含维生素C，有软化血管、防止动脉硬化的作用，可预防冠心病的发生。

优质蛋白质食物： 以鱼类为佳，还有瘦肉、牛奶、鸡蛋（蛋黄限制在每周2～3个以内）、黄豆及其制品。

植物油： 包括橄榄油、茶籽油、玉米油、豆油、花生油等，少吃动物油。

新鲜蔬菜： 如大蒜、洋葱、西红柿、苜蓿、芦笋、胡萝卜、芹菜、白菜、辣椒、茄子、黄瓜、萝卜、冬瓜、空心菜、南瓜、绿豆芽、藕。

菌藻类： 海带、蘑菇、香菇、黑木耳、紫菜。

水果和坚果： 如苹果、梨、香蕉、山楂、猕猴桃、葡萄、西瓜、柑橘、桃、橄榄、芝麻、栗子、核桃、葵花子、松子仁。

血管保护性食品： 如洋葱、大蒜、紫花苜蓿、马齿苋、黑木耳、海带、香菇、紫菜等。

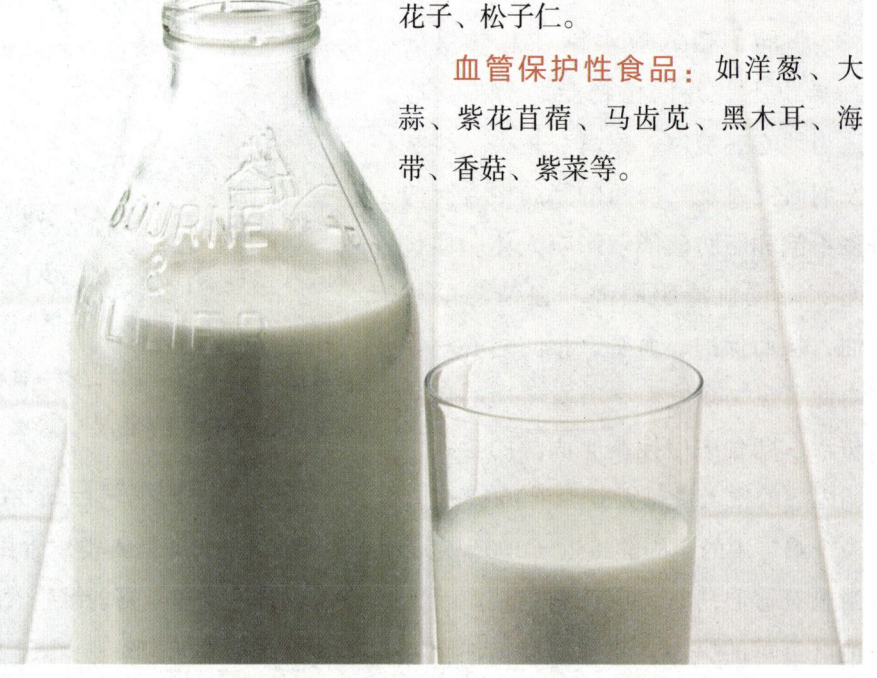

糖尿病患者的饮食原则

糖尿病是一种常见的全身性的代谢疾病，是由于体内胰岛素绝对或相对分泌不足引起的糖、脂肪、蛋白质三大物质代谢紊乱而致。其临床表现的特点是"三多一少"，即多饮、多食、多尿及体重减轻，体力下降，身体消瘦乏力。

根据医学和营养学的原则制订的饮食治疗方案，可以帮助糖尿病患者提供符合生理需要的营养，改善健康状况，纠正代谢紊乱，使血糖、血脂尽可能接近正常生理水平。

控制总热量

这是糖尿病饮食治疗的首要原则，摄入的热量以能够保持正常体重或略低于理想体重为宜。

供给适量的糖类

目前主张不要过严地控制糖类，每日进食量可在250～300克，糖类供能占总热量的60%左右，要多选用血糖生成指数较低的糖类。

供给充足的膳食纤维

流行病学的调查结果显示，膳食纤维能够降低空腹血糖、餐后血糖以及改善糖耐量。每日膳食纤维的总摄入量应在20克以上。

供给充足的蛋白质

糖尿病患者膳食中蛋白质的供给量应充足，成人每天每千克体重可供给1克，其中1/3为优质蛋白质，如乳、蛋、瘦肉、大豆及其制品。

控制脂肪摄入量

控制脂肪能够延缓和防止糖尿病并发症的发生与发展，目前主张膳食脂肪应减少至占总热量的25%甚至更低，另外还要适当控制胆固醇。

多食蔬菜，供给充足的维生素和矿物质

除了含糖类较高的蔬菜，如胡萝卜、蒜苗、鲜豌豆等限量选用外，常见的叶类、茎类、瓜类蔬菜可以任意食用。

糖尿病患者不宜饮酒

每克酒精产热7卡路里，注射胰岛素和口服磺脲类降糖药的患者空腹饮酒容易引起低血糖，因此还是不饮或少饮为好。

合理安排餐次

每日至少三餐主食，并可加餐且定时、定量，每餐都应含有糖类、脂肪和蛋白质，以有利于减缓对葡萄糖的吸收。

可辅助治疗糖尿病的食物

冬瓜	有清热解毒、利水消肿、减肥降脂的功效，可稳定病情，减轻症状。
黄瓜	味甘，性凉，具有清热、利水、解毒之功效。
洋葱	含有类似降糖药物甲苯磺丁脲之类的物质，可促进胰岛素分泌，有降脂降糖作用。
萝卜	常吃萝卜可降糖，更可改善糖尿病患者微血管和胰腺血管闭塞不通的病变现象。
菠菜	对稳定病情、降低血糖、防止化脓性皮肤感染及疖肿频生等并发症的出现有明显效果。
甲鱼	有明显降血糖作用，对糖尿病引起的极度消瘦者尤为有效。
黄鳝	黄鳝含有鳝鱼素，它有类似胰岛素的降糖效果，对糖尿病有良好的治疗作用，可使肌体恢复正常和调解血糖浓度的生理作用。
绿豆	味甘，性凉，具有清热解毒利尿之功效。适用于水肿之糖尿病患者。
豆腐	能生津止渴、润肠通便、清热解毒、降脂降糖，既可补充营养，又能防止多种并发症的出现。

蘑菇	可益气补胃、止咳平喘、活血化痰、解毒抗癌、降脂降糖，对于减轻糖尿病症状、防止并发症的出现有良好作用。
南瓜	治疗糖尿病的理想食物之一。与豆制品、海带共食，有助于降脂降糖、稳定病情。以吃不老的南瓜为宜，老南瓜含糖量高。
山药	有滋养强身、助益消化、止渴除烦、降低血糖的作用，可适量食用。
苦瓜	苦瓜中含有苦瓜甙等物质，其中有一种类胰岛素样物质——苦瓜多肽，可降低血糖。
莴苣	莴苣含有较丰富的烟酸，烟酸是胰岛素激活剂，经常食用对防糖尿病病有所帮助。莴苣可刺激胃肠蠕动，对糖尿病引起的便秘有辅助治疗作用。
柚	鲜柚果汁中含胰岛素样成分，可降低血糖。
大蒜	大蒜可促进胰岛素分泌，增加机体组织细胞对葡萄糖的吸收和利用。经常食用大蒜，对提高糖耐量、预防糖尿病有积极的作用。
薏苡仁	薏苡仁能调整免疫功能、抑制肿瘤生长。它所含的薏苡仁素和薏苡仁聚糖具有降低血糖的作用。
枸杞子	枸杞子具有增强非特异性免疫、促进造血功能、促进生长、降低血压、降低血脂和降低血糖的作用。其降低血糖的作用显著持久。它所含的降低血糖的有效成分为胍的衍生物。
麦芽	麦芽性温、味甘，具有助消化和降低血糖的作用。
酵母	含丰富的铬和多种维生素，能加强胰岛的敏感度。

肥胖者的饮食原则

人体是否肥胖，从医学上主要是以人的体重来衡量。人的体重超过正常体重20%者属超重，超过正常体重20%～30%者为轻度肥胖，超过正常体重30%～40%者为中度肥胖，超过正常体重50%者为重度肥胖。一般认为，超过正常体重20%时，即为肥胖病，就必须注意减肥。

肥胖的原因众说纷纭，专家研究发现，除遗传和内分泌代谢异常方面的原因外，引起肥胖的主要因素是错误的饮食方式及饮食过度、热量过剩等。预防和治疗的方法就是纠正上述引起肥胖的不良因素和饮食习惯。

控制总热量

当前最有效的减肥方法仍然是控制饮食和增加体力活动。控制热量的摄入时，要做到营养平衡，合理安排蛋白质、脂肪和糖类，保证矿物质和维生素的充足供应。蛋白质应占总热量的15%～20%。完全采用素食不利于健康。

限制脂肪摄入量

要控制烹调油的用量，每日用烹调油10～20克，同时还要控制含油脂过多的食物的摄入量。应限制脂肪摄入，使脂肪占总热量的20%～25%。

糖类的供给要适量

糖类应限制在占总热量的40%～55%，应以谷类食物为主要来源，每日应摄入150～250克。应控制蔗糖、麦芽糖、果糖、蜜饯及甜点等的摄入量，尽量不吃这类食物。

限制辛辣、刺激性食物及调味品

如辣椒、芥末、咖啡等食物可以刺激胃酸分泌增加，容易使人增加饥饿感，提高食欲。

食用足量的新鲜蔬菜，尤其是绿叶蔬菜和水果

膳食中必须有足量的新鲜蔬菜，尤其是绿叶蔬菜和水果。蔬菜含膳食纤维多，水分充足，属低热量食物，有充饥作用，可采用拌豆芽、拌菠菜、拌萝卜丝、拌芹菜等。有的蔬菜可以生食，借以充饥，还可补充多种维生素、无机盐，防止维生素和无机盐缺乏。

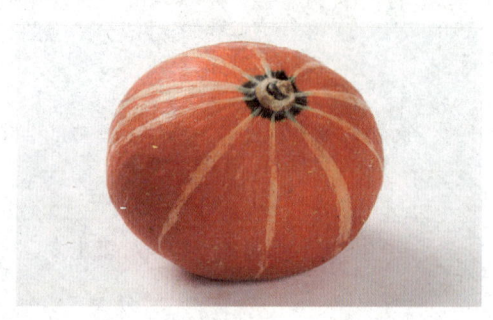

选用正确的烹调方式

应注意烹调方法，多采用蒸、煮、炖、拌、氽、卤等方法，避免油煎、油炸和爆炒等方法。

合理安排餐次

养成良好的饮食习惯，一日三餐要定时定量，早餐一定要吃，晚餐一定要少吃。

标准体重测算方法

儿童正常体重（千克）＝ 8 ＋ 年龄 × 2
女性正常体重（千克）＝ 身高（厘米）－ 105
男性正常体重（千克）＝ 身高（厘米）－ 100

哪些食物有助于减肥

茶	可降低血脂和胆固醇水平，增强微血管壁的韧性，抑制动脉粥样硬化。
洋葱蒜	洋葱含前列腺素，有舒张血管、降低血压功能，还可预防动脉粥样硬化。大蒜所含的大蒜精油具有降脂功能。大蒜所含的硫化合物的混合物可减少血中胆固醇，阻止血栓形成，有助于增加高密度脂蛋白质，保护心脏动脉。
牛奶	含较多的钙质，能抑制人体内胆固醇合成酶的活性，也可减少人体对胆固醇的吸收。
燕麦	含极丰富的亚油酸和丰富的皂苷素，可降低血清总胆固醇、三酰甘油和 β－脂蛋白质，防止动脉粥样硬化。

玉米	含有丰富的钙、硒和卵磷脂、维生素E等，具有降低血清胆固醇的作用。印第安人从来不患高血压、冠心病，主要得益于主食玉米。
鱼	是一种高蛋白质、低脂肪食品，含有人体必需的多种不饱和脂肪酸，具有抑制血小板凝集和降低胆固醇的作用，并可健脑益智。特别是青鱼和鲢鱼，含有一种酸，能控制细胞内和血液内的脂肪形成。
卷心菜	含有硫和铁，它们能"联合起来"把"顽固的"热量通过胃肠道除去。
胡萝卜	含有胡萝卜素，可加速人体代谢和分解聚积的热量。
西红柿	含丰富的维生素C，可加速人体代谢，促进肾脏滤除脂肪存积。
大豆	含卵磷脂等，有助于消除体内的脂肪存积。
啤酒酵母	含有丰富的铬，有消除脂肪的作用。
葱	有抗血小板凝聚的作用，这种抗凝聚能导致热量和脂肪减少。
绿豆芽	不含脂肪，含水分较多，被身体吸收后产生热量较少，更不容易形成脂肪堆积。
冬瓜黄瓜	有利水作用，不含脂肪，可使肥胖者逐渐降脂。

胖人宜食用哪些肉类

胖人在安排饮食时，可以适当吃些低脂肪的肉类。下列肉类食物可供胖人选择。

兔肉：兔肉与一般畜肉相比，成分有所不同：一是蛋白质较多，每100克肉中就有蛋白质21.5克；二是含脂肪少，每100克肉中仅含脂肪0.4克；三是含有丰富的卵磷脂；四是含胆固醇较少，每100克肉中含胆固醇83毫克。由于兔肉含蛋白质较多、脂肪较少，因此是胖人比较理想的肉食，在日本称兔肉为"美容肉"。

牛肉：牛肉仅次于兔肉，也是适合胖人的肉类食品。每100克牛肉含蛋白质约20克，比猪肉高；牛肉蛋白质所含的必需氨基酸较多，营养价值高，而且含脂肪低，胆固醇含量较低，特别是胖人和高血压、血管硬化、冠心病、糖尿病患者，食牛肉比猪肉好。

鸡肉：据测定，鸡肉含蛋白质高达23.3%，脂肪含量只有1.2%，比各种畜、禽肉低得多。适当吃些鸡肉，不但能增进人体健康，也不会令人发胖。

鱼肉：一般畜肉的脂肪多为饱和脂肪酸，可使胆固醇增高，促使血管硬化，易得冠心病。而鱼肉却含有多种不饱和脂肪酸，具有很好的降胆固醇作用，这就是鱼肉与一般畜肉不同的地方，所以胖人吃鱼肉较好。

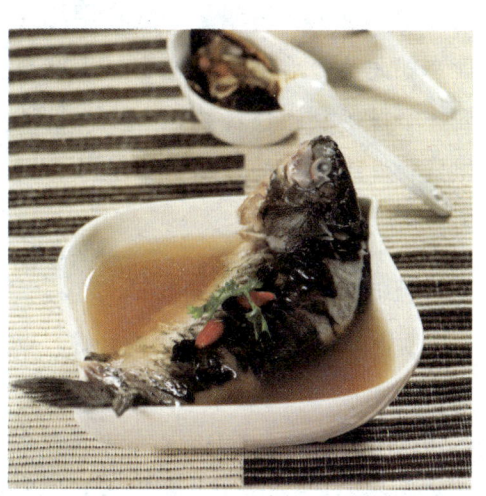

哮喘患者的饮食原则

哮喘是以呼吸困难、气息短促，甚则喘鸣有声、张口抬肩、难以平卧为主要特征的呼吸道疾病。该病以春秋两季较多，常反复发作。发作期主要有寒症哮喘和热症哮喘两种，缓解期又有肺虚型、脾虚型和肾虚型的不同，以肾虚为主。哮喘患者应掌握如下食疗原则。

少食异体蛋白质类食物

过敏性体质者应少食异体蛋白质类食物，如鱼、虾、蟹、肥肉等。一旦发现某种食物可诱发哮喘患者发病，应避免进食。宜多食植物性大豆蛋白质，如豆类及豆制品等。

饮食宜清淡

饮食宜清淡、松软，少刺激，不宜过饱、过咸、过甜，不宜食用产气食物如韭菜、地瓜等，忌肥腻生冷、酒、辛辣等刺激性食物，宜多吃易消化且含纤维丰富的食物，如丝瓜、香蕉、梨等。

供给充足的蛋白质和铁

饮食中应多吃瘦肉、动物肝脏、豆腐、豆浆等。这些食品不仅富含优质蛋白质和铁元素，而且无增痰上火之弊，对增强患者体质、提高抗病力有利，能促进损伤组织的修复。

宜多吃新鲜蔬菜和水果

萝卜、青菜、丝瓜、冬瓜等蔬菜，不仅可以补充各种微生物和矿物质，而且还有清痰去火功效。橘子、雪梨、杏等水果，不仅可祛痰止咳，而且有些还能健脾、补肾、养肺。

高血压食疗方

丝瓜藤汤：丝瓜藤150克。将丝瓜藤洗净，放入锅内加适量水煎煮，待水煎至1/3、汤汁变浓时，即可饮用。

凉拌三样：竹笋30克，去皮荸荠40克，海蜇50克。竹笋切片，用沸水焯后沥干；荸荠切片；海蜇洗净泡发，用热水焯一下。三物混合后，加盐、香油凉拌食用。

急性肾炎患者的饮食原则

急性肾小球肾炎简称急性肾炎。急性肾炎常发生于溶血性链球菌感染后，病情轻重不一，是以血尿、水肿、蛋白质尿、高血压为主要症状的一组疾病。严重的可发生急性肾功能衰竭。急性肾炎的治疗主要是对症治疗和卧床休息，同时给予恰当的饮食治疗，以控制病情的发展。患急性肾炎时，应遵循以下饮食治疗原则。

限制蛋白质摄入量

轻症患者为减轻肾脏负担，应限制蛋白质，按每千克体重每日0.8克蛋白质提供膳食。中、重度肾病患者发病初期应限制蛋白质在每日每千克体重0.5克以下。膳食提供的蛋白质应以蛋、奶、肉等优质蛋白质为主。当病情逐渐好转时，可逐渐增加蛋白质供给

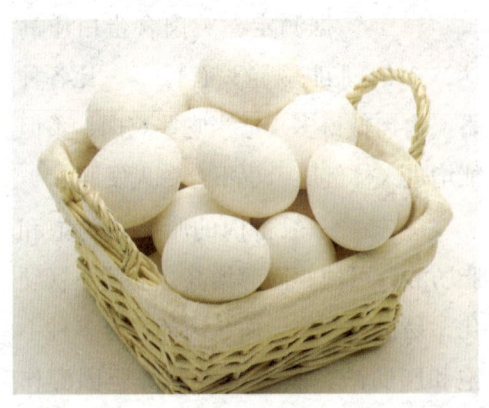

量，但恢复正常蛋白质摄入量需等到病情稳定2～3个月以后。

限盐、限水

中度、重度患者出现水肿和高血压时，应采用低盐膳食（每日食盐少于2～3克或酱油10～15毫升）或无盐膳食。当患者出现少尿或严重水肿时，还应限制摄水量。

控制总热量

膳食应以脂肪和糖类为主要热源，二者应占总热量的90%以上，每日总热量可按每千克体重104.6～125.5千焦供给。

供给充足的维生素

补充足量的各种维生素，尤其是B族维生素类及微量元素，可多食用新鲜蔬菜和水果。如蔬菜可选用油菜、葱头、西红柿等，水果可吃苹果、草莓、葡萄、橙子等。

急性肾炎食疗方

山药粥：干山药60克或鲜山药120克，粳米60克。山药洗净切成片，与粳米共同煮成粥。每日2次，早、晚餐服用，可常服。以温补脾肾、通阳利水为主。

芡实粥：芡实30克，糯米30克，白果10枚。洗净白果后去壳、去心，将白果与芡实、糯米共同煮成粥。每日1次，10天为一疗程。以平肝潜阳、固肾为主。

慢性肾炎患者的饮食原则

绝大多数的慢性肾炎与急性肾炎无关，只有少数患者是急性肾炎转变而来。慢性肾炎可发生于任何年龄，以中、青年为主，男性居多。慢性肾炎的临床表现各不相同，主要是蛋白尿、水肿、高血压及肾功能损害。尿蛋白质量每日常在1～3克。慢性肾炎患者的饮食调配应注意以下几点。

蛋白质的供给量

一般按正常需要量供给。成人每天每千克体重0.8～1.0克。如肾功能尚好，肾小球滤过率正常，而蛋白质丧失较多，可用高蛋白质饮食，每日90～100克，并选用生理价值高的蛋白质食品，如蛋类、乳类、肉类、黄豆及其制品等，以补偿排泄损失，避免和治疗水肿及贫血。

食盐用量

根据患者有无高血压及水肿情况，分别采用少盐、无盐或少钠饮食。

水分可不限制

可饮用西瓜汁、橙汁、果汁、菜水等。或将西瓜皮、冬瓜皮加水煮汤做饮料，以利消肿。

维生素的应用

选用富含维生素A、维生素B_2及维生素C的食物（不含糖食物），特别是具有降血压和降血脂的芹菜、荠菜等，应尽量多食。

限制胆固醇和饱和脂肪酸的摄入

若伴有高血压或高脂血症，应限制膳食中的胆固醇和饱和脂肪酸含量。若患有贫血，则应选用含蛋白质和铁丰富的食物，如动物肝脏、肾脏、牛肉、瘦肉及绿叶蔬菜等。

此外，应忌食含钾高的食物、酒精饮料及刺激性食品。

慢性肾炎食疗方

白茯苓粥：白茯苓粉15克，粳米100克，胡椒粉、盐、味精各少许。先将粳米淘洗干净，与白茯苓粉一起放入锅内，加水适量，用武火烧沸后转用文火炖至米烂，再加味精、盐、胡椒粉，搅匀即成。每日2次，早、晚餐服用。能健脾胃、利水肿。

冬瓜粥：冬瓜500克，赤小豆30克，粳米60克，水适量。先将冬瓜、赤小豆煮成汤后，再放入粳米煮成粥食用。每日2次。或冬瓜、赤小豆煮汤饮用，煮汤时不宜加盐或放入极少盐。具有清热解毒、凉血益肾功效。

☕ 贫血患者的饮食原则

缺铁性贫血是贫血疾病中常见的类型，也是当今世界"四大营养缺乏病"之一。引起贫血的原因是人体内造血原料——铁不足，导致红细胞和血红蛋白质生成减少，低于正常指标。

贫血常见的症状是脸色苍白、指甲苍白、毛发干燥、脱落，皮肤干燥发皱或萎缩，头晕，容易疲倦，对运动缺乏耐受力，气短，食欲减退等。

缺铁性贫血患者饮食上该注意什么，应如何调理呢？

摄入高铁食物

多吃含铁丰富的食物，补铁应以富含血红蛋白质铁的猪肉、鸡肉、鱼类等动物性食品为主。动物性食物中的铁比植物性食物中的铁容易吸收，其中约40%能够被消化道所吸收，这是因为动物性食物中的铁有一半是血红蛋白质铁，它的吸收不受消化液和膳食因素的影响，而且动物肉类和肝脏可以促进铁的吸收。

供给丰富的蛋白质

蛋白质是合成血红蛋白的原料，同时蛋白质可以促进非血红蛋白质铁的吸收。应多吃牛奶、蛋黄、瘦肉、鱼虾、豆类及豆制品等，以使机体摄入充足的蛋白质。

增加维生素C的摄入

多吃富含维生素C的新鲜蔬菜和水果。维生素C能促进蔬果中非血红蛋白质铁的吸收,如同时摄入柠檬汁、橘子汁和富含铁的蔬菜,就可以使机体对蔬果中铁的吸收率增加2～3倍。补充铁剂时,也应与维生素C同时服用。

补铁要补铜

铜在人体内以酶的形式参与铁的代谢,它有助于血红蛋白质及红细胞的形成,是补血不可缺少的物质。人体内铜缺乏会减少铁的吸收,缩短红细胞的寿命,从而导致贫血。

贫血食疗方

大枣粥:大枣10枚,粳米100克,淘洗干净,放入锅内,熬煮成粥。取冰糖少许放入锅内,加少许水,熬成冰糖汁,再倒入粥锅内,搅拌均匀即成。每日早、晚餐均可食用。

何首乌大枣鸡蛋汤:何首乌15克,大枣10枚,鸡蛋2个,加水共煮。鸡蛋煮熟后,取出剥去壳,再将蛋放入锅中煮15分钟,除去首乌,饮汤,吃鸡蛋和大枣。每日1剂,15天为一个疗程,可治疗缺铁性贫血症。

急性胃炎患者的饮食原则

胃炎是由多种原因所引起的胃黏膜病变,临床上主要有上腹部疼痛或闷胀不适,且往往伴有消化功能紊乱症状。急性胃炎起病急,症状亦较重,多有上腹部不适、疼痛、食欲减退、恶心、呕吐等。饮食治疗原则为:严格限制对胃黏膜不利的刺激性食物,以免加重病情。其饮食要求有以下几点。

补充大量液体

患者在急性期常有呕吐、腹泻等症状,因失水较多,在饮食治疗时应供给鲜果汁、藕粉、米汤等流质食物,并应多饮淡盐水,以缓解脱水现象并加速毒素的排泄。

饮食应无刺激、少纤维

待病情缓解后,可从少渣半流

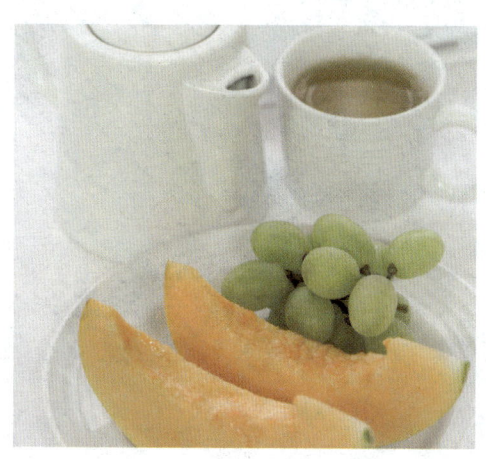

质逐渐过渡到少渣软饭，饮食应无刺激、少纤维，如大米粥、蒸蛋羹、鸡蛋龙须面等，并可适量选用烤馒头片、面包干等。

补充适量蛋白质

可选用肉丸、鱼丸、肉丝等，以增加机体的抗病能力。

忌用易发酵及脂肪类食物

为避免胃肠道胀气，急性期应忌用牛奶、豆浆、蔗糖等易产气食品，并应减少脂肪用量。

禁用油煎及腌、熏类食物

禁用油煎、油炸，及所有腌熏类的鱼、肉，以减轻胃肠负担。

禁用膳食纤维较多的食物

禁用含膳食纤维较多的各种蔬菜、水果，及对胃黏膜有刺激的酒类和辛辣调味品。

少食多餐

为减轻胃肠负担，应少食多餐，一日进餐为5～6次较为适宜。烹饪可采用蒸、煮、烩等方法，以利消化吸收。

急性胃炎患者宜吃的食物

宜以粳米和面食为主食：粳米富含淀粉、蛋白质和B族维生素，有补中益气、暖胃温脾之功。面食尤以流质性易消化的为佳，如面条、面片等，既可适当补充养分，又易于消化吸收。

宜吃鲫鱼：鲫鱼有益气健脾、止呕、益中补气的作用，富含蛋白质，有利于患者恢复体力，要煮熟烧透便于消化。

宜吃瘦的牛、羊、猪肉：它们含有丰富的蛋白质、矿物质和维生素，能补充体力。

宜吃的蔬菜：冬瓜利水祛痰、清热解毒，还含蛋白质、矿物质和维生素等，可防治暑热烦闷、消渴、泻痢。特别是冬瓜的肉质细嫩、无渣，对胃肠道的刺激性小，有利于急性肠胃炎的恢复。扁豆有补脾化湿、止呕止泻功效。莲藕含淀粉及过氧化物酶，既可生吃，也可煮食。急性胃炎的患者最好熟用，可以健脾开胃、止呕缓泻。百合有清热解毒、理脾健胃、利湿消

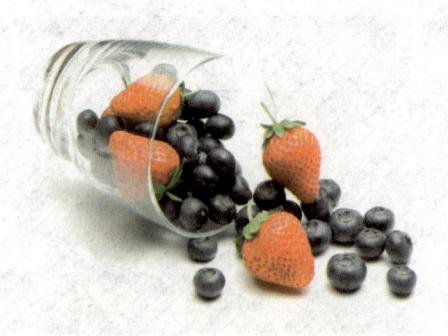

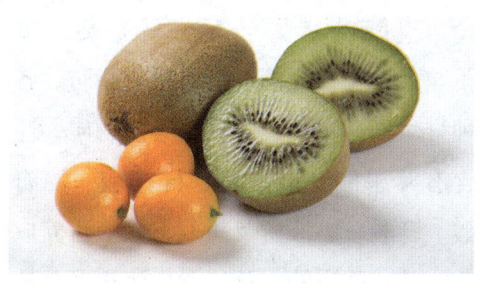

积、宁心安神之功效，而且百合所含的粗纤维量少，各种蛋白质含量高，有利于止泻。

宜吃的水果：山楂所含的钙、维生素B_2、维生素C等为各类水果之最，味酸、甘，性微温，归脾、胃、肝经，能消食积、健胃宽膈、下气活血、消瘀散积；杨梅，味酸、甘，性温、无毒，富含各类维生素，有止痢、止呕、消食、解酒、止渴之功效；大枣能和百药、安中益气。

慢性胃炎患者的饮食原则

慢性胃炎的主要治疗措施是营养治疗，营养治疗原则主要包括以下几个方面：

1. 避免食用可能刺激胃黏膜的食物。
2. 改善烹调方法。
3. 少食多餐，保证充足的营养素供应。发作期应暂禁食，可由静脉供给营养物质。好转时可使用营养均衡型肠内营养制剂或普通流食、半流食。

慢性胃炎患者进入间歇期后可按如下原则进行营养治疗：

1. 热量供给可同正常人或略高。
2. 保证蛋白质的供给，适量增加优质蛋白质的比例，有利于损伤组织的修复。
3. 适当控制动物性油脂。
4. 糖类供给量可同正常人，但宜选用少产气、少纤维的精制米面。
5. 减少膳食纤维的供给，以减轻对胃黏膜的机械刺激。
6. 增加少纤维的水果、蔬菜等供给，以满足机体对维生素和矿物质的需要。若出现明显贫血症，可直接补充维生素C、维生素B_{12}及铁剂。
7. 烹调宜采用蒸、煮、烩、焖、炖、氽等方法，使食物细软易于消化。
8. 对于胃酸分泌过少或缺乏的患者，可给予浓鱼汤、肉汁，以刺激胃酸分泌。对胃酸分泌过多者，应避免食用富含氮浸出物(肉炖熟后所释放出的物质)的原汁浓汤；鲜牛乳有较强的中和胃酸的作用，宜多食用。
9. 不用过冷、过热、过酸、过甜、过咸的食物或刺激性调味品，以及烟酒、浓茶、咖啡等，以减少对胃黏膜的物理化学刺激。

🔟 饮食要有规律，少食多餐，全天以六餐为宜，应养成细嚼慢咽的进食习惯。

🧹 慢性胃炎患者宜吃的食物

宜吃的主食：粳米、高粱、豇豆、小米、小麦等主食，含有蛋白质、脂肪、糖类、钙、磷、铁、维生素B_1、维生素B_2、维生素A、维生素E，并含有粗纤维、谷甾醇、卵磷脂、精氨酸、麦芽糖酶等营养成分，有补中益气、暖脾胃、止泻痢、除烦渴、健脾和胃、补虚损、消食积等功效。

宜吃的肉食：羊肉、牛肉、狗肉、鲤鱼、鲫鱼等肉食，含蛋白质、脂肪、钙、磷、铁、锌、硫胺素、核黄素、维生素D、维生素A、维生素C和尼克酸、烟酸等营养成分。其功效有滋养、补虚温中、补脾胃、消积滞、疗溃疡。

宜吃的蔬菜：扁豆、冬瓜、蘑菇、黑木耳、白木耳、白菜、油菜、芥菜、菠菜、蒿子秆、茄子、苋菜等蔬菜含蛋白质、脂肪、胡萝卜素、B族维生素、维生素C、维生素D，以及钙、磷、铁等矿物质及粗纤维。其功效有养胃润肺、健脾和中、消暑化湿等。

宜吃的水果：苹果、葡萄、橘子、大枣等，含糖、蛋白质、脂肪、各种维生素，及钙、磷、铁等矿物质，还含有苹果酸、奎宁酸、柠檬酸、酒石酸、鞣酸、黏液质及胡萝卜素等营养成分。其功效有补心益气、生津止渴、健胃和脾、温补脾胃等。

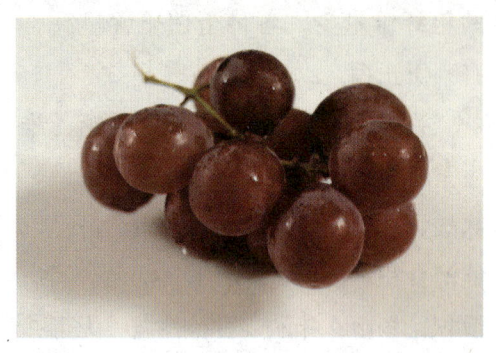

☕ 消化性溃疡患者的饮食原则

消化性溃疡是一种常见的慢性胃肠道疾病，通常发生在胃或十二指肠球部，也称胃溃疡、十二指肠溃疡。症状表现为进餐时上腹部饱胀，嗳气，反酸，灼心，上腹部节律性、周期性地疼痛，服用制酸药或进食后可缓解。溃疡病的发生、发展及康复都与饮食有着密切的关系，合理的营养和膳食安排可以促进溃疡愈合，防止复发，减少痛苦。溃疡病患者的营养治疗应注意以下几点：

饮食定时定量，少食多餐	患者可根据病情每日进食5~6次。少食可避免胃的过分扩张，少刺激胃泌素分泌，从而减少胃酸分泌。多餐不仅在于补充少食之营养不足，而且可使胃内经常保持适量的食物以中和胃酸，利于溃疡面的愈合。
制订合理的饮食计划	患者应根据个人的耐受力安排饮食，并注意热量充足，营养平衡，适当控制脂肪摄入。传统的"溃疡病饮食"提倡高蛋白质、低脂肪、低糖类的营养方式。牛奶有微弱的中和胃酸作用，但又是一种胃酸分泌的强烈刺激剂，故是否饮用牛奶，须视患者的喜好和耐受力而定，不宜过多。动物脂肪如肥肉等应少食，如需提高脂肪的量，可食用植物油类如豆油、花生油、菜油等。
饮食宜清淡	应食用刺激性弱的食物，如大米、面粉、牛奶、豆浆、鸡蛋、藕粉、瘦肉、鱼等。烹调方法以蒸、煮、烩、炖等为主，应切细、煮软。忌用刺激性食品，如烟、酒、浓茶、咖啡或可可、胡椒粉、咖喱粉、香料等，也不宜食用粗糙和不易消化的食品，如坚果类、芹菜、藕，以及油炸、生拌、烟熏、腌制等食品。此外，还应禁用易产气的食物，如生葱、生萝卜、生蒜等，以免导致胃机械性扩张，促使胃酸分泌。患者过去食用后易导致溃疡症状加剧的食品也应忌食。还应适当控制调味品的使用，食品不宜过酸、过甜或过咸。
用餐需细嚼慢咽	口腔内的食物充分咀嚼，可减少对消化道的机械性刺激，并能增加唾液的分泌、中和胃酸。应避免精神紧张及情绪抑郁，以防止胃肠功能紊乱，否则不利于溃疡的愈合。

消化性溃疡食疗方

橘根猪肚：金橘根30克，猪肚1个，盐少许。将金橘根和猪肚洗净切碎，加水4碗，煲成一碗半，加盐调味。每2天吃1次，有补胃和胃、健脾止痛作用。

佛手茶：鲜佛手15克（干品6克），胡桃20克。用水冲泡代茶。或用佛手、胡桃各20克，煎水成汤饮。两种方法均代茶饮。能舒肝止痛、健脾。

柚皮粥：鲜柚皮1个，粳米60克，葱、盐、香油各适量。柚皮放炭火上烧去棕黄色的表层并刮净，然后放清水中泡1天，切块，加水煮开后放入粳米煮粥，加葱、盐、香油调味后食用。每2天吃柚皮1个，连食4~5个。此粥具有舒肝健脾、止痛之功效。

便秘患者的饮食原则

便秘是指由于粪便在肠内停留过久，以致大便次数减少、大便干结、排出困难或不尽。一般两天以上无排便，可提示便秘存在。如果每天均排大便，但排便困难且排便后仍有残便感，或伴有腹胀，也应纳入便秘的范围。

便秘时，常出现下腹膨胀、便意未尽，严重者出现食欲不振、头昏、无力等症状，这可能与粪便的局部机械作用引起神经反射有关。本病并无实质性的病变，治疗根本在于去除病因，早发现早治疗，以免形成习惯性便秘而病情缠绵，甚至引起全身多器官的功能障碍。便秘会导致粪便中所含病菌或毒素侵入肠内，易引发其他疾病，如肠癌和痔疮等。

便秘依原因不同，可分为神经性、机械性和饮食性便秘。

神经性便秘

由肠道交感神经功能亢进引起，也可因肠壁肌肉紧张引起肠腔狭窄，使大便难以通过而产生便秘。特点是腹部阵发性疼痛，大便呈羊粪球状，色黑、质硬。

机械性便秘

由肿瘤压迫或梗阻引起，也可因肠麻痹所致，大便通过受阻产生便秘。

饮食性便秘

膳食中长期缺乏膳食纤维或食量过少、饮食过精的结果，以及年老体弱、营养不良、肥胖等排便无力所致。

由于便秘的原因不同，膳食上也有不同要求，否则不仅不能解除痛苦，反倒会加重病情。

1 神经性或机械性便秘。应采用低纤维的少渣饮食；禁用强刺激性食品，如浓茶、咖啡、香料等；多喝开水及食用通便食品，如蜂蜜、冻粉（又叫琼胶、琼脂、洋菜）制品。

2 饮食性便秘。应采用高纤维，即多渣膳食，如新鲜蔬菜、水果、粗粮等，可刺激肠道蠕动；增加产气食品，如生葱、生蒜、生萝卜和豆类食品；多喝开水及润肠食品，如蜂蜜、芝麻油等。

便秘患者还应保持正常进食的良好习惯。节食、偏食、无规律进食、暴饮暴食，都对胃肠道的正常功能有不良影响。

便秘食疗方

芝麻粥：黑芝麻6克，粳米50克，蜂蜜少许。锅烧热，放入黑芝麻，用中火炒熟，有香味时，取出；粳米洗净，放入锅内，加清水适量，用武火烧沸后，转用文火煮，至米八成熟时，放黑芝麻、蜂蜜，拌匀，继续煮至米烂成粥。每日2次，早、晚餐服用。

红薯小米粥：红薯50克，小米50克。红薯洗净去皮，切成小块，小米淘净后与红薯同放入锅内，加清水适量，用武火烧沸后，转用文火煮至米烂成粥。每日2次，早、晚餐服用。

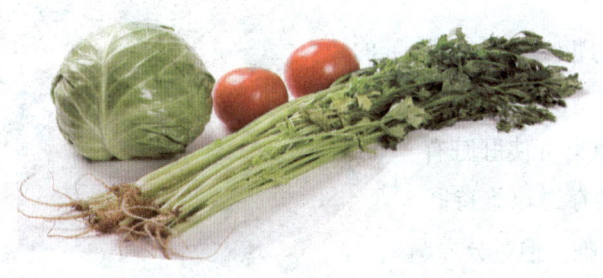

慢性肝炎患者的饮食原则

慢性肝炎即肝脏炎症达6个月以上而未痊愈的。慢性肝炎营养治疗总的目的是减轻肝脏的负担与伤害，促进肝脏组织的再生，防止肝脏发生永久性、弥漫性病变，促进肝功能的恢复。饮食中应注意以下几点。

控制热量的摄入量

适当的热量有利于肝组织修复及肝功能恢复。但过分强调高热量则容易引起肥胖，而使慢性肝炎并发脂肪肝。一般成人每天摄入的热量以8 268～10 460千焦为宜。

蛋白质适当高于健康人

蛋白质是肝细胞再生所需要的主要原料。慢性肝炎患者蛋白质的供给量应占总热量的15%，相对高于健康人。可选用优质大豆蛋白质及豆制品（如豆浆、豆腐等）和动物蛋白质（如牛奶、鸡蛋、鸡、瘦肉、鱼等）。

适量糖类的摄入

每日供给的糖类以占总热量的60%～70%为宜，以米、面等食品为主。适量糖类可使肝脏有足够的肝糖原贮存，以维持肝脏功能及保护肝脏。但过分强调高糖饮食，过多地吃葡萄糖、果糖、蔗糖等，不但无益，反而有害。因吃糖过多会影响食欲，加重胃肠胀气，同时引起体内脂肪积聚。

保证脂肪酸的供给

膳食中应适量选用富含必需脂肪酸的豆油、花生油、菜油等植物油，必需脂肪酸有利于肝组织的修复。适量脂肪可增加食物的美味，促进脂溶性维生素的吸收。

供给丰富的维生素

慢性肝炎患者应供给丰富的维生素，可选用新鲜蔬菜和水果，如菠菜、西红柿、苹果、香蕉、橘子等。

另外，肝炎患者还应改变饮食习惯来适应饮食治疗，避免饮食中热量和营养素不足或不平衡，并实行少食多餐，严禁暴饮暴食。酒精对肝功能恢复不利，应忌酒。

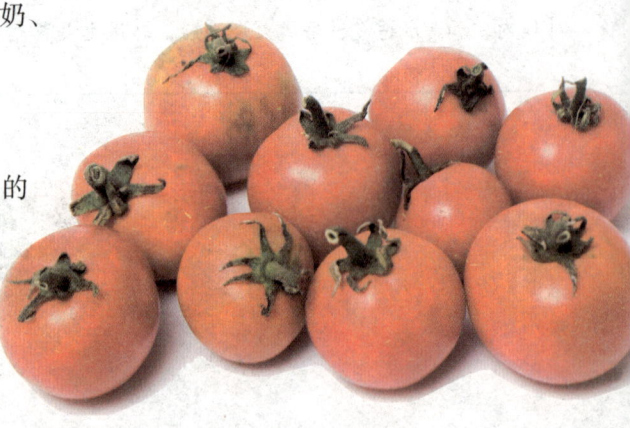

肝硬化患者的饮食原则

肝硬化指肝脏细胞弥漫性损害，肝细胞变性、坏死，结缔组织增生。它的诱发因素除主要的病毒性肝炎外，还包括不良的生活方式，如长期饮酒、不注重合理用药、营养不良等。

肝硬化患者合理安排膳食可促进肝细胞的修复与再生，延缓病程发展，减少并发症的发生。膳食总原则是高蛋白质、高维生素、低脂肪、适量糖类。对膳食的具体要求如下所述。

高蛋白质膳食

肝硬化患者伴血浆蛋白质降低或腹水时，供给高蛋白质膳食尤为重要。每日每千克体重可给1.5~2.0克，全日蛋白质100~120克，应含足够的必需氨基酸，多吃一些动物性的优质蛋白质，如鱼、瘦肉、蛋、奶等。

低脂肪膳食

忌用动物油，可采用植物油。因高脂肪可促使胆汁分泌，加重肝脏负担，故肝硬化患者忌油炸及多油食物。

适量糖类

全日糖类供给量300~400克。除主食米面之外，可适当选用葡萄糖、蔗糖、蜂蜜等易消化吸收的单糖类食物。

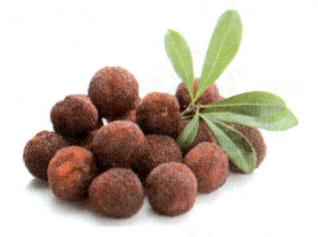

高维生素

脂溶性维生素A、维生素E可由动物肝脏、鱼肝油或含胡萝卜素丰富的植物性食物提供，水溶性B族维生素和维生素C可由水果、蔬菜提供。

限制辛辣、刺激性食物及调味品

应禁酒及一切含酒精饮料，忌用刺激性食品和各种辛辣食品，如生葱、蒜、胡椒、芥末、辣椒等。

限制膳食中的水和钠

有水肿或轻度腹水的患者应给予低盐饮食，每日摄入的盐量不超过3克；严重水肿时宜用无盐饮食，钠应限制在500毫克左右。禁食含钠较多的食物，例如蒸馒头时不要用碱，可改用鲜酵母发面，或吃无盐面包。挂面中含钠较多，不宜吃。其次，各种咸菜和酱菜钠含量也非常多，肝硬化患者应绝对限制。

少量多餐

每餐进食量不宜过多，可适当增加餐次，要吃软且无刺激的食品。

> **肝病食疗方**
>
> **百合粥：** 百合60克，大米100克。将百合洗净切碎，与大米同放锅内加适量水煮粥。可做早、晚餐服用。
>
> **玫瑰鲤鱼汤：** 赤小豆500克，鲤鱼1条（500克左右），玫瑰花15克。将鲤鱼去鳞及内脏后洗净，与赤小豆、玫瑰花同放锅内，加适量水烧煮至熟，去花后调味即成。每天或隔日1次，分2~3次服。能活血补血、利湿、健脾益气。

痛风患者的饮食原则

饮食控制对痛风患者十分重要。患者体内尿酸的升高主要是因为内原性生成过多，因此患者的饮食控制是控制疾病的关键。对痛风患者而言，营养调治的目的是通过限制嘌呤饮食，采用低热量、低脂和低蛋白质饮食，防止痛风的急性发作。

限制嘌呤摄入

需根据不同的病情，决定嘌呤摄入量。

◎急性痛风发作期，每天嘌呤摄入量应严格限制。在急性痛风开始发病的3天内，选用基本不含嘌呤或含微量嘌呤的食物。

◎痛风缓解期，可采用含微量嘌呤或中等量嘌呤的食物。

◎慢性痛风或缓解期，可以适当放宽嘌呤摄入的限制，自由选食含微量嘌呤的食物。嘌呤的每日摄入量应在75毫克以内，此情况下可将瘦肉（煮沸去汤）与鸡蛋、牛奶交替食用，防止过度饥饿。

低热量饮食

肥胖者体内嘌呤代谢异常，肾脏排出尿酸减少，可导致高尿酸血症，故应控制热量摄入。应以植物性食物为主食，如大米、面粉，食量仍需控制在合适范围，即糖类摄入占总热量的50%~60%。果糖摄入应适量。在限制总热量的同时，患者体重忌减得太猛，争取逐步达到和维持理想的体重，以防酮血症发生。

低蛋白质饮食

因为许多含蛋白质丰富的食物生成的嘌呤也多，故不宜多摄入蛋白质，每千克体重蛋白质摄取量控制在0.8~1.0克，或每天给予50~70克蛋白质。宜选用不会引起血尿酸升高的牛奶、干酪、鸡蛋、谷类和蔬菜作为蛋白质的主要来源。

低脂肪饮食

脂肪有阻碍肾脏排泄尿酸的作用，使血尿酸升高，故需限制食物脂肪的摄入量。每日脂肪摄入控制在50克左右为宜，以利于尿酸的排泄。在烹调肉

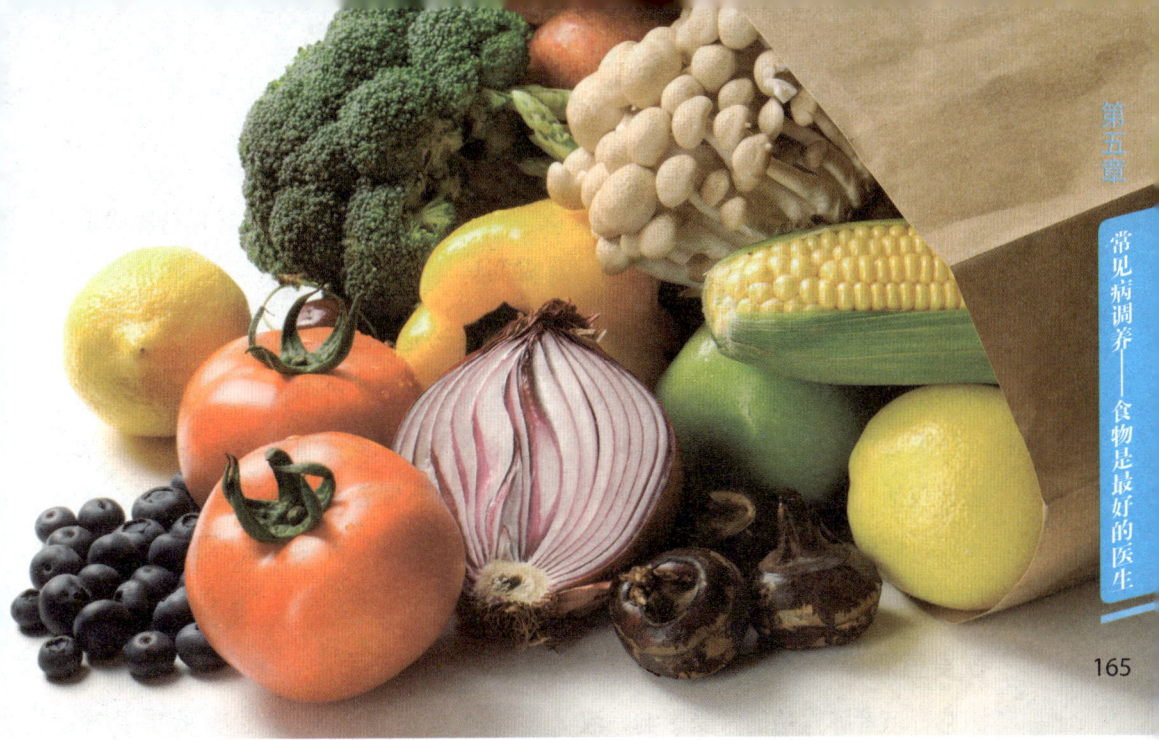

类时，可用水焯过后去汤，能帮助去除部分肉中的嘌呤含量。宜采用用油少的清蒸、白煮、汆、炖等烹调方法。

常用食物嘌呤含量

嘌呤 （毫克／100克）	食物名称
0～75	大米、白面粉、藕粉、牛奶、鸡蛋、水果、猪油、植物油、蔬菜、冰淇淋、糕点、各种硬果
75	羊肉、火腿、豌豆、菠菜、粗粮、麦片、鸡肉、全谷面包、麸皮
75～150	牛肉、猪肉、鸡汤、鲤鱼、鹅肉、兔肉、扁豆
150～1000	胰脏、沙丁鱼、肝、肾、脑、肉汤

感冒患者的饮食原则

感冒是感触风邪或流行病毒，引起肺部功能失调，出现发热、咳嗽、鼻塞流涕、喷嚏、头痛、舌苔薄等主要症状的一种外感病。感冒与现代医学所指的急性上呼吸道感染和流行性感冒相似。

感冒包括普通感冒（伤风）与时行感冒（流行性感冒），感冒时应掌握如下食疗原则。

饮食宜清淡

因感冒患者脾胃功能常受影响，清淡的食物易于消化吸收，可减轻脾胃负担，故宜食米粥、米汤、牛奶、玉米面粥、面条、蛋汤等清淡的流质或半流质食物。

多饮水

饮水有助于排泄毒素，保持呼吸道湿润。

宜多吃水果、蔬菜

风寒感冒者可多食生姜、葱白等，风热感冒者宜多食油菜、空心菜、菠菜等，暑湿感冒者宜多食茭白、西瓜、冬瓜、丝瓜、黄瓜等。邪热稍平时，则宜多食西红柿、藕、苹果等。

忌饮食不节

风寒感冒者忌食生冷瓜果及冷饮等。风热感冒者忌食辛辣、热性的食物，如酒等，以免助热。感冒伴有食欲不振者，忌油腻的食物，如油炸品、奶油蛋糕等。暑湿感冒者除忌肥腻外，还应忌过咸食物，因过咸可凝湿生痰，刺激气管引起咳嗽加剧，不利于感冒恢复。

忌饮酒和浓茶

酒，尤其是高酒精度的酒，可使全身血管扩张，中枢神经系统兴奋，影响睡眠，引起头痛、免疫力下降，使病情加重。饮浓茶不仅影响感冒患者的休息，而且茶叶中的某些成分还可对抗、降低或干扰解热镇痛药的药效。另外，一些治疗感冒的中成药中的酸性或生物碱成分，容易与茶叶中

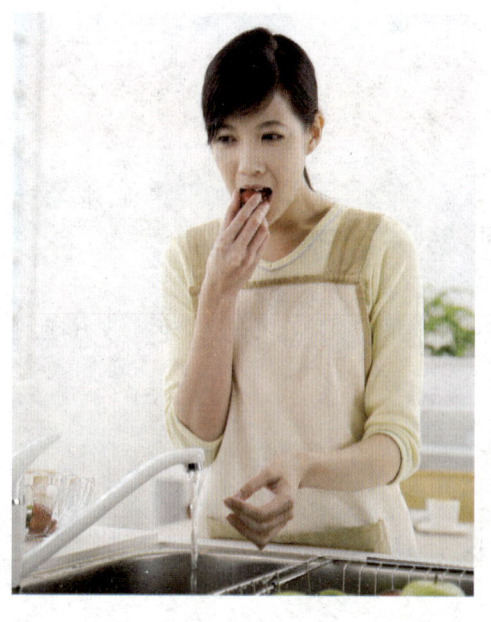

的鞣酸发生沉淀反应，使药物变质失效。因此，在感冒治疗期间，最好不饮浓茶，更不要用浓茶水送服药。

慢性腹泻患者的饮食原则

慢性腹泻的病因比较复杂，可由急、慢性炎症演变而来，也可由着凉、过敏或精神因素引起。其临床表现也多种多样，有的便次增多，有的五更泄泻，有的持续数月，有的数十年不愈。便呈软便、黏液便或脓血便，伴或不伴腹痛、消瘦及贫血等。

慢性腹泻患者在饮食上应注意以下几点。

供给高热量、高蛋白质、高维生素

三高膳食可弥补机体因腹泻造成的消耗，提高机体抵抗力。

选用少渣膳食

避免富含膳食纤维及易致胀气的食品，因这类食品可刺激肠道蠕动，加重病情，如粗粮、土豆、芹菜、韭菜、黄豆芽等。可选用膳食纤维少的绿叶菜或水果，如嫩白菜心、去皮的西红柿、茄子、冬瓜、马铃薯及苹果、橘子等。

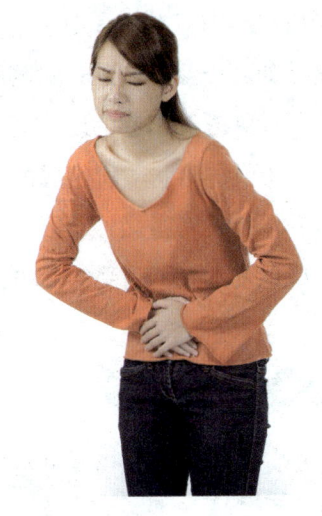

食用低脂食物

高脂肪在肠道难于消化吸收，可加重肠道负担，因此烹调中宜少用油，忌煎炸，多用蒸、煮、氽、炖、烩的烹调方法。

忌刺激及辛辣食品

忌食辣椒、咖喱、芥末等刺激性食物；忌食生、冷、硬食物。

多补充含铁物质

慢性腹泻伴贫血时，宜食用含铁丰富的食物及注意维生素的补充，如土豆、动物肝脏等；慢性腹泻伴脱水时，应注意适当补给水、盐，可喝点淡盐水或橘子水等饮料。

由于引起慢性腹泻的原因很多，饮食安排应结合具体病情和患者对食物的耐受状况确定。例如，腹泻是因对乳糖不耐受所引起的，在饮食中应避免含乳糖的食品如乳类及其制品；对胰腺功能不全、胆汁缺乏等引起的脂肪泻，可采用C8～C10中链脂肪酸所组成的三酰甘油做营养治疗；对过敏性结肠炎引起的腹泻，应忌食本人不耐受的食物。

慢性腹泻食疗方

薏苡仁粥： 每次用30～50克薏苡仁加水煮粥食用。

煮山药： 每次用山药15～30克，煮水喝或蒸食，可治疗脾虚泄泻、久痢、虚劳咳嗽、消渴等。

饮食上如何预防癌症

很多流行病学、动物及临床试验都证明，调节饮食结构，增加蔬菜、水果、五谷、豆类的摄入，可以有效地预防癌症。为了预防癌症，应做到以下几点。

食物来源

主要选择植物来源的食物，如蔬菜、水果、豆类和低加工度的谷类。

常吃蔬菜和水果

为了预防癌症，应常年进食多种不同的蔬菜和水果，每日400～800克。美国医学家在广泛实验研究的基础上得出结论：几乎在癌症发展的每个阶段，都可以在蔬菜和水果中找到一种或多种能减缓、阻止，甚至消灭癌肿的植物化学物质。

吃植物性食物

每天吃多种富含淀粉或蛋白质的加工度较低的谷类、豆类、根茎类食物600～800克，使其热量占总热量的45%～60%，少吃精制糖。

限制酒精饮料

如果做不到禁酒，至少应不过量饮酒，男性每天限饮两份，女性限饮一份（每份指啤酒200毫升，或果酒100毫升，或烈性白酒25毫升）。

少吃红肉

每日红肉的摄取量应少于80克，最好吃鱼类和禽类。

限制油脂类

限制吃含脂肪较多的动物性食物，可摄入适量植物油，使其占总热量的15%～30%。

少吃食盐和腌制食品

成人的食盐摄取量每天应在6克以下，少吃腌制食品。

要妥善贮存食品

避免吃贮存期长、受真菌污染的食物。易腐败、不能及时吃掉的食物应冷冻保存。

限制食品添加剂及农药残留量

对于食品添加剂、农药及其残留量和其他化学污染物，国家有严格的限量和监测，在规定范围内，对人体不会产生有害作用。

注意烹调方法

不要吃烧焦的食物，少吃熏烤的食物，提倡低温烹调。

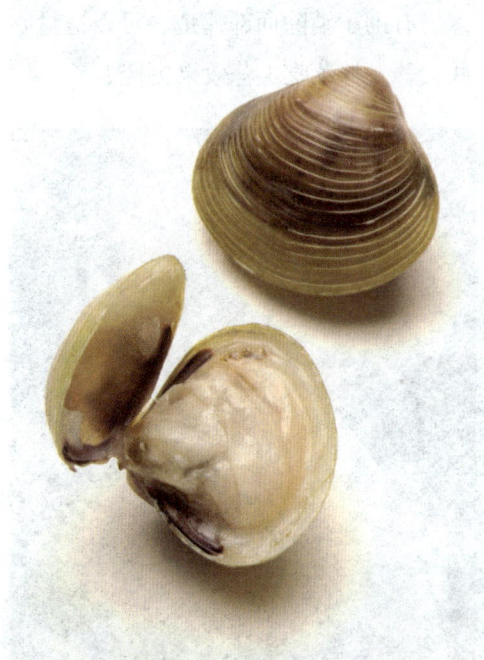

怎样消除食物中的致癌物

咸肉、香肠等肉制品：千万不要油煎烹调，因为在高温下可促进亚硝基化合物的合成，使其中的亚硝基吡咯烷和二甲基亚硫胺等致癌物含量增高。在食用中搭配一些生的新鲜蔬菜和水果为佳。

咸鱼：咸鱼中含亚硝基化合物较多，因此食用前最好用水煮一下，或者蒸一下也可，汤汁要去掉，不要食用。

盐腌菜：一般人们常用水煮、日照、热水洗涤等方法来达到消除致癌物的目的。其中最佳的方法还是用水煮，但对腌菜的味道有所影响。

虾皮、虾米：食用虾皮和虾米前，最好用水煮后再烹调，或在日光下直接暴晒3～6小时，也可达到消除、降低致癌物的目的。

在食用这些特殊风味食物的同时，搭配些高维生素含量的新鲜蔬菜、水果是很有必要的。

痤疮患者的饮食原则

痤疮是一种发生在皮肤内脂腺的疾病。皮脂经由毛孔分泌出一种叫做皮脂腺的脂肪性润滑油，在脸上和头皮上最多。当皮脂阻塞了毛孔，痤疮就会产生。当皮脂和氧接触，就变黑并且形成黑头，由皮脂和被细菌侵蚀死去的细胞组成的外头阻塞物，造成蓄脓的发炎或者面疱。

痤疮不仅仅发生于青少年，它会侵袭任何年龄的人。无数青少年被痤疮弄得苦恼不堪；同样，无数的成年人也有这样的情形。

在饮食上，痤疮患者可遵循如下几个原则。

补充维生素C和B族维生素

维生素C是形成连接结缔组织细胞胶原质的重要物质，并且是维持健康皮肤所必需的。维生素B_2和维生素B_6可调节代谢紊乱，治疗脂溢性皮炎。

补充锌和硒

痤疮很容易受到感染，而且会造成疼痛和伤疤。锌和硒是两种能帮助抵抗感染、增强免疫的矿物质。

补充嗜酸菌

因为嗜酸菌具有控制酵母菌感染的能力，被公认是"好的细菌"，它也被认为是对抗痤疮武器中的有效成分。酸奶酪中有嗜酸菌，也有液状和胶囊状的产品。

适当吃些大蒜

大蒜含有丰富的β-胡萝卜素（维生素A原）、B族维生素、维生素C及钙、钾、铁和硒，最重要的是它含有蒜素，有助于消除面部痤疮，可以适量吃些大蒜，拌菜吃生蒜效果更佳。

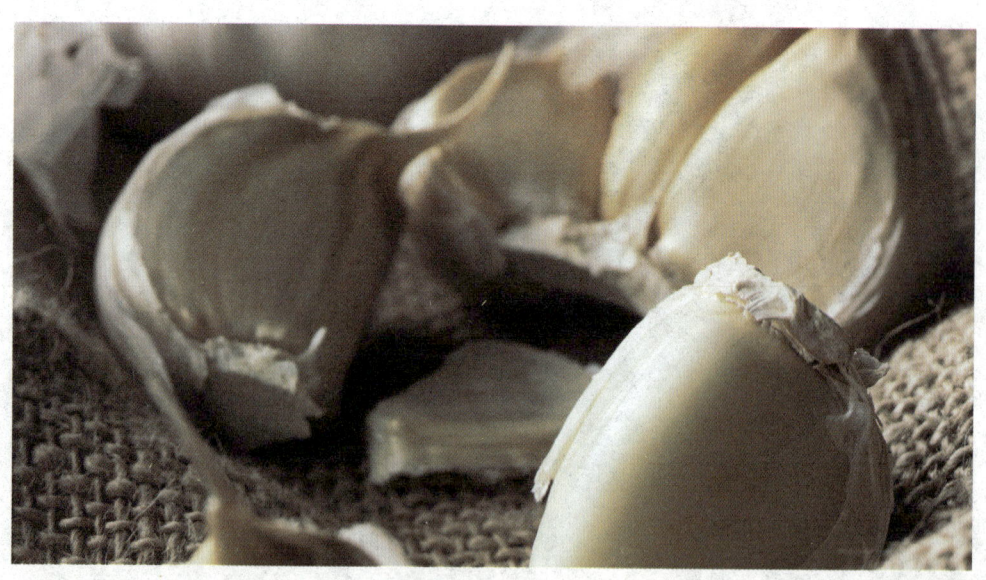

少吃油腻食物和含糖量高的食物

油腻食品会使皮脂过量分泌，加重粉刺的生长，如肥肉、猪油、奶油、甜面包、奶油蛋糕、炸薯条、饼干等应避免食用；含糖量高的食物会转化为脂肪，从而促进皮脂的分泌。高糖类食品有糖果、巧克力、蜂蜜、苹果脯、蜜枣以及各种甜味蜜饯。

忌吃辛辣刺激性食物

辛辣刺激性食物，如烟、酒、生葱、生蒜、辣椒、芥末、咖啡、浓茶、巧克力等，应尽量不吃，因为这些食物有刺激皮脂腺分泌皮脂的作用，会使痤疮加重。

忌吃腥发之物

腥发之物也常使皮脂腺的慢性炎症扩大并难以治愈，故腥发之物必须禁食。特别是海鱼，如海鳗、海虾、海蟹、象皮鱼、带鱼等；贝壳类食物也属易发之品，如蛤蜊、淡菜以及蟹等。羊肉属肉类中的腥发之物，食用羊肉可使机体内热壅积而病情加重，故必须禁食。

> **痤疮食疗方**
>
> **薏苡仁海带粥**：薏苡仁15克，枸杞子、桃仁各15克，海带末、甜杏仁各10克，绿豆20克，粳米50克。将桃仁、甜杏仁用纱布包好，水煎取汁，加入薏苡仁、海带末、枸杞子、粳米、绿豆同煮粥吃。每日食2次。适用于防治痤疮。
>
> **山楂桃仁粥**：山楂、核桃仁各9克，荷叶半张，粳米60克。先将山楂、桃仁、荷叶煮汤，去渣后加入粳米煮成粥。每日食1剂，连服3日。适用于痰淤凝结所致的痤疮。

前列腺肥大患者宜吃的食物

前列腺肥大为男性生殖系统附属腺增生过度之病。老年男性最为明显，可能与老年人内分泌紊乱及前列腺慢性炎症有关。临床上轻者一般无明显症状，仅感到排尿变细。当病情进一步发展时，增生的前列腺进一步压迫尿道，此时如遇寒冷、饮酒及其他刺激时，则会突然发生尿潴留，患者感觉下腹部膨胀、尿急、排尿困难，无论如何使劲都不能把尿排出，精神极度紧张。

前列腺患者宜吃的食物如下所述。

宜吃的主食：可选用有利尿作用的主食，如粳米、小米、玉米面、玉米、高粱米、面粉、赤小豆、绿豆、蚕豆、黄豆、黑豆等。其中粳米煮粥，气薄味淡，可下行利尿。玉米、小米利小便作用亦佳。

宜吃的肉类：很多肉类食品有利尿作用，可供前列腺肥大患者选用，如猪肉、鸡肉、白鸭肉、野鸭肉、鲤鱼、青鱼、银鱼、黄颡鱼、鲈鱼、鳡鱼、鲍鱼、鲛鱼、黑鱼、鲮鱼、蛤蜊肉等。

宜吃的蔬菜：冬瓜、莴苣、黄瓜、茄子、节瓜、朝鲜蓟、西葫芦、白瓜、萝卜、菜心、蕹菜、苋菜、生菜、雪里蕻、金针菜、青椒、苦瓜、大白菜、圆白菜等蔬菜，多可利尿、通利小便。其中菜心、茄子还可清热解毒、散血消肿。

宜吃的水果：西瓜、甜瓜、苹果、芒果、山楂、李子、葡萄、柑、香蕉、橘子、猕猴桃、草莓、菠萝、黄皮果、荸荠、甘蔗等水果，既能补水利尿，又可清热消肿。

> **前列腺食疗方**
>
> **玉米李仁粥：**薏米50克，郁李仁15克，将两物同煮成粥，加适量调料食之。本方用于小便不通、点滴而下、涩痛难忍之证。
>
> **绿茶通草小麦茶：**绿茶1～2克，通草5～10克，小麦25克。先将通草和小麦放锅内加水400毫升煮15分钟，用汁沏茶，分3次服用。本法对前列腺炎小便不通者有效。

更年期综合征的饮食原则

女性更年期综合征，又叫绝经期综合征或绝经前后诸症。多发生于45～55岁，因卵巢功能减退而出现月经不调，内分泌功能紊乱，自主神经功能紊乱，月经断绝，生育能力完全丧失。表现为情绪不安、烦躁或忧郁，阵发性面部潮红、头痛、心悸、失眠、出汗、肢麻、腹胀、便秘等一系列症状。

在饮食上，更年期综合征患者可遵循以下原则。

多吃含优质蛋白质的食物

多吃鸡蛋、猪瘦肉、鱼、大豆及其制品，这些食物易为机体利用，可以修补组织，提供益血的营养成分。

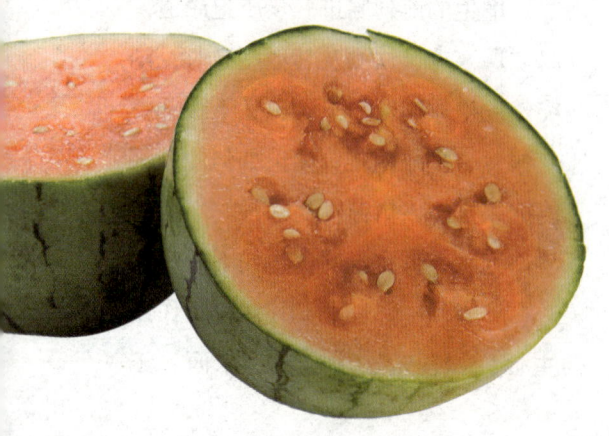

多吃富含钙、铁、铜的食物

多吃牛奶、豆类、海鲜、绿叶蔬菜、水果、干果等食物，以补充因雌性激素不足而引起的缺钙和失血过多导致的贫血。

多吃富含B族维生素、维生素C的食物

多吃全麦，糙米，豆类，猪瘦肉，新鲜蔬菜，水果等富含B族维生素、维生素C的食物。B族维生素有维持神经健康和促进消化的作用，有利于增加机体抵抗力。维生素C可促进铁的吸收、降低微血管脆性，可纠正贫血和增强抵抗力。

忌食辛辣、提神的食物

辣椒、胡椒、芥末、花椒、大蒜、葱、姜、韭菜等辛辣食物能刺激大脑皮层兴奋，使本已兴奋的神经系统进一步亢进，同时又会伤津耗液，从而加重烦躁激动、潮热出汗等症状。咖啡、浓茶、巧克力等食品有刺激神经兴奋的提神作用，饮用后会加重失眠症状，造成晚上睡不着、白天无精打采的恶性循环。

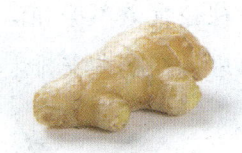

更年期综合征食疗方

小麦大枣汁：小麦30克，大枣5枚，甘草5克，共加水煎服。每日1剂。

鲜枸杞汁：鲜枸杞250克，洗净后用纱布包裹，榨取汁液。每次服10～20毫升，每日服2次。能补肝益肾，适宜月经紊乱或月经量过多过少，或先期或退后，头晕目眩，五心烦热，面潮红，腰酸软等症。

大枣炖猪皮：猪皮60克，洗净，切块；大枣10克，洗净。两味同装入瓷罐内，隔水炖熟后分食。

胆囊炎与胆石症患者的饮食原则

胆囊炎和胆石症两者常互为因果，常在同一患者身上出现。胆结石的形成与胆道不畅、感染及胆固醇代谢失调关系密切。胆道寄生虫和细菌感染是胆囊炎和胆石症的重要原因。在日常生活中，如采取积极防治措施，注意饮食卫生，少吃高脂肪、高胆固醇食物，避免暴饮暴食，对此病的预防大有裨益。

胆囊炎和胆石症患者应遵循以下的饮食原则。

按病情合理进食

急性发作期的重症患者应禁食，

由静脉补给营养物质；当能进食时，应禁食脂肪和刺激性食物，可短期使用高糖类的流质饮食。随病情逐渐缓解，可给予低脂肪半流质或低脂少渣软饭。每日应少量多餐，仍须限制肥肉、油炸食物及含脂肪高的果仁类食物。含胆固醇高的蛋黄、肥肉、动物肝肾、鱼子等因与胆石症的形成有关，也应忌食。避免酒类和刺激性食物或浓烈调味品。

供给充足的糖类

作为热量主要来源的糖类，患者每日可供给300～350克，既有利于消化，又可增加肝糖原合成，对肝细胞有保护作用。

摄入丰富的蛋白质

胆囊炎时，不但胆囊本身受损害，而且所产生的毒素可通过胆道返留到肝脏，使肝脏收到损害。因此，应供给富含蛋白质的食物，以修复损害的肝、胆组织。因此供给量应以每千克体重1～1.2克为宜，但应注意避免伴随蛋白质摄入过量的胆固醇。

严格限制脂肪供给量

因脂肪能刺激病变胆囊收缩，引起剧烈疼痛，故在发作期应严格限制脂肪供给量，每日的脂肪供给量应低于40克或禁食，病情好转以后每日可提高到40～50克。

多补充水分

适量增加水的摄入量，以稀释胆汁，促进胆汁的分泌和排出。

胆囊炎与胆石症食疗方

蒲公英茶：干蒲公英50克（鲜者为全草100～150克），先用凉水1000毫升浸泡，后文火煎5～7分钟，分两天饭后当茶饮，每日3次，两天换一次药，连喝1个月。

发热患者的饮食原则

人的体温受神经体液的严格控制，通常情况下恒定在37℃左右。当机体受到微生物侵袭、理化因素的作用以及许多疾病的影响，体温会升高。发热是机体的防御反应。发热时机体新陈代谢加快，营养物质及氧气消耗增加，对营养素需求增加。而发热使消化液分泌减少，胃肠道运动减慢，患者往往食欲不振和消化不良，所以发热患者在膳食安排上应注意做到以下几点。

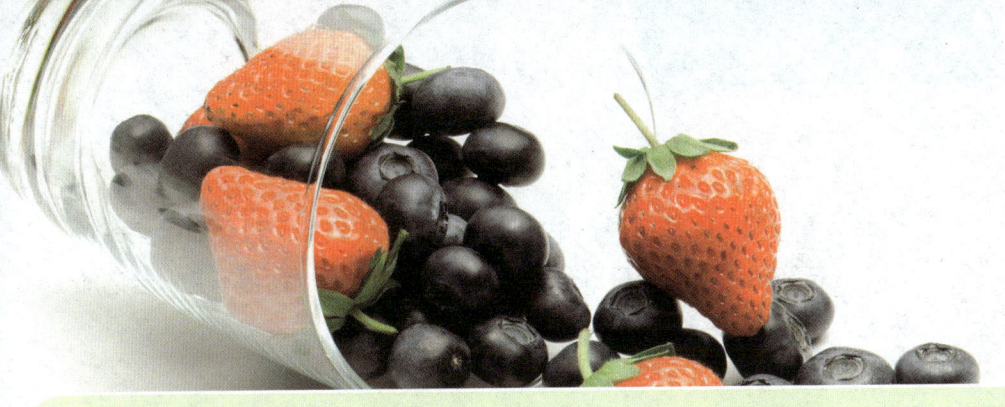

供给充足的热量

为满足患者食欲,脂肪不宜高,主要以糖类供热量,可吃米汤、藕粉、绿豆汤、米粥、面片、面条等。

蛋白质宜量足质优

每日每千克体重蛋白质摄入量为1~1.5克,可选用牛奶、豆浆、鸡蛋、鱼等。

摄入充足的维生素和矿物质

可选食水果、果汁、菜汁,因为维生素有解毒功能,宜多吃含钾较多、水分也较多的生梨和橘子等水果。

尽量多饮水

水能促进毒素尽快从体内排出,促进发汗,有利于降温。

注意饮食清淡可口,易于消化

饮食应力求清淡,易消化。一般以流质或半流质食物为主,如米汤、稀饭等,并搭配一些新鲜水果。

骨质疏松症患者的饮食原则

骨质疏松症给患者生活带来极大不便和痛苦,治疗收效很慢,一旦骨折,还可能危及生命,因此,骨质疏松患者在饮食上一定要注意以下几点:

1. 不能吃得过咸。吃盐过多，也会增加钙的流失，会使骨质疏松症症状加重。在实验中发现，每日摄取盐量为0.5克，尿中钙量不变；若增加为5克，则尿中钙量显著增加。

2. 不能多吃糖。多吃糖能影响钙质的吸收，间接地导致骨质疏松症。

3. 要注意适量摄入蛋白质，但不能过多。摄入蛋白质过多会造成钙的流失。实验发现，妇女每日摄取65克蛋白质，若增加50%左右，也就是每日摄取98克蛋白质，则每日增加26毫克钙的流失。

4. 不宜喝咖啡。嗜好喝咖啡者较不喝者易流失钙。实验发现，一组停经妇女患有骨质疏松症的患者中，有31%的人每天喝4杯以上的咖啡；而另一组骨质正常者中只有19%的人每天喝4杯以上的咖啡。

5. 不能长期饮浓茶。茶叶内的咖啡因可明显遏制钙在消化道中的吸收和促进尿钙排泄，造成骨钙流失，日久诱发骨质疏松。

6. 不宜用各种利尿药、抗癫痫药、甲状腺旁素、可的松等类药物。这些药物可直接或间接影响维生素D的活化，加快钙盐的排泄，妨碍钙盐在骨内沉淀。因此，骨质疏松症患者必须严格禁止使用上述药物。如因别的疾病需要用，也必须在医师的指导下用药。

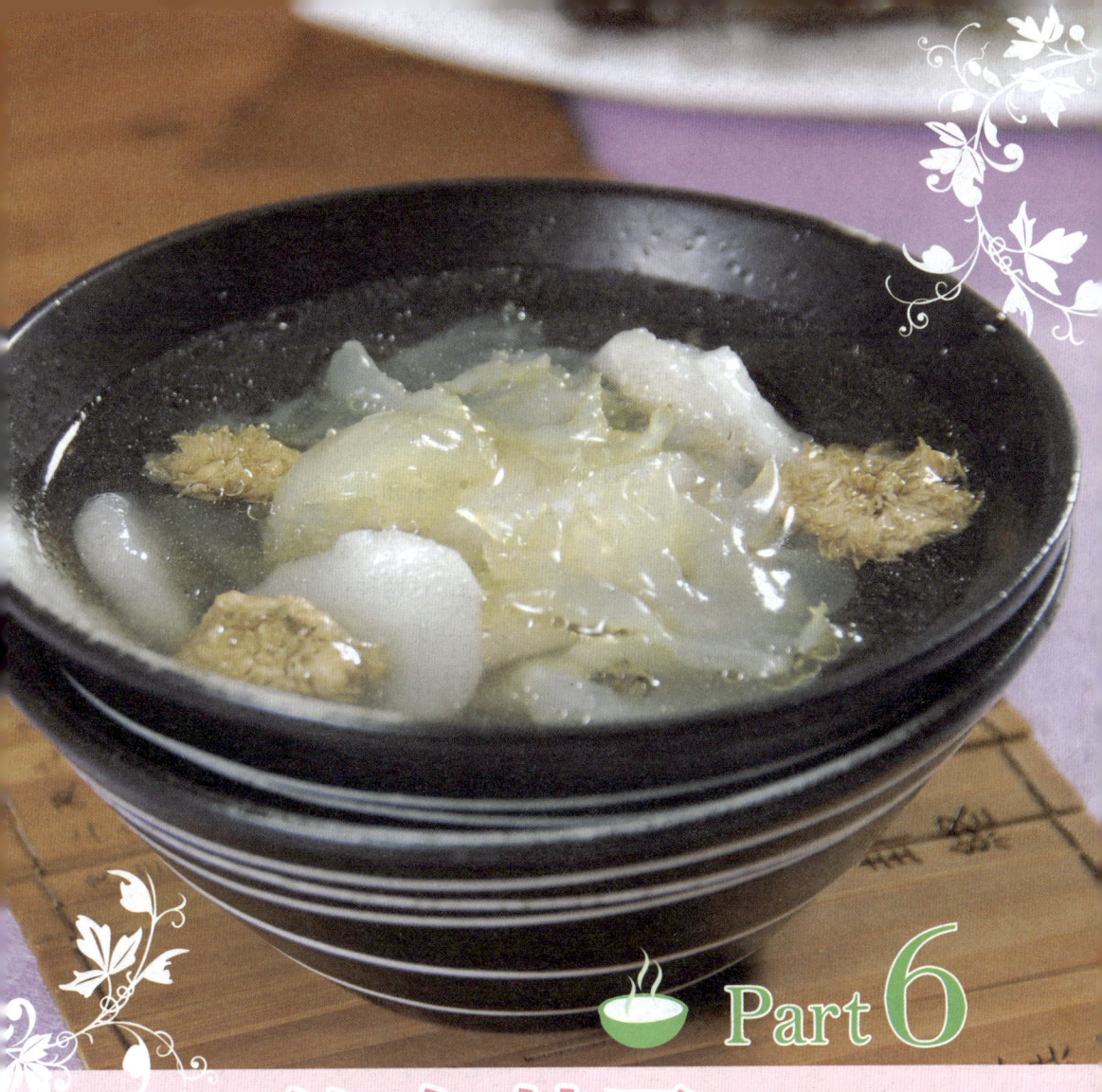

Part 6

饮食禁忌——
细节决定健康

饮用牛奶应注意的问题

牛奶是营养饮料，是人们获得蛋白质和钙的良好来源，老少皆宜。但是，饮用牛奶应该注意什么呢？

忌喝不新鲜牛奶：新鲜的牛奶与不新鲜的牛奶营养素相差很大，所以最好喝新鲜牛奶。把1滴牛奶滴在指甲上，如果牛奶呈球状，就是新鲜牛奶；如果落在指甲上就流走了，则是不新鲜牛奶。

忌文火煮：用文火煮牛奶，会使牛奶中的维生素受到空气中氧的破坏。旺火煮牛奶很容易溢出来，沸后应立即离火，然后再放火上烧开，几放几落，反复三四次，这样不仅能保持牛奶中的丰富营养成分，而且还能杀死牛奶中的布鲁杆菌。旺火多煮是科学煮牛奶的方法。

Tip

目前，牛奶经过科学灭菌后封闭包装，可以直接饮用。如想喝热奶，可采取隔热加温的方法，将鲜奶袋放进热水中5分钟即可，这样可保留更多的营养素。

忌空腹喝牛奶：要使牛奶的营养很好地被人体所吸收，最好不要空腹喝牛奶，因为空腹喝的牛奶在胃中停留的时间短，与胃液不能充分地发生酶解作用，牛奶中的蛋白质就会作为身体中的热量消耗掉，不能很好地发挥作用。所以喝牛奶时应与面包、蛋糕、饼干等面食同吃。

忌放糖煮：不少人在煮牛奶时就把糖加进去，以为这样能使糖尽快溶化，殊不知加热时放糖是一种不科学的做法。因为牛奶含有赖氨酸，白糖含有果糖，这两种物质在高温下会形成结合物——果糖基赖氨酸。这种物质不但不能被人体消化吸收，破坏了蛋白质的营养价值，更糟糕的是对人体还有一定的毒性，所以牛奶加热时千万不要加糖。若想喝加糖牛奶，可以等牛奶稍放凉后再加糖。

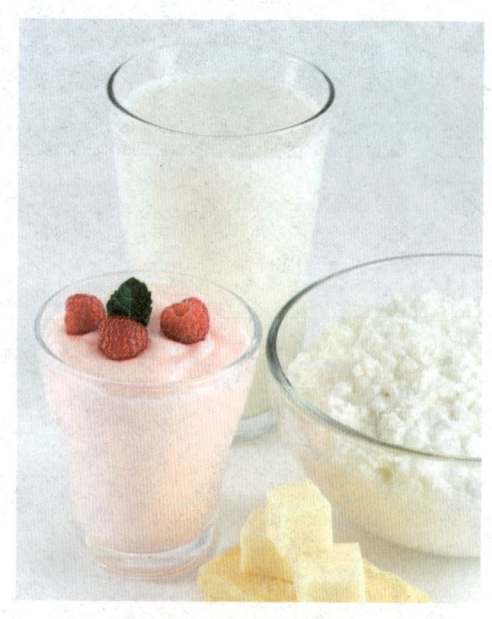

牛奶忌加巧克力：牛奶含有丰富的蛋白质和钙，巧克力被称为能源食品。一起吃时，牛奶中的钙与巧克力中的草酸结合，形成不溶的草酸钙，人不但无法吸收，时间长了还会出现头发干枯、腹泻、缺钙和生长发育迟缓的现象。因此，喝牛奶和吃巧克力的时间要分开，喝牛奶时最好吃些饼干、面包之类的糖类食品。

喝豆浆的禁忌有哪些

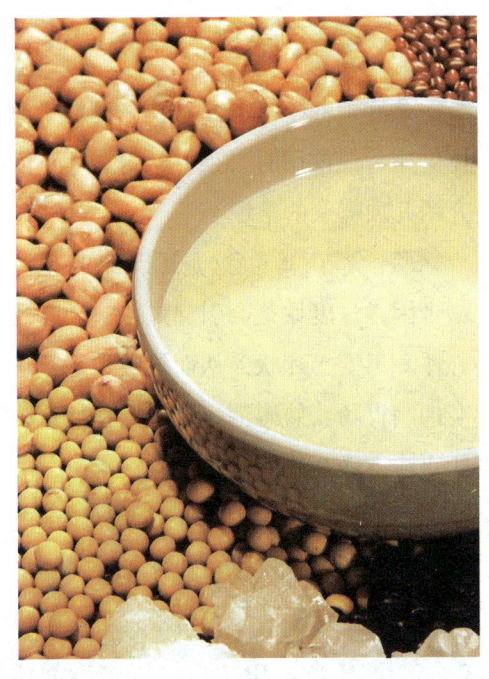

豆浆是一种营养可与人乳、牛奶相当的食品，对人体十分有益，老幼皆宜。

豆浆益处甚多，但喝法要讲究科学，应注意以下几点。

忌喝半生不熟的豆浆：这是由于豆浆中有一种皂素，在100℃高温中才被分解，在煮豆浆过程中，皂素受热极易膨胀，出现泡沫，浮在豆浆上层，这时豆浆并非已煮沸，要等豆浆真正全部煮沸后才可饮用，以免因皂素未被分解而进入人体，刺激肠黏膜，引起中毒。

忌在豆浆中冲红糖：因红糖中的有机酸能与豆浆中的蛋白质结合，产生变性沉淀物，故忌用。应改用白糖较好。

忌将豆浆装入保温瓶：豆浆中有能除掉保温瓶内水垢的物质，在温度适宜的条件下，以豆浆作为养料，瓶内细菌会大量繁殖，经过3～4小时就能使豆浆酸败变质。

忌喝过量：一次喝下大量豆浆易引起过食性蛋白质消化不良，产生胀满、腹泻等症状。因此，喝豆浆也应适可而止，或分做多次饮用。

忌在豆浆中冲鸡蛋：这是因为蛋清中含有一种叫抗生物素的东西，能与蛋黄中的生物素及肠道里的生物素紧密结合，形成十分稳定、不易为人体吸收的化合物。因此长期在豆浆中冲鸡蛋，会导致蛋白质与维生素H（生物素）缺乏症。

饮茶有哪些禁忌

茶叶营养丰富，经常饮茶有益于身体健康，但饮用时必须科学得法。下面介绍几项喝茶的常识。

忌饮茶过度：这是因为茶叶里有咖啡因，过度饮茶会引起焦急、烦躁、心悸、不安等症状，从而导致失眠；还会抑制胃肠，妨碍消化，降低食欲。因此要注意饮茶适量。

忌饮浓茶：茶水一般在人体内能滞留3小时左右，而浓茶滞留时间则更长，这样茶碱在人体内积聚过多，致使神经功能失调。由于茶叶中鞣酸的作用，可使肠黏膜分泌黏液功能下降，发生便秘。茶量一般每天以5～10克，分两次泡饮为宜。

忌饮久泡茶水：饮茶要现泡现饮，这样效果最佳，如泡时过久，就会失去茶香，使茶中维生素C、维生素B遭受破坏。此外，久泡茶叶，其中咖啡因会积聚过多，鞣酸大大增加，会产生刺激作用，特别是患有痛风、心血管与神经系统疾病者，更应忌饮久泡的茶水。

忌空腹饮茶：古人说："早时一杯茶，胜似强盗入穷家（一无所得）。"意即早晨空腹不宜饮茶，因为空腹饮茶，冲淡了胃液，降低了胃酸的功能，妨碍消化，并影响对蛋白质的吸收，易引起胃黏膜炎症。

忌饮隔夜茶：茶水放久了，不仅会失却维生素等营养成分，且易发馊变质，甚至生霉。茶水中的鞣酸还会成为刺激性很强的氧化物，易伤脾胃，引起炎症。

忌用茶水服药：茶叶中含有大量鞣酸。如用茶水服药，鞣酸同药物中的

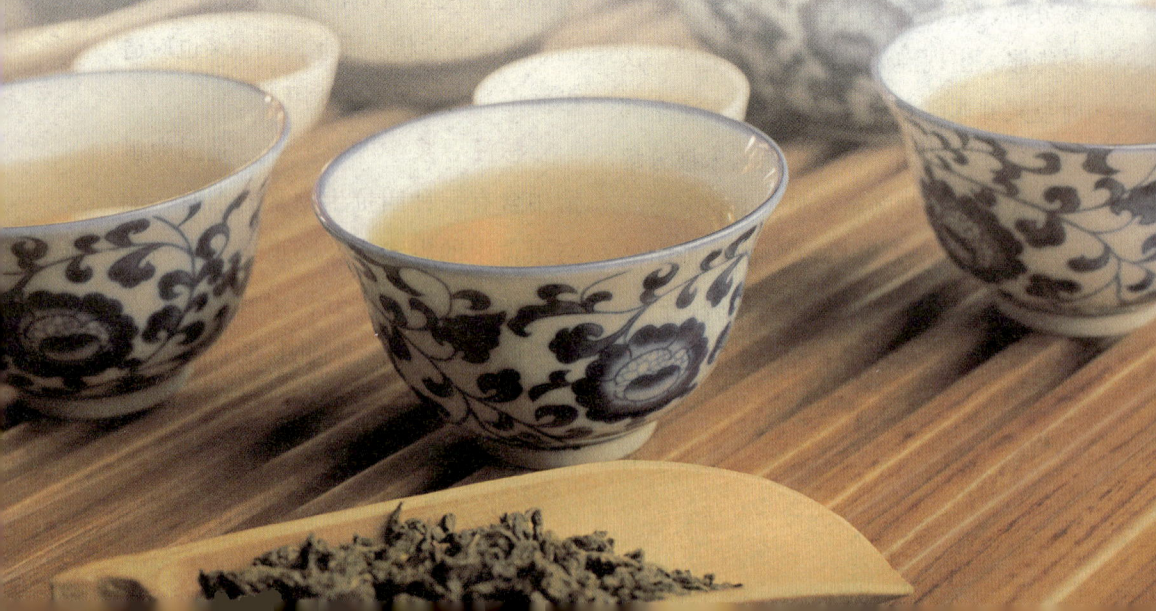

蛋白质、生物碱及金属盐等发生化学作用而产生沉淀，势必影响药物疗效，甚至失效。

忌饮头遍茶：讲究喝茶的人，都不喝或少喝头遍茶，这是因为一方面出于色香的考虑，为了取其精华；另一方面是为了少喝进些真菌。因为茶叶在生产、包装、运输、存放过程中，极易受霉菌污染，因此尽量不饮头遍茶，把浮在茶面的茶水倒掉，更为安全。

忌睡前饮茶：睡前2小时，最好不饮茶。否则会使精神过于兴奋而影响入睡，甚至引起失眠。老年人睡前饮茶，易心慌不安、多尿，更会影响睡眠。如因饮茶引起失眠，即使服用安眠药，也是无济于事的。

忌发热时饮茶：有些发热的患者仍照常喝茶，甚至喝浓茶，这样不但不能降低体温，还会导致体温增高，因为茶叶中的茶碱会提高人体温度，还会使降温药物的作用消失或大为减少。

不宜喝的水有哪些

生水：生水中含有对人体有害的细菌、病毒和寄生虫。喝了生水，很容易引起急性胃肠炎、病毒性肝炎、伤寒、痢疾及寄生虫感染。特别是现今大小河道、水库、井水都不同程度地遭受工厂废液、生活废水和农药的污染，喝生水更易引起疾病。

老化水：俗称"死水"，也就是长时间贮存不动的水。常饮这种水，对未成年人来说，会使细胞新陈代谢明显减慢，影响身体的生长发育；中老年人则会加速衰老。此外，许多地方食道癌、胃癌发病率的日益增高，可能与长期饮用老化水有关。有关资料表明，老化水中的有毒物质，会随着水贮存时间的增加而增多。

千滚水：千滚水就是反复煮沸的水。这种水因煮得过久，水中不挥发性物质，如钙、镁等重金属成分和亚硝酸盐的含量很高，久饮这种水，会干扰人体的胃肠道功能，使人出现暂时性腹泻、腹胀。亚硝酸盐还会造成人体缺氧，严重者可出现昏迷、惊厥，甚至死亡。

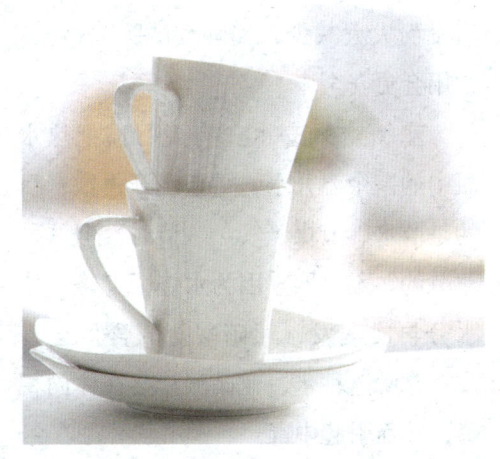

蒸锅水： 蒸锅水就是蒸馒头、包子等的剩锅水，特别是经过多次反复使用的蒸锅水，亚硝酸盐的浓度很高。常饮这种水，或用这种水煮稀饭，会引起亚硝酸盐中毒。另外，蒸锅水中的水垢随水进入人体后，经常会引起消化、神经、泌尿、造血、循环等系统的病变而使人体过早衰老。这是由于水垢中含有较多的有害元素如镉、汞、砷、铝等造成的。

不开的水： 人们饮用的自来水，都是经氯化消毒灭菌处理过的。氯处理过的水中还可分离出13种有害物质，其中卤化烃、氯仿具有致癌、致畸作用。当水温达到90℃时，卤化烃含量由原来的每千克53微克上升到177微克，超过国家饮用水卫生标准的2倍。专家指出，饮未煮沸的水，患膀胱癌、直肠癌的可能性会增加21%～38%。当水温达到100℃时，这两种有害物质会随水的蒸发而大大减少，如继续沸腾3分钟，饮用会更安全。

重新煮开的水： 有人习惯把热水瓶中的剩余温开水，重新烧开再饮，目的是节水、节煤（气）、节时。但这种"节约"不足取。因为水烧了又烧，使水分再次蒸发，亚硝酸盐的含量会升高，常喝这种水，亚硝酸盐会在体内积聚，从而引起中毒。

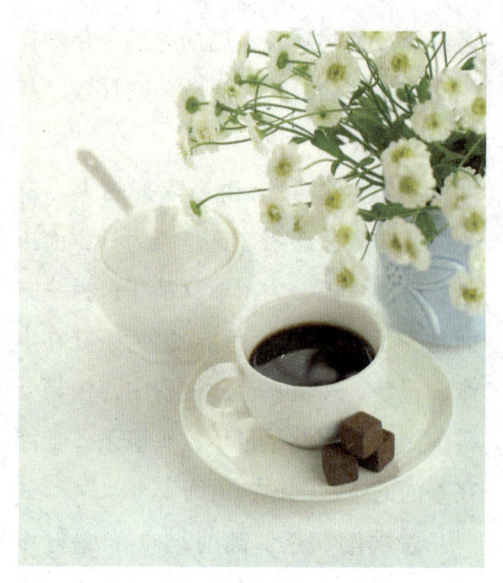

饮咖啡有什么禁忌

咖啡是芳香可口，并能兴奋神经系统的饮料，适量的咖啡对人体是有益的，一般一杯咖啡只含有0.07～0.1克咖啡因，相当于一次用的医药量。

煮咖啡有许多方法，最普通的方法是用带长把的咖啡罐，还可将咖啡放入装有开水的器皿里或用开水冲。为了使咖啡香味不变，不宜长时间地沸煮，因蒸汽泡会带走部分芳香质，影响咖啡香味。

喝咖啡的禁忌有四：

❶ 咖啡烧好后应立即饮用，放凉后泡沫就会遭到破坏。

❷ 一般一天不要饮用两次咖啡。

❸ 心血管病、溃疡病、胃酸过多性胃炎、失眠患者均忌饮用咖啡。

❹ 忌饮浓咖啡，否则会影响心脏功能，刺激肠胃黏膜，尤其是老人和患有神经系统、心血管系统及消化道器官疾病者，更应忌饮浓咖啡。

喝酒有什么禁忌

适量、低度的酒对身体有益处，它可以解除紧张情绪、增加良性胆固醇、促进血液循环、帮助消化、有利消暑，还可摄取低脂肪营养，人们称誉它为"液体面包"（尤指啤酒）。但饮酒也有不少禁忌。

忌借酒御寒：天冷喝上一两杯白酒，似乎可以暖身防寒，殊不知这只是暂时的表面现象。因为人体热量主要靠糖、蛋白质和脂肪供应，酒在人体中产生热量并不多，它之所以进入体内会有暖和的感觉，是因为酒中的乙醇刺激血管扩张，血液循环加速，这样反而使体内散热速度加快，这时如不及时防寒保温，极易引起感冒。

忌边喝酒边抽烟："酒醉可以烟解"的说法，是不科学的。边喝酒边抽烟，危害更大，因为酒中的乙醇刺激血液循环系统，加速血管扩张，从而使人对烟中的尼古丁等有害物质吸收量增大，其危害将加倍。

忌以浓茶解酒：因饮过量酒后，人体会出现口渴、翻胃等现象，所以很多人误认为饮用大量浓茶可以开胃、解酒毒，这是不正确的。因茶叶中所含的咖啡碱会与酒中的乙醇结合产生协同作用，非但不能解酒，反而加重醉酒的程度，起到相反的作用。

忌白酒与啤酒混饮：因人体胃黏膜有一定抵抗酒精渗透的作用，而啤酒却可清洗人体胃黏膜，使酒精容易渗入人体，故白酒与啤酒混饮易使人酒醉。

忌用汽水解酒醉：有人认为汽水是清凉饮料，可用汽水解酒，这是不科学的。因为汽水会使酒精在人体内扩散，加快人体对于酒精的吸收，加重酒精中毒症状。同时，汽水还会产生大量二氧化碳，对胃肠道、肝脏、肾脏均会有损害。

忌酒后即入浴：因酒后入浴，体内储存的葡萄糖会大量消耗，从而引起体内血糖含量下降，导致体温降低。同时酒精抑制了肝脏的正常生理活动能力，阻碍体内葡萄糖储存的恢复，造成机体疲劳，严重的会产生低血糖休克。

忌酒后进行性生活：据科学研究证明，男子大量饮酒后，精液中有20%的精子发育不全，若同房使妻子怀孕，将会有26%的胎儿出现先天性畸形。女性忌多饮酒，以防月经不调、闭经、卵子生成变异。怀孕的妇女常饮酒，会造成流产、早产、难产、死胎等不良后果。我国医书则有"酒后不入室"的警告。

营养知识

患有消化道出血、胃肠炎及胃穿孔、高血压、冠心病、活动性肝炎、肝硬化症、上呼吸道感染、开放性结核等疾病时，严忌饮酒，否则因酒中的乙醇刺激人体，使病症加重，以致并发其他疾病。其他炎症病者，也忌饮酒。

忌摄入过多的盐

盐是人类生活中不可缺少的主要调料，也是人体必需的营养素，它可以调节体内酸碱平衡，维持体液渗透压及肌肉的正常兴奋性，保持细胞通透性；它能促进胃液分泌，增进食欲，活化唾液中的淀粉酶并促进唾液分泌。

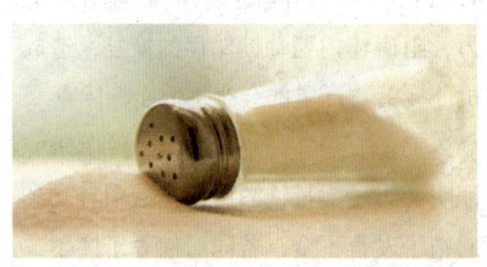

但值得注意的是，食盐过多摄入所引起的一系列疾病。食盐中主要成分是钠，它是冠心病、高血压等心血管系统疾病的主要诱因。专家对一些长寿地区与长寿老人的食谱调查后发现：他们都有低盐饮食的好习惯，我国北方地区用盐量一般较南方地区高，因而患高血压病者也多于南方。不少肾脏病患者的病因与平时摄入过多的食盐有密切关系，这是由于血液中钠离子含量增高后，加重了肾脏的负担。

按科学测定，一个人每天盐的摄入量不应超过5克。体力劳动者，由于出汗多，可以稍多吃些，一般最高每天不得超过6克为好。为了减少食盐的摄入，最好以天然食物为主，尽量减少或避免用盐或酱油腌制过的食物（如咸蛋、咸菜等含钠量高的食物）。此外，要吃好盐、低钠盐（如无钠食盐、食疗盐等），精盐经过加工后，清除了原盐中含有的泥、沙杂质，减少了污染，更加清洁卫生。

忌食过多的糖

糖是人体的营养素之一，是热量的来源，是构成神经、骨骼、眼球角膜、玻璃体的重要成分，是人体各组织细胞不可缺少的原料，是脑神经系统热量的唯一来源。

糖也有不利的一面，吃得过多对健康十分不利。世界卫生组织通过对几十个国家的调查研究后发现，吃糖过多是目前人类死亡的主要原因之一，认为人口病死率与糖的消费量有着直接关系。

老年人心血管病的发生与吃糖过多有关，由于糖的摄入量多，血液中的胆固醇和甘油三酸脂也多，这便诱发了心血管疾病。肥胖症的一个主要原因与吃糖也有关，因糖促使肝脏产生中性脂肪，而血液中的中性脂肪大部分会转化成皮下脂肪。糖尿病的病因中，也有吃糖过多的因素，过多的糖使参与糖代谢的胰岛素分泌增加，胰腺负担过重，逐渐促进糖尿病的发生。

国外许多人还认为糖是"白色毒药"，尽管这种说法有些偏激，但摄入过多的糖，肯定是对健康有害的。

食糖有哪些禁忌

即使食用适当的糖，在吃时也有几点禁忌：

1 忌饭前食糖。因糖能刺激胃的消化腺，引起消化液的大量分泌，严重时可导致食欲不振。

2 忌睡前食糖。不少糖果含有咖啡与可可，这些东西能兴奋神经和影响睡眠，另外对保护牙齿也不利。

3 忌食变质的糖。酸败的糖果能引起疾病。

4 忌把糖长久地含在口中。这会限制唾液中化学物质对细菌产酸的中和作用，又易助长口腔中细菌的繁殖，易造成口臭与龋齿。

5 忌食糖后不漱口、不刷牙。人的口腔内有一种乳酸杆菌，它在糖的作用下会很快生长繁殖，时间长了可能引起龋齿。所以，吃糖后应马上漱口，保持口腔清洁。

6 皮肤感染的患者忌食糖。吃糖能促进血糖升高，血糖可促进葡萄球菌生长繁殖，造成皮肤感染经常复发，久治不愈。因此，患有脓疱疮、化脓性疖肿等皮肤感染的患者忌吃糖。

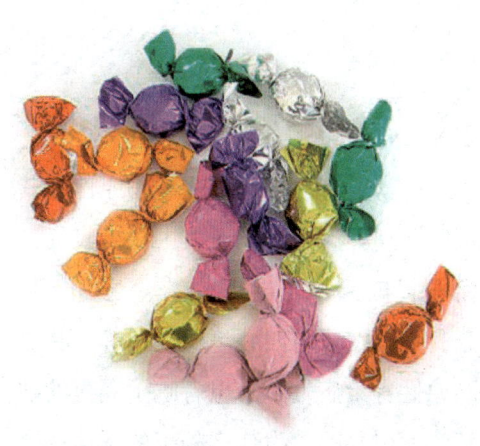

忌食带色的食物

市场上的各种食品或饮料五颜六色，吸引着消费者，特别是有些儿童食品、饮料，色彩鲜艳夺目，这是由于生产者将色素加入这些食品、饮料之故。色素有天然的与人工的两种。前者是从动植物中提取的天然食色，是无毒的；后者是人工合成的，是从煤焦油中提炼出来的，大多含有一定毒性和致癌性。

目前，在糖果、果酒、饮料、汽水、糕点中允许使用靛蓝、柠檬黄、胭脂红、苋菜红等四种人工色素，且用量也都作了严格限制，即使这样，也难免由于长期食用而出现中毒，故忌经常食用这些带色食物。

因此，食品生产部门要少用人工合成食色；至于家庭，则更要尽量少用或不用，以天然食色代替为好。

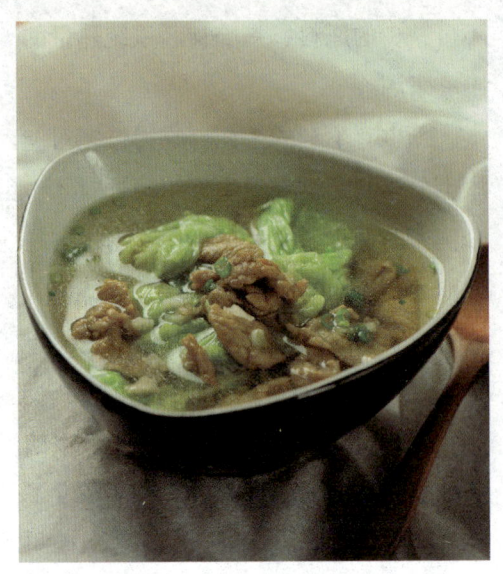

忌食隔夜的熟菜汤

医学上有一种病称为"肠原性青紫病"，这种病是由于血液中缺少氧气，而成青黑色，并出现头晕、乏力、目眩、嘴唇发紫与四肢呈青紫色等症状。肠原性青紫病是由于患者吃了隔夜的熟菜汤而引起的。为什么隔夜的熟菜汤会招来这种疾病呢？原来，烧熟的青菜经存放一夜后，由于细菌的作用而变质，使无毒的硝酸盐转化为剧毒的亚硝酸盐与氧化物，菜中的大量亚硝酸盐被人体的小肠吸收后，进入了血液，使血液中的亚铁血红蛋白变成高铁血红蛋白，使血液与氧气结合能力下降而造成的。得了"肠原性青紫病"后如不及时抢救，会造成生命危险。

亚硝酸盐是一种公认的致癌物质，应引起高度的警惕。不少家庭中吃剩的青菜不放入冰箱，第二天不经加热煮开便随便食用，这是十分危险的。为了健康，隔夜的蔬菜，一定要注意是否变质，吃时必须经加热、煮开等处理后再食用。如果无法鉴别是否变质，以不食隔夜的蔬菜为好。

忌食生鸡蛋和生鸭蛋

鸡蛋、鸭蛋是天然营养品，含有丰富的蛋白质、维生素与微量元素。煮熟或炒熟的鸡蛋、鸭蛋对人体有很好的滋补作用。然而，有些人却常吃生蛋或半生的蛋，以为这样营养更丰富，其实这是不科学与不卫生的。

为什么生蛋或半生蛋不宜食用呢？这是由于：

1 生蛋的蛋白质结构致密，在胃肠道内不易被蛋白质水解酶水解。

2 生蛋的蛋清内含有一种叫抗胰蛋白质酶的东西，这种物质能抑制与阻碍鸡蛋内主要营养成分之一蛋白质的水解，使蛋白质不易被人体所消化与吸收。

3 生蛋的蛋清内含有碱性蛋白质——抗生物素蛋白质，它在肠道内能与生物素紧密结合成为一种复合物，这种复合物很稳定，无活性，人体无法吸收，使人体缺乏生物素而影响健康，表现为全身乏力、食欲不振、恶心呕吐、感觉过敏、皮炎、嘴角鳞状上皮细胞脱落、脱眉等症状。

4 鸡鸭得病后，其病菌、病毒会侵入蛋内，如大肠杆菌、沙门菌污染后的蛋被人生食，就会引起中毒性肠胃疾病，轻则头痛、恶心，重则呕吐、腹泻、肠胃痉挛，不及时治疗甚至会危及生命。

营养知识

煎蛋要两面各煎2分钟，才能杀死带病菌。带壳蛋应开锅煮7分钟以上，荷包蛋要开锅煮5分钟以上，才能确保安全。

有些食物不宜生吃

事物总是有正反两面，有些食物生吃有许多好处；有些食物则不宜生吃，吃后非但无益，反而会有许多弊端，甚至是危险的。

荸荠又称"马蹄"，煮熟或做菜，都很好吃。菱角煮熟吃味道鲜美，且营养丰富，可代主粮。但是这两样食物千万不能生吃，因为在荸荠和菱角表面常有蛔虫卵和姜片虫的蚴，生食后易患病。

值得提醒的是，有些南方人很喜欢吃"生鱼片"，但不知吃生鱼片对人

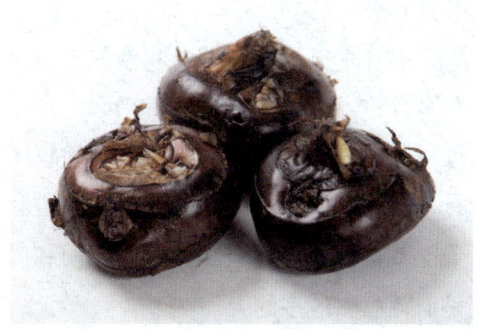

体是有害的。首先,这种吃法很容易得肝吸虫病,危害肝脏,导致肝纤维化或肝癌。因为在南方的河流中,生存有肝吸虫,它的幼虫侵入到鱼的体内成为包囊,人吃了这种鱼肉后,肝吸虫的幼虫就会在人体的肝、胆管中发育成长,直接危害人体健康。其次,从营养学角度看,鱼肉所含的蛋白质只有在充分加热凝固后,才易被人体吸收。生食,不但会失去营养价值,还会对机体内一些有益健康的酶类产生不利影响,故生鱼片、生鱼粥不宜食用。

总之,生吃食物一定要注意饮食卫生,不吃不洁的生食或能传播寄生虫病的生食。

豆腐的饮食禁忌

豆腐是日常生活中价廉物美,颇受大众欢迎的营养食品,特别是儿童、老人,吃豆腐很易消化与吸收。但是吃豆腐也有以下禁忌:

1 不宜吃得太多。据一些营养与卫生专家分析,豆腐中含有大量钙质,食用过量,很可能在体内产生沉淀,导致结石。据说过去和尚火化后遗留的"舍利子"就是钙质积存过多的结石,而和尚是消耗豆腐最多的人。

2 忌将豆腐与菠菜同煮。这是由于两者之间会发生化学反应。豆腐是生豆浆中加入盐卤或石膏做成的,盐卤中含有氯化镁,石膏中有硝酸钙,而菠菜中含有很多草酸,草酸对人体没有好处,而且它能与氯化镁、硫酸钙发生化学反应,生成不溶于水的草酸镁或草酸钙等白色沉淀。因钙质是人体很需要的养料,一旦变成不溶于水的沉淀后,人体就不能吸收了。但也有一种较好的处理方法,先把菠菜放在较多的开水中煮3分钟后捞出,使菠菜中的草酸大量溶在汤内,再倒掉这些汤,把捞出的菠菜与豆腐同煮,就可以了。

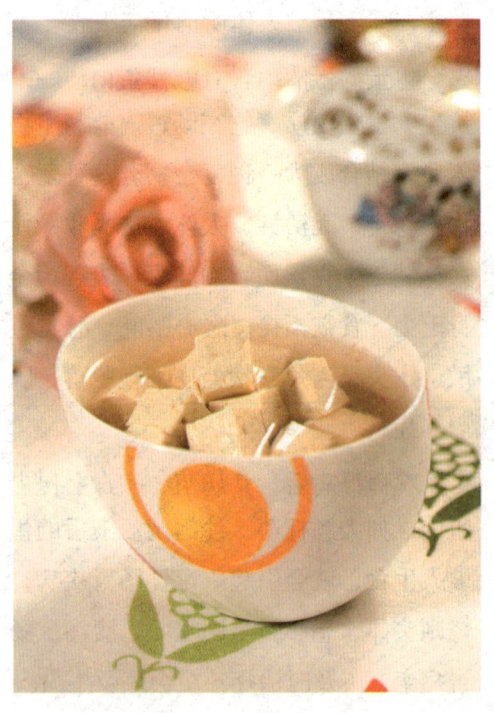

吃橘子有禁忌

牛奶中的蛋白质易与橘子中的果酸和维生素C发生反应，凝固成块，不仅影响消化吸收，还会引起腹胀、腹痛、腹泻等症状。因此，吃橘子的前后1小时内不宜喝牛奶。

橘子好处虽多，但宜常吃而不宜多吃。中医认为橘子性温，多吃易上火，会出现口舌生疮、口干舌燥、咽喉干痛、大便秘结等症状。因橘子果肉中含有一定的有机酸，为避免其对胃黏膜产生刺激而引起不适，因此，最好不要空腹吃橘子。

此外，橘子还含有大量的胡萝卜素，如果一次吃过量或近期连续摄入过多，血液中胡萝卜素浓度过高，将会导致皮肤发黄。此时除了多喝水、暂时不吃橘子类水果外，还应限制摄食胡萝卜素含量丰富的食物，大约经过1个月，皮肤的颜色就会恢复正常。

儿童忌吃咸鱼

儿童不要吃咸鱼，原因有二：

一是咸鱼含盐量太高，高盐饮食易诱发高血压病。

二是鱼体内含有大量二甲基亚硝酸盐，进入体内能被代谢转化成致癌性很强的二甲基亚硝胺。鼻咽部是其主要引癌部位。动物实验进一步证实，它不仅具有特定的器官亲和性，并可通过胎盘作用于下一代。而二甲基亚硝胺更易对较小年龄的孩子发生作用，食用时间越长，量越多，长大后得鼻咽癌的可能性越大。据专家们分析，10岁以前的孩子经常食用咸鱼，将来患鼻咽癌的可能性比不常食用咸鱼的人大30～40倍。

因此，为了预防鼻咽癌的发生，希望家长平时不要给孩子吃咸鱼，孕妇也最好不吃。

为什么忌空腹食柿

空腹食柿，或食入过多未成熟的柿子，就有可能产生胃柿石病。这是由于柿子含有大量柿胶酚、可溶性收敛剂、胶质、果胶，特别是未成熟的柿子含量更高，这些成分遇到酸性物质，就会凝结成不能溶解的硬块，因人平时胃里含有胃酸，如空腹吃了较多的柿子，就容易结成大硬块，发生胃柿石症。胃柿石小者如杏核，大者如拳头，且愈积

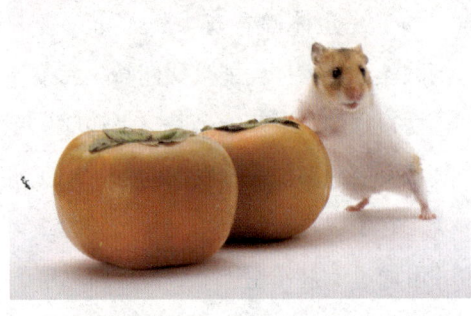

愈大，以致无法排出。患者常有剧烈的腹痛、恶心呕吐、厌食等症，严重者呕血，久病会并发胃溃疡，钡餐X线检查便可发现，胃内有块状阴影。轻度胃柿石症用碱性药物或中药可以溶解柿石，如重碳酸钠以及中药煎剂；重者则要施行手术。

为了避免胃柿石的形成，注意不宜吃过量的柿子，特别是不宜空腹食用。可在饭后吃熟柿子，由于一部分胃酸已与食物结合，就不容易发生胃柿石症了。

哪些食物忌同吃

许多食物由于相互间组合不当或寒热性相差太大等原因，若同时食用，便会出现营养价值降低，以致引起疾病的现象，这便是所谓食物中的"相克"。

1 谷类、肉类及各种蔬菜中都含有铁质，吃这些食物时，不宜同时饮用含有单宁酸的咖啡、茶叶或红酒等，否则会降低人体对铁质的吸收能力。

2 牛奶、酸乳、乳酪等含有丰富钙质的食物，不宜与黄豆、菠菜等一起进食，因菠菜等含有丰富纤维质，会阻碍人体对钙的吸收。

3 铜是身体制造红血球的重要物质，平时可从鱼类、硬壳果、动物肝脏及鸡蛋等食物中吸取，但如果把它们和含锌量很高的食物，如瘦肉等混合食用，会减少人体对铜元素的吸收。此外，柑橘、橙、西红柿、土豆等食物，维生素C丰富，也会抑制人体对铜元素的吸收。

4 酒精会干扰人体对多种维生素的吸收，如维生素D、维生素B_1、维生素B_{12}等，都会受酒精影响。鱼类含丰富维生素D，吃鱼时不宜同时饮酒。

营养知识

要避免因错误食物组合而导致营养吸收能力降低，就应该把上述具有"相克"作用的食品分开进食，在进食某种食物3～4小时后，再进食具有相克作用的食物，以便身体能将食物中营养全部吸收。

饥饿时不宜空腹吃的食物

在日常生活中,我们往往在饥饿难耐的时候,抓起什么吃的就狼吞虎咽,实际上以下几种食物在饥饿情况时最好不要空腹食用。

柿子、西红柿:柿子和西红柿含有较多的果胶、单宁酸,上述物质与胃酸发生化学反应,生成难以溶解的凝胶块,易形成胃结石。

冷饮:空腹情况下暴饮各种冷冻食物,会刺激胃肠发生挛缩,久之将导致各种酶促化学反应失调,诱发肠胃疾病。在女性月经期间还会使月经发生紊乱。

香蕉:香蕉中有较多的镁元素,空腹吃香蕉会使人体中的镁骤然升高而破坏人体血液中的镁钙平衡,不利于身体健康。

山楂、橘子:山楂和橘子含有大量的有机酸、果酸、山楂酸、枸橼酸等,空腹食用,会使胃酸猛增,对胃黏膜造成不良刺激,使胃胀满、嗳气、吐酸水。

牛奶、豆浆:这两种食物中含有大量的蛋白质,空腹饮用,蛋白质将被转化为热量耗费掉,起不到营养滋补作用。正确的饮用方法是与点心、面饼

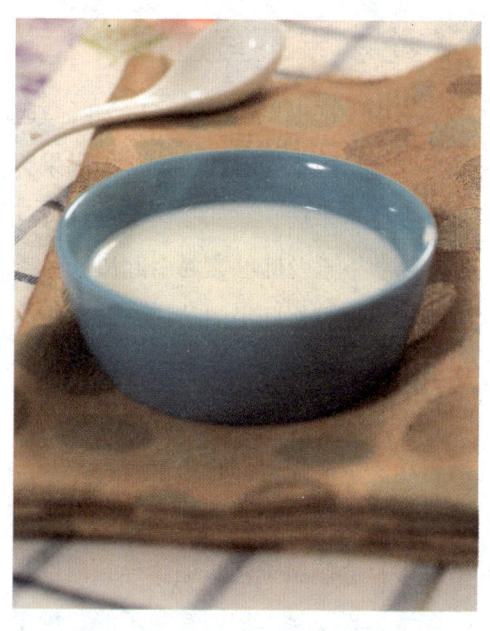

等含面粉的食物同食;或餐后2小时再喝,或睡前喝均可。

糖:糖是一种极易消化吸收的食物,空腹大量吃糖,人体短时间内不能分泌足够的胰岛来维持血糖的正常值,因此使得血液中的血糖骤然升高,容易导致眼疾。而且糖属酸性食物,空腹吃糖还会破坏机体内的酸碱平衡和各种微生物的平衡,对健康不利。

酸奶:空腹饮用酸奶,会使酸奶的保健作用削弱;而饭后2小时饮用,或睡前喝,既有滋补保健、推进消化的作用,又有排气通便的作用。

白薯:白薯中含有单宁和胶质,会刺激胃壁分泌更多胃酸,引起烧心等不适感。

吃水果不宜过量

不少人把水果当饭吃，以为既减肥又有营养。医生提示，过量食用水果容易患上"水果病"。如吃橘子过量，其中的胡萝卜素及叶红素易引起皮肤色素沉淀，出现类似肝炎的黄疸；若空腹吃还会引起肠胃病，甚至引起胃结石症。梨、香蕉均属寒性水果，过量食用则会对胃功能造成损害；香蕉富含钾，肾炎患者过量食用会加重病情。孕妇食用山楂过多，会刺激子宫收缩，导致流产。吃多了苹果、桃、枇杷、西瓜等含糖量较多的水果，会使人血液中胆固醇含量提高，从而诱发冠心病。

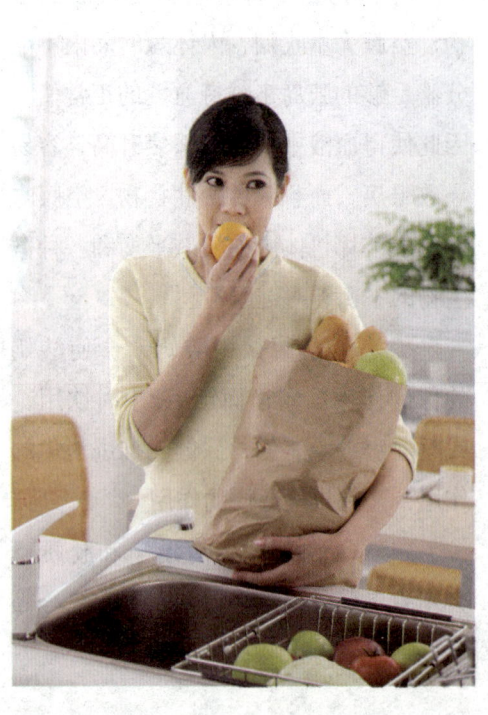

饭后不宜马上吃水果

水果属于单糖类，通常在小肠被吸收，如果饭后马上吃水果，很容易被挡在胃中，消化慢的淀粉、蛋白质和脂肪会影响消化快的水果，这些东西要在胃部停留一两小时或更长时间，从而发生腐败，会生成酒精及毒素，出现胀气、便秘等症状，给消化道带来不良影响，引起种种疾病，包括胃灼热、消化不良、腹痛等。

饭后吃水果对健康有益，这一般来说是指饭后2~3小时再吃或饭前1小时吃。

另外，我们也要注意，不要在晚上临睡觉前吃水果，不然充盈的胃肠会使你的睡眠受到影响。千万别以为吃水果是件小事，只有消除了这些误区，才能培养出真正对健康有益的生活习惯。

过食粉丝会铝中毒

目前，市场上出售的粉丝品种繁多，如绿豆粉丝、蚕豆粉丝，更多的是淀粉制的粉丝，如红薯粉丝、土豆粉丝等。粉丝具良好的吸味性，它能吸收各种鲜美汤料的美味而使其鲜味更浓，再加上其本身的柔润嫩滑、爽口宜人，天气转凉后，拿粉丝来搭配火锅的人也越来越多。

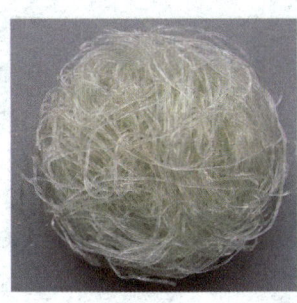

喜食粉丝的人，有时一次能吃上一大碗，有的甚至以粉丝为主食充饥，这种吃法实际上是不科学的。因为粉丝在加工制作过程中添加了0.5%左右的明矾，加入的明矾与粉浆凝聚在一起，随着粉丝的成形和干燥，明矾的含量有增无减。众所周知，明矾即硫酸铝，因含有较多的铝，所以大量食粉丝，也就是大量摄入铝。

据最新科研成果报道，铝对人体的毒害是多方面的。过量的铝可影响脑细胞的功能，从而影响和干扰记忆功能，造成老年痴呆症；另外还可引起胆汁郁积性肝病，可导致骨骼软化，可引起小细胞低色素性贫血、卵巢萎缩等病症。因此，对铝的摄入量不可等闲视之。

Tip：食用粉丝后，不要再食油炸的松脆食品，如油条之类。因为那些油炸食品中含有的铝也是非常多的。它们和粉丝合在一起，会使人的食铝量大大超过每日允许的摄入量。

不宜常吃、多吃油炸食品

油炸食品有以下几点危害，为了自身健康，应少吃或不吃。

导致肥胖：油炸食品，不管是洋快餐炸鸡腿、薯条，还是咱们中国的传统油条、油饼等，都是高脂肪食物。闻在鼻里香，吃在嘴里爽，可装进肚子后，高脂肪不利于消化，不仅影响你的肠胃，而且导致肥胖及随肥胖带来的更多健康问题。与其天天花钱减肥，不如控制下自己的饮食。

产生有毒有害物质：油脂反复高温加热会产生有毒有害物质。因为油脂反复高温加热后，其中的不饱和脂肪酸经高温加热后所产生的聚合物——二聚体、三聚体，毒性较强。大部分油炸、烤制食品，尤其是炸薯条中含有高浓度的丙烯酰胺，俗称丙毒，是一种致癌物质。

营养素严重破坏：食物经高温油炸，其中的各种营养素被严重破坏。高温使蛋白质炸焦变质而降低营养价值；高温还会破坏食物中的脂溶性维生素，如维生素A、胡萝卜素和维生素E，妨碍人体对它们的吸收和利用。

铝含量严重超标：不少人早餐时经常食用油条、油饼。但由于油条、油饼等油炸食物中加入了疏松剂——明矾而使铝含量都严重超标。过量摄入铝会对人体有害。铝是两性元素，也就是说铝与酸、碱都能起反应，反应后形成的化合物，容易被肠道吸收，并可进入大脑，影响小儿智力发育，而且可能导致老年性痴呆症。另外，做油条时的面团经过明矾处理后，碱性很高，使维生素B_1都损失掉了。

诱发疾病：油炸食物脂肪含量多，不易消化，常吃油炸食物会引起消化不良，以及饱食后出现胸口饱胀，甚至恶心、呕吐、腹泻、食欲不振等。常吃油炸食品的人，由于缺乏维生素和水分，容易上火、便秘。

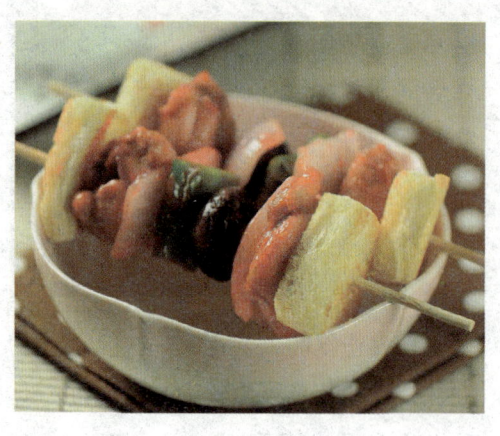

Tip：许多恶劣的街头摊贩经常使用地沟油来炸制食品。还有些商贩即使是使用合格食用油，但他们为了节约成本，常常将油反复高温加热使用，使油脂炸焦变黑，这无疑增加了致癌物和有害物质的含量。

不宜多吃烤羊肉串

烤羊肉串是一种鲜而不腻、嫩中带香、风味独特的肉食品。现已证明，食品在烟熏、烧烤或烘焦过程中，产生一种叫苯并芘的化学物质，能引起胃癌。喜欢吃烟熏羊肉的冰岛居民和喜欢烟熏鱼的前苏联沿海居民，消化道癌的发病率比其他国家和地区高出许多倍。

有资料证明，家庭自制的熏肉，苯并芘的含量，每千克为23微克。将肉挂在炉旁用明火熏制，则每千克可高达107微克。在熏烤肉类过程中，滴于火上的油脂燃烧后，也能产生苯并芘而附着于烤肉的表面。烟熏肉存放几周后，苯并芘可以从表面渗透到深部。由此可见，这种危害健康的苯并芘，主要来自烟熏火烤的肉类食品。因此，爱吃烤羊肉串的人应适当控制食量，不宜多吃。

不宜多吃罐头食品

罐头食品在生产的过程中，为使色佳味美，加进了一定量的添加剂，如人工合成色素、香精、甜味剂等。

另外，为延长食物的保存期，几乎所有的罐头均加入了防腐剂。这些物质在允许标准范围内，对人体健康影响不大，但过多地连续食用，也会在体内积蓄，带来副作用。

另外，从营养学角度看，罐头食品在生产过程中经过高热蒸煮杀菌的工序，使这类食品尤其是水果、蔬菜类的营养成分有很大损失，因此还是多吃新鲜食品来增加营养素摄入量，少食或不食罐头食品为好。

不宜经常吃快餐

不可否认，快餐食品既经济，又方便。但大家是否考虑其营养价值呢？

常吃的快餐有：汉堡包、热狗、肯德基炸鸡等，多偏重于肉食。这些食物本身的胆固醇含量甚高，如一个105克的汉堡包含有30毫克的胆固醇；而一只重154克的快餐鸡腿，竟含有多达103毫克的胆固醇。原本从食物中吃进胆固醇对身体并没有多大影响，因为人体会自身调节，使内源性胆固醇少合成一点。但有些人在这方面调节失效，吃了含胆固醇高的食物后，体内胆固醇含量显著增高。

此外，快餐食品烹调方式以煎炸为主，加上肉食的动物性脂肪，造成食物的脂肪总含量偏高，因而常吃则血液中胆固醇量也会增高。血液中的胆固醇如果过高，就会沉淀在血管壁，使血管变得狭窄，形成动脉粥样硬化，引致血压增高和血管闭塞。高血压可引致一连串致命的并发症；而心脏的血管狭窄，使血液流量减少，对心脏的血液供应不足，造成心脏功能受损，其后果是相当严重的。

因此，西方快餐店的食物偶尔吃还可以，常吃要注意多补充水果、蔬菜，以平衡体内胆固醇含量。

不宜多吃辛辣食物

辣椒有着很好的营养，是由于它除含有丰富的维生素、蛋白质、钙、磷、铁等矿物元素外，还富含辣椒素、辣椒红素、辣椒碱、二氢辣椒碱等刺激性物质，特别是维生素C的含量最为丰富，在每百克中含有52.5毫克，比西红柿多9倍，比大白菜多3倍，堪称"蔬菜之冠"。

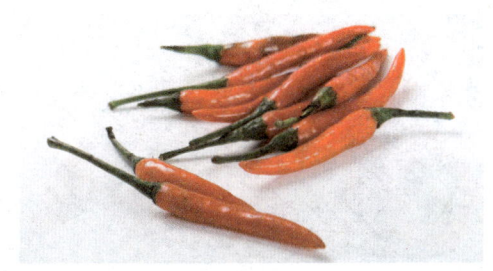

辣椒在烹调食物中起着重要作用，如四川有名的麻婆豆腐、麻辣豆腐，主要调料之一便是辣椒。在腌榨菜、泡菜或其他咸菜时，放点辣椒可以提高腌菜的风味。

辣椒味辛、性热，有温中、散寒、健胃、驱风、引血、解郁、导滞、开胃之功，吃辣椒可以抵御寒冷，防治因着凉受潮而引起的风湿性关节炎、慢性腰腿痛。由于辣椒素能刺激唾液及胃液分泌，使胃肠蠕动加快，因此，可增进食欲，帮助消化。辣椒有发汗作用，对因感染风寒而引起的感冒，吃碗姜辣汤，可以帮助出汗，以治感冒；用白酒或酒精浸红尖椒外擦患处，可治冻疮；用水煎剂浸泡，还可治手脚癣。研末油调外涂，可治腮腺炎、蜂窝组炎、多发性疖肿、外伤瘀肿等。近几年，医学科学家还发现，平时爱吃辣椒的人很少患气管炎。

但辣椒虽好也不宜吃得太多，这是由于辣椒有着较强的刺激性，容易引起口干、嗓子痛、咳嗽、肛门刺痛、大便干燥等弊病。口腔炎、咽喉炎、胃溃疡、肺结核、高血压、结膜炎、疖肿、便秘、痔疮、肛裂、肛瘘与高热患者，应忌食辣椒。

🟢 生吃酱油有害健康

酱油是烹调中的必备之物，它是以豆饼、麸皮、黄豆等为原料，通过接种发酵，再经高温消毒后制成的调味食品。

酱油中氨基酸的含量多达17种。此外，还有各种B族维生素与棕红色素及一定量的糖、酸、醇、酚、酯等多种原料成分。每100克酱油中含蛋白质2克、糖17克、钙97毫克、磷31毫克、铁5毫克，还有维生素B_1、维生素B_2、维生素PP等多种营养成分，有增强食欲、促进消化等作用，并使菜肴富有色、香、味的诱人效果。

在生产、贮存、运输和销售等过程中，常会因卫生条件不良而造成酱油污染，甚至混入肠道传染病的致病菌。经科学实验证明，伤寒杆菌在酱油中能生存1个月左右，痢疾杆菌能生存两天。很多人习惯用生酱油做凉拌菜吃，或直

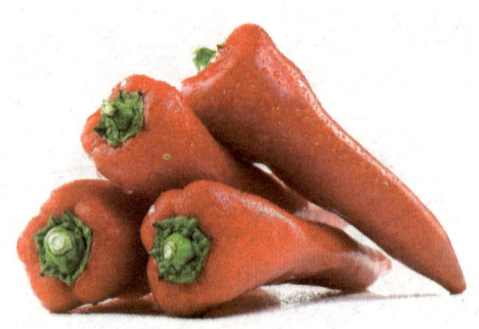

接加入汤中，这样菜肴就有被细菌感染的危险。因此，应忌食生酱油，要注意加热，以防被细菌所感染。

不宜直接吃冰箱内拿出的饭菜

吃剩的或暴露在空气中的饭菜，往往会受到细菌的污染。因此，放进冰箱里的饭菜，本身是带菌的。冰箱冷藏室的温度虽低，但仅能在一定程度上抑制细菌生长繁殖，并不能杀灭细菌。即使在温度更低的冷冻室里，食物中仍有部分细菌能生存下来。

据试验：

将一杯每毫升有5 000万个伤寒杆菌的冰淇淋放在冰箱的冷冻室，5天后取出检查，每毫升冰淇淋中还有1 000万个活菌；2个月后检查，每毫升还有活菌60万个。

值得提出的是，耶尔森菌在4℃的低温环境中仍能生长繁殖，是冰箱里最猖獗的致病菌。放入冰箱里的饭菜，很易受这种细菌污染，如取出后不经加热就吃，则可引起肠道感染，出现腹痛、呕吐、腹泻等症状。因此，从冰箱里取出的饭菜不宜直接吃，须经加热后再食用。

不宜使用油漆筷子

油漆筷子美观，价格便宜，但从卫生角度来看，对身体健康是不利的。这是因为，油漆是高分子有机化合物，大多含有有毒的化学成分，特别是黄色油漆，是用含有铅和铬的黄色颜料配制而成的，铅含量占颜料总量的64%，铬含量也达16.1%。部分绿色（由蓝、黄色混配）和棕色（由黄、红、黑三色混配）油漆也含铅、铬。长期使用油漆筷子进餐，特别是油漆脱落随食物一起咽入胃内，铅和铬等有毒物质进入人体被蓄积，就有发生慢性中毒的危险。铅中毒量为0.04克，致死量约为20克。每日进入体内的铅量超过1毫克，即可对人体造成危害。铅主要损害神经系统、造血器官和肾脏，重者可出现口腔金属味、齿龈出现铅线，并有胃肠道症状、神经衰弱及肌肉痛等。尤其会影响儿童的智力发育。

因此，日常生活中最好不用油漆筷子进餐，应选用优质的竹制筷子，或无毒且符合卫生标准的木制或塑料筷子。

吃涮羊肉最好别喝茶

很多人习惯涮羊肉时喝点茶，不少饭店还特意配备了各式各样的名茶。但有研究指出：吃涮羊肉最好别喝茶。

虽然时常吃一些羊肉对身体大有裨益，但在吃羊肉时喝茶，羊肉中丰富的蛋白质能同茶叶中的鞣酸"联姻"，生成一种叫鞣酸蛋白质的物质。这种物质对肠道有一定的收敛作用，可使肠蠕动减弱，大便里的水分减少，容易发生便秘。对已有便秘的人来说，吃羊肉喝茶水，更是雪上加霜。

所以说，涮羊肉时不要喝茶水，即便是吃完羊肉也不要立即喝茶。有饭后饮茶习惯的人，吃羊肉后1小时再饮茶为宜。

营养知识

秋冬季节吃些涮羊肉、涮肥牛等对人体有温补作用，但是不要再喝火锅汤，特别是高血脂、高血压、糖尿病患者更应当注意，因为汤里的油脂太大，对身体有害无益。

白开水超过3天后不宜饮用

白开水不仅能解渴，而且不含卡路里，最容易透过细胞促进新陈代谢，调节体温，增加血液中血红蛋白质的含量，增进机体免疫功能，提高人体抗病能力。很多人认为白开水无论放多久都能饮用，其实，白开水超过3天之后就不宜饮用了。

水储存过久，就会被细菌感染产生亚硝酸盐，装在保温瓶里的开水变温后，细菌繁殖得更快，还原的亚硝酸盐更多。亚硝酸盐一旦大量进入人体，能使组织缺氧，出现恶心、呕吐、头痛、心慌等症状，严重的还能使人缺氧致死。亚硝酸盐在人体内还能形成亚硝胺，促发肝癌、胃癌等。

凡在炉灶上久煮和在热水瓶内久放的开水，其中所含的微量元素和亚硝酸盐都会升高，这些物质对人体有致癌的潜在危险。

不宜多吃街边烤红薯

冬天吃烤红薯是件很过瘾的事，手捧着一个热乎乎、香喷喷的烤红薯，着实让人少了几分寒意。不过吃烤红薯存在的健康隐患也应引起人们的注意。

煤炭烘烤产生毒素

街边烤红薯是用燃烧的煤炭烘烤而成的，不仅烘烤过程中受到燃煤中有毒物质的污染，而且烤后摆到炉上，又没有防尘卫生设施，再一次受到多种因素的污染。煤在燃烧时会产生大量二氧化碳和二氧化硫，还能产生多种有害物质，有的煤还含有放射性物质和砷等有害物质。人们吃了这些被污染的烤红薯，会导致慢性砷中毒，严重者会损害消化、呼吸系统。

化工桶变红薯炉

商贩们用来烤红薯的炉子大部分是用装化工原料的桶改制的，有的化工原料，桶内还残留着化工原料。不少化工原料含有可能危害人体健康的成分。烤红薯经过高温以后，有毒气体都吸附到红薯上，若这些化工产品成分里面含有苯，就会对人的呼吸道和神经系统造成危害，食用后会有头疼和头昏脑胀的感觉。即使有的桶以前装的是食用油，这些桶因为没有经过彻底消毒，卫生状况也无法保障。喜欢吃烤红薯的市民可以去超市或菜场选购新鲜干净、表皮光洁的生红薯，自己用微波炉烤，半斤一个的红薯烤15分钟即熟。这样的烤红薯是完全的"放心红薯"。

黑斑红薯吃了中毒

小贩们一般都把受了黑斑病菌污染的红薯与好红薯放在一起烤，在烤熟的红薯上，原先较明显的黑斑已很难看出。有关专家称，呈褐色和黑褐色斑点的红薯皮是受了黑斑病菌的感染，黑斑病菌排出的毒素中含有番薯酮和番薯酮醇，这种毒素会使生红薯变硬、发苦，用水煮、蒸或用火烤等均不能杀灭，进入人体后对肝脏有害。因吃了黑斑红薯发生急性中毒的患者，会出现呕吐、腹泻等症状，严重者会发高热、气喘、抽搐、吐血、昏迷，甚至死亡。吃烤红薯中毒后，应立即催吐、导泻，并急送医院治疗。

慎吃鱼头和鱼子

节日的餐桌上永远都少不了鱼这道菜，很多人尤其喜欢吃鱼头和鱼子，认为吃什么补什么：鱼头味美鲜嫩，吃了鱼头就等于补了脑；鱼头比鱼的其他部位所含的营养价值都高，能让人更聪明，尤其是对孕妇、儿童更为有益。鱼子在鱼腹里，周围布满了血管，也有利于进补。事实上，这是个不好的习惯，多吃鱼头和鱼子容易引起积累性食物中毒。

鱼脑中所含的营养较为全面、丰富。其中含有一种人体所需的鱼油，这种鱼油中富含高度不饱和脂肪酸，它的主要成分就是我们所说的"脑黄金"。这是一种人类必需的营养素，主要存在于大脑的磷脂中，可以起到维持、提高、改善大脑机能的作用，因此有"多吃鱼头能使人更加聪明"的说法。

但是，随着近年来整体环境的恶化，水源污染增加，很多有害物质侵入鱼体。在种植业和养殖业方面，农民们为了提高单位面积产量，超量使用化学肥料和农药。而农田里的灌溉水、雨水、河水和地下水又将土壤里的残留农药带到河里，被水中的浮游生物食用后，通过食物链进入鱼体内逐渐积累起来。由于鱼类尤其是食肉或杂食鱼类处在水体食物链的最上端，所以，这些有害化学物质在其体内堆积得最多。

一些农户在养殖鱼时，单纯地从经济角度考虑，只要有水就放养，无论是水坑、塘、洼等，一般是不检验水质的。而且，鱼头和鱼子里布满了血管，是高胆固醇等脂肪物质富集区。由于一些农药的水溶性较慢、脂溶性较快，在鱼头和鱼子处就会残留很多有毒物质。此外，有些不法养殖者和商贩，在饲料里添加化学物质，更加重了鱼体内的有害物质的堆积。

Tip

食用时若发现鱼头有煤油味、火药味、杏仁味以及类似氯水味、农药味等不正常的气味时，一定要将其丢弃，不要因为舍不得扔掉而食用。此外，烹制鱼头时，一定要将其煮熟、煮透方可食用，以确保健康。

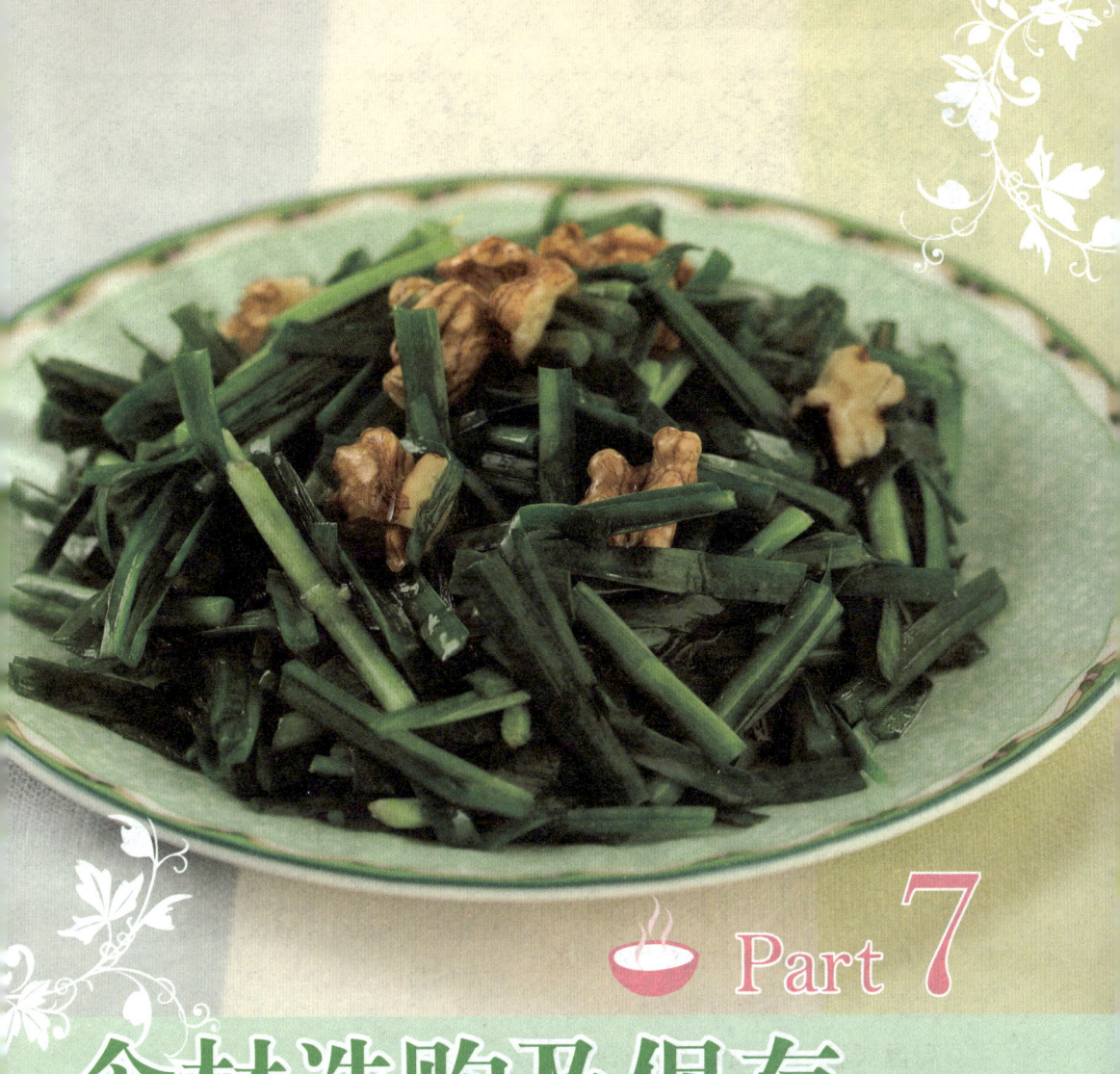

Part 7

食材选购及保存——
食以安为先

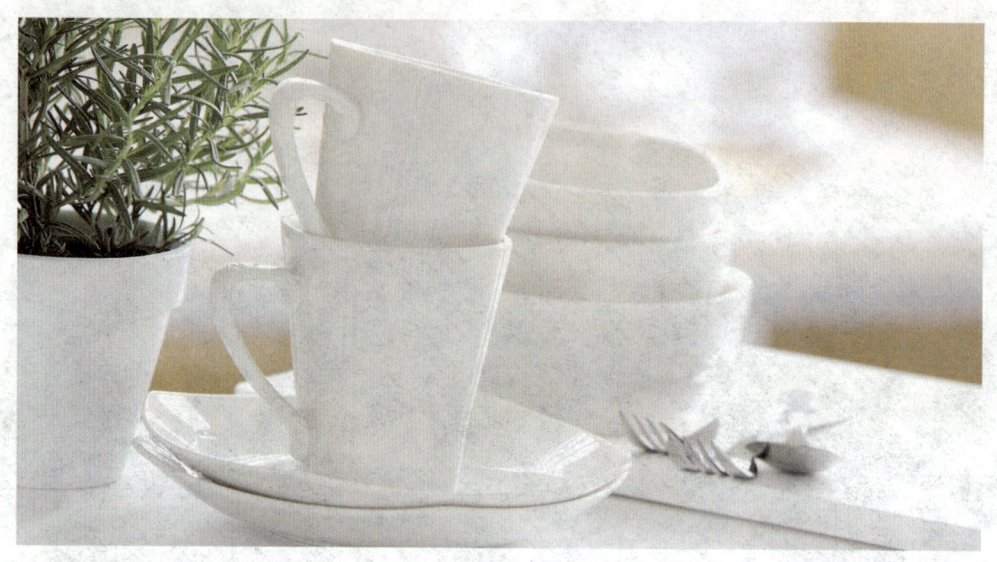

预防食品变质的方法

低温储藏：低温保存和储藏食品是最常用的方法，长期保存的食物应于-20℃以下贮藏。电冰箱冷冻室的温度可达-18℃，在一定时间内保藏食品为半年左右；而冷藏室的温度为0℃~10℃，只能抑制食品中微生物的繁殖速度，因此，只能短期保藏食品。

高温灭菌：食品经高温灭菌处理后，杀灭微生物比较彻底，且可破坏食品中的酶类，防止腐败变质。80℃~90℃时，2~3分钟即可杀灭食物中的大部分微生物。

脱水干燥：通过干燥除去食品中的水分，使之不利于微生物生长繁殖，从而达到长期保存的目的。方法有日晒、阴干、烘干等。食品中水分含量应控制在一定限度以下，才能长期保存，如粮食、豆制品中水分含量不应超过15%，奶粉的水分含量不超过8%。

腌渍：常用的淹渍方法有盐渍、糖渍等，咸菜用盐量为10%~15%、蜜饯用糖量为60%~65%，即能达到保藏食品的目的。

不宜用废旧书报纸包装食品

旧书、废报纸上印满了油墨字，油墨含有多氯联苯，是一种毒性很大的物质，能引起人体细胞变异，破坏人体细胞遗传基因，危害下一代，还能使肝脏发生脂肪变性等。多氯联苯不能被水解，也不能被氧化，一旦进入人体，极易被脂肪、脑、肝吸收并贮存起来，很难排出体外。据分析，每千克报纸含有0.1~1.0毫克的多氯联苯。如果人体内贮存的多氯联苯达到0.5~2.0克时，就会引起中毒。轻者眼皮发肿，手掌出汗；重者恶心呕吐，肝功能异常，甚至可导致死亡。

另外，旧书、废报纸上还会沾有许多致病菌、虫卵和病毒，用做包装纸，就会污染食品，影响人体健康，故不宜用废旧书、报纸包装食品。

塑料袋装食品危害大

根据国家有关规定，塑料袋一般是由两类塑料薄膜制成的，一类是聚乙烯、聚丙烯和密氨等原料制成，无毒；而另一类使用聚氯乙烯制成，是有毒的。

目前市面上出售的塑料袋很多都是使用聚氯乙烯制成的。在制作这些塑料袋的过程中，生产者加入稳定剂、增塑剂等多种添加剂，这些添加剂中，一些有毒物质具有致畸、致突、致癌作用，当温度较高或存放过久，特别是接触到油脂性食品时，这些有毒有害物质便会分解产生聚合单体，渗透、迁移到食品中，对人体健康危害极大。尤其是那些黑、红、蓝等深色塑料袋，大多是用回收的废旧塑料制品重新加工而成的，对人体有较大的危害，按规定是不能装食品的。

为了自己的身体健康，在市场上购买一次性食品用塑料包装袋时，应选择注明"食品用"及标有QS标识的合格食品用塑料包装袋；对有颜色的塑料包装袋，则要禁用于包装食品。

不宜用保温瓶装牛奶、豆浆

牛奶是一种营养价值很高的食品，不仅含有丰富的蛋白质和钙，而且其营养素易被人体消化、利用。但如存放不当，可使牛奶变质，喝了也会出现一些副作用。

有人为了省事，爱将热牛奶、豆浆放在保温瓶里，这种做法很不科学。因为牛奶、豆浆含有丰富的蛋白质，是细菌的良好天然培养基。如果温度在20℃~40℃，细菌就会大量繁殖，一般20分钟就能繁殖1代，若过3~4小时，瓶中牛奶、豆浆就会变质。人喝了这种变质牛奶、豆浆，容易出现恶心、呕吐、腹痛、腹泻等中毒症状，影响身体健康。所以牛奶、豆浆宜现煮现饮，不宜长时间存放在保温瓶内。

装醋宜用玻璃、陶瓷用具

醋是用粮食发酵制成的，在醋中含有醋酸3%～5%，食醋中的醋酸虽然是弱酸，但是对于金属具有腐蚀作用。如果用塑料瓶，塑料中的有害成分也会溶入醋中。因此，家庭在选择容器装醋时，应以玻璃、陶瓷用具为好。这样一来，有利于防止有害的金属盐类（铅、砷等物质成分）的产生。

选购方便面有学问

不少消费者都认为，方便面就是吃着方便，购买时根本不需要选择。其实，方便面在选购上也有学问。

目前，市场上出售的方便面一般有两种，即蒸煮的和油炸的。从饮食习惯上讲，北方人喜欢吃油炸的，南方人愿意买蒸煮的。从消费市场的情况看，油炸方便面比较畅销，原因是食用上十分方便。但油炸方便面保存期短，一般只能保存三个月，因为油炸方便面中所含的油质易酸败，特别是在雨季，空气湿度大而易返潮；而蒸煮的方便面保存期可达半年左右。

方便面的生产要经过脱水、搅面、轧片、出条、蒸煮、油炸等工艺流程。在工艺上有严格的规定，一块方便面长11.5厘米、宽10厘米，符合这个标准的就是面形好。面形若差，花纹肯定不整齐，透气性能就相对较差，保存时就易出现返潮，甚至霉变现象。

怎样保存大米

储存大米建议用以下几种办法。

根据季节，适量存放

一年之中，根据不同的季节，可适时调整家中大米的存量。一般情况下，夏季温度较高，空气湿度较大，大米极易受潮发霉，储存难度较大，理应少存，最好随买随吃；而秋冬季节，温度较低，气候干燥，大米食用品质不易受环境影响，可以适量多存。

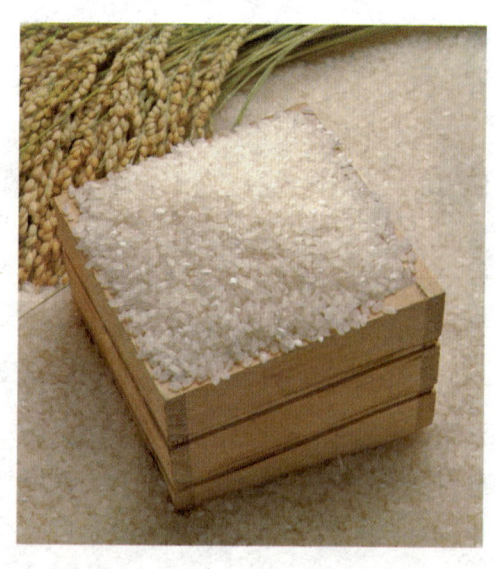

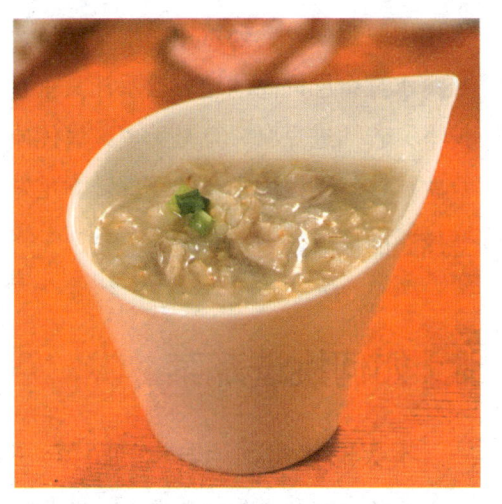

注意阴干，切忌暴晒：如果大米受潮，应放在阴凉通风处摊开晾干、吹透，切忌暴晒。因为暴晒会使水分迅速散失，一些颗粒会碎掉，导致食用品质大打折扣；若再放回潮湿环境，则更容易受潮、霉变、生虫。

Tip

大米生虫后，人们常常喜欢把大米置于阳光下暴晒，这样做非但达不到杀死米虫的目的，反而会适得其反，因为两三天后，大米中的米虫肯定会有增无减，而且暴晒后的大米因丧失水分而影响口味。正确的做法是将生虫大米放在阴凉通风处，让虫子慢慢爬出，然后再筛一筛。

适时通风，防潮隔热

无论是超市、菜场还是家庭，在夏天对大米的保存都应该注意防潮、隔热，尽可能存放在阴凉、干燥、易通风的地方。具体需注意以下三个方面。

注意防潮，不宜混存：因为大米吸湿性较强，所以应注意防潮，不宜混存。例如，大米不宜靠墙着地，通常要放在垫板上，防止受潮；大米不宜与鱼、肉、蔬菜等水分高的食品同时储存，否则大米吸水，容易霉变或生虫。

注意隔热，远离热源：在高温环境下，大米容易发热霉变，因此应注意隔热，远离热源。例如，大米不宜存放在厨房内，因厨房温度高、湿度大，对大米质量影响很大；大米不宜放在炉灶旁，因离热源太近，大米会发热，从而引起质量变化。

怎样保存豆类食物

绿豆、红豆、蚕豆、豌豆等很易生虫，难以长时间保存。我们可以在存放前将豆类倒入网篮中，连网篮一起放入沸水中，搅拌半分钟，使豆子表面的虫子和虫卵被杀死；然后立即倒入冷水中，再将豆子捞出放在阳光下暴晒干透，装入罐中，并在表面放几瓣大蒜。经过这样处理的豆子，发芽力和食用均不受到影响，存放时间却大大延长。

豆腐质量优劣如何鉴别

豆腐是用黄豆做原料，将黄豆泡水后磨成浆，过滤去渣，将浆水煮沸，放进适量的石膏和盐卤，然后倒入木格压去多余水分而成。水豆腐分两种，石膏水豆腐和盐卤水豆腐，以石膏水豆腐为上乘。

优质豆腐是指单纯用黄豆为原料者，其质晶白细嫩，无水纹、无杂质，爽口，微带石膏味。

劣质豆腐是指掺杂其他谷物或薯类淀粉的水豆腐，其特点是：有一层颜色微黄的软皮，肉质中有水纹、有气泡、有渣质细微颗粒。鉴别豆腐之优劣，除了用肉眼观察外，还可用一根缝衣针，从离水豆腐尺许高的地方松手让其垂直掉下，若插进豆腐，算是无皮，属优质豆腐。这就是民间常说的"掉针立足好豆腐"的俗语。

如何挑选蔬菜

不买形状和颜色异常的蔬菜

形状、颜色正常的蔬菜，一般是常规方法栽培的；而异常蔬菜则可能用激素处理过。如韭菜，当它的叶子特别宽大肥厚、比一般宽叶韭菜还要宽1倍时，就可能在栽培过程中用过激素；未用过激素的韭菜叶较窄，吃时香味浓郁。

有的蔬菜颜色不正常，也要注意，如菜叶失去平常的绿色而呈墨绿色，毛豆碧绿异常等，它们在采收前可能喷洒或浸泡过甲胺磷农药，不宜选购。

不买爱长虫的蔬菜

在众多蔬菜中，有的蔬菜容易被害虫所青睐，可以称之为多虫蔬菜。多虫蔬菜有茼蒿、生菜、青菜、芹菜、胡萝卜、洋葱、大蒜、韭菜、大葱、香菜等。由于害虫多，不得不经常喷药防治，这样势必形成农药残留；少虫蔬菜的情况则相反。为了避免过多摄入农药，平时应尽可能多选不爱长虫的蔬菜。

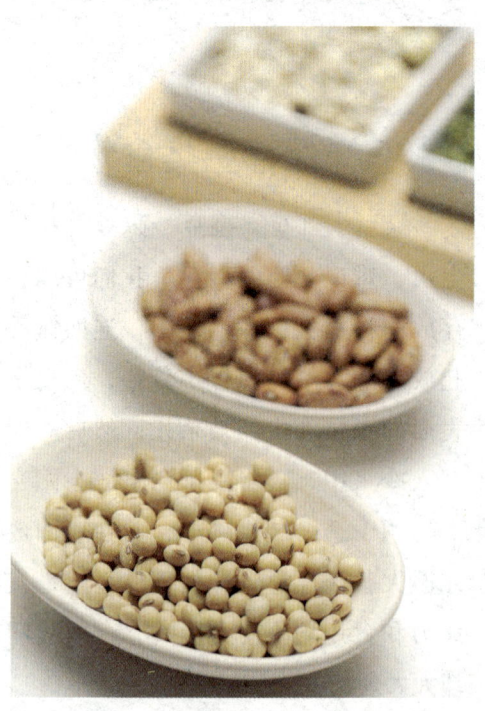

不买施肥量大的蔬菜

化学肥料特别是氮肥（如尿素、硫酸铵等）的施用量过大，会造成蔬菜的硝酸盐污染比较严重。对上市蔬菜检测后发现，硝酸盐含量由强到弱的排列是：根菜类、薯芋类、绿叶菜类、白菜类、葱蒜类、豆类、瓜类、茄果类、食用菌类，硝酸盐含量高低相差可达10倍。其规律是蔬菜的根、茎、叶（即营养体）的污染程度远远高于花、果、种子（即生殖体），这可能是生物界普遍存在的保护性反应，所以应尽可能多吃些瓜、果、豆和食用菌，如黄瓜、西红柿、毛豆、香菇等。

远离有毒性的蔬菜
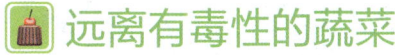

蔬菜是人体必需的营养食物，但某些蔬菜在一定的条件下是有毒性的，如果对这些蔬菜处理不当，就会发生食物中毒。

豆类蔬菜：如四季豆、芸豆、菜豆、刀豆、秋扁豆（特别是经过霜打的鲜扁豆）等，这些豆类蔬菜的毒性成分主要为皂苷、植物血球凝集素和胰蛋白质酶抑制物。皂苷对消化道黏膜有强刺激性；植物凝血素是一种有凝血功能的毒性蛋白质，能够促使人体血液凝固。这些蔬菜烹

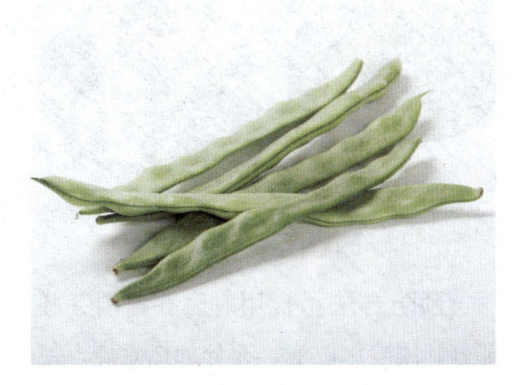

饪时如果未煮熟，食用后可产生毒性反应，如头晕、恶心、呕吐、腹痛、腹泻等症，在食后1~4小时出现。

预防方法：在烹饪时可先用水煮，使绿色消失，再加调味品煎、炒，这样可解除毒性。切忌生吃、凉拌等。

另外，这些有毒蔬菜经冰箱冷冻后毒性会显著提高，所以最好不要在冰箱里保存。

发芽马铃薯：马铃薯久放后所发的嫩芽和因长时间暴露在土壤外而变成绿色的皮中，有毒的龙葵素（一种有溶血作用的生物碱，易刺激黏膜引起脑充血、脑水肿）含量很高，可破坏人体红细胞而致毒。在食后10分钟至数小时内，即可使人中毒。中毒的症状有：口干、舌麻、恶心、呕吐、腹痛、腹泻；重者可有发热、气短、头晕、耳鸣、畏光、抽搐等，甚至因呼吸中枢麻痹而死亡。

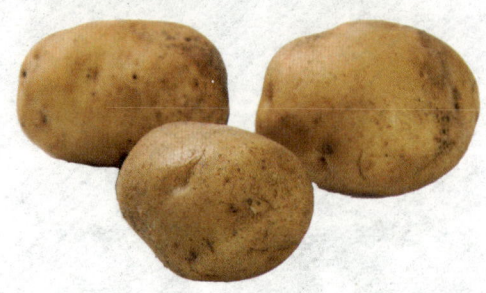

瓜，会引起中毒反应。

预防方法：食用久储南瓜时，要细心检查，散发有酒精味或已腐烂的切勿食用。

有黑斑的红薯：表皮呈褐色或黑色斑点的红薯，是受黑斑病菌污染所致。黑斑病菌排出的毒素，含有番薯酮和番薯酮醇，使红薯变硬发苦，对人体肝脏有剧毒。这种毒素虽经水煮火烤，其生物活性不会被破坏。食用后，多在24小时内发病，出现恶心、呕吐、腹泻等胃肠道症状。严重的，还会出现高热、头痛、气喘、神志不清、抽搐、呕血、昏迷，甚至死亡。

预防方法：食用时，要深削芽胚部分，用冷水浸泡，充分加热煮烧，便可除其毒性。

鲜黄花菜：鲜黄花菜中含秋水仙碱，在体内可被氧化成具有强毒的氧化二秋水仙碱。成人一次吃50～100克未经处理的鲜黄花菜便可中毒，一般在餐后30分钟至数小时发作。轻者嗓子发干、胃灼热不适、恶心呕吐；重者腹胀、腹痛、腹泻，甚至便血、尿血、尿闭。

预防方法：秋水仙碱易溶于水，因此，在食用鲜黄花菜时，先用开水烫一下，再放入清水中浸泡2～3小时，即可解毒。晒干的黄花菜无毒，可放心食用。

青西红柿：未成熟的青西红柿中含有大量的龙葵素，可被胃酸水解成番茄次碱，多食会出现恶心、呕吐、肤色青紫、流涎、头晕等中毒症状。

预防方法：不要吃青西红柿。

久存南瓜：南瓜含糖量较高，经久储，瓜瓤自然进行无氧酵解，产生酒精，人食用经过化学变化了的南

预防方法：有黑斑的红薯不可食，也不能做猪、牛等牲畜饲料。

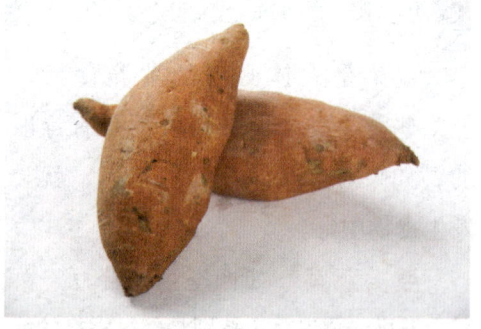

煮熟后久置的陈芋头：由于芋头中含有大量的硝酸盐，如煮熟后放置时间过长，在硝酸盐还原菌的作用下，硝酸盐便会被还原成亚硝酸盐。当人食用后，亚硝酸盐便与人体内的血红蛋白质

发生反应，将正常的二价铁氧化为三价铁，从而生成高铁血红蛋白质。这种高铁血红蛋白能阻止血红蛋白的正常携带氧和释氧，从而导致人体组织缺氧，出现皮肤、黏膜青紫及心跳、呼吸增快等中毒症状。

预防方法：不要进食煮熟后放置过久的陈芋头。

未腌透的咸菜：用青菜等新鲜蔬菜腌制咸菜，腌制一天后，即可产生硝酸盐，如雪里蕻腌20天左右，硝酸盐产量达到高峰，在这时食用，硝酸盐便可在肠道细菌作用下，还原为有毒的亚硝酸盐。而亚硝酸盐能把血液中携带氧气的低铁血红蛋白氧化成不能携带氧气的高铁血红蛋白，失去带氧功能，使人体缺氧，出现胸闷、气促、乏力、精神不振、嘴唇青紫等症状。

预防方法：一般在经过一个多月的腌制后，咸菜中的硝酸盐已被破坏，这时再食用就无妨了。

腐烂和久放的蔬菜：腐烂的生姜不能食用。因为生姜腐烂后，会产生致癌物黄樟素，它具有很强的毒性，能够使肝细胞变性，可诱发肝癌和食道癌；白菜腐烂后也不可食。因为它会产生有毒的亚硝酸盐，食后会造成缺氧中毒，轻者口唇、皮肤青紫，重者可危及生命。

预防方法：生姜和白菜腐烂后千万别吃。

带有苦味瓜子的苦瓜：一般苦瓜中都含有苦瓜甙，通常无明显毒性。但苦瓜子有苦味的苦瓜含有很多的苦瓜甙，人食后可引起头晕、腹痛等中毒症状。

预防方法：苦瓜子有苦味的苦瓜应丢弃掉。

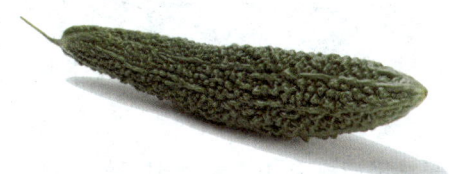

蓝紫色的紫菜：紫菜的种类很多，商品紫菜系干制品，呈黑紫色且发亮光。但是，海洋中的蓝紫色蓝色藻、双鞭甲藻等，可分泌出环状多肽、岩藻毒素等有毒物质污染紫菜，使紫叶褪为蓝紫色。这些毒素对热稳定，即使高温烧煮，也不能解毒。

预防方法：紫菜一旦变成蓝紫色，就表示已被有毒物污染，再也不可食用。

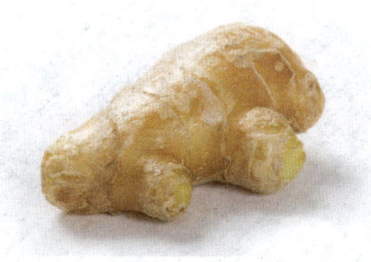

无根豆芽：市场上有一种无根豆芽，是用化肥生发的。所有的化肥都含有氮类化合物，人食用后，在肠道细菌的作用下转化为亚硝胺。这是一种强致癌物，可使人患胃癌、肝癌、食道癌等。

预防方法：无根豆芽严禁食用。

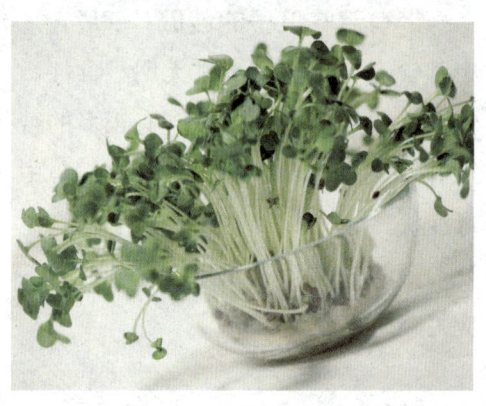

新鲜黑木耳：在新鲜黑木耳中，含有一种卟啉类光敏感物质，这种物质对光线敏感。食用后经太阳照射，可引起日光性皮炎，人体暴晒部位易出现瘙痒、水肿、疼痛等，甚至坏死，严重者还会因咽喉水肿而引起呼吸困难。

预防方法：新鲜黑木耳不可马上食用，一定要等其干燥，所含卟啉类光敏感物质自行消失并失去毒性后，方可食用。

变质银耳：银耳一旦变质，会产生大量酵米面黄杆菌，食后会使胃部不适，严重者可出现中毒性休克。

预防方法：银耳变质后，根部变黑，外观呈黑色或褐色，闻之有异味，触之有黏手感，这样的银耳不可购买和食用。

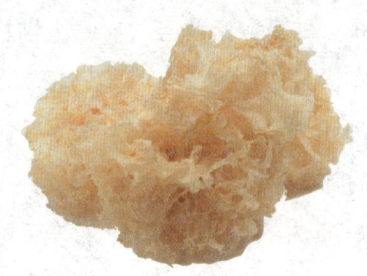

选购藕的方法

藕分白花藕、红花藕、莲藕三种。白花藕的藕身肥大，质脆白嫩，甜味浓厚，生食或做菜肴均佳；红花藕的藕身略小，肉质精厚，淀粉含量高，适合做藕粉；莲藕的藕身细小，略带涩味，品质较次，适合做菜或煮食。

选购藕时应挑选肉质细嫩，藕身肥大，无伤烂痕、无斑迹、不断节的。藕顶端的一节最好，适合生食。第二、三节藕，孔大肉厚，若塞入调好味的肉末，涂上淀粉糊油炸或切成薄片用开水

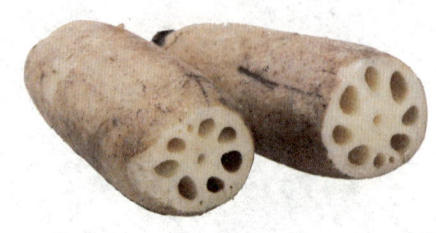

氽一下拌成凉菜，均可成下酒菜。如果不马上食用，应挑选藕身外面带有一层薄泥的，以便贮存。另外，藕含较多的铁质，切好的藕片应该泡在冷水中，否则容易变黑。

如何简易保鲜蔬菜

家里如果蔬菜较多，一时吃不了，可把蔬菜的腐烂部分摘除，放进塑料袋内，把袋口扎紧，置于冰箱冷藏室。用此法一般能使蔬菜保鲜10天左右。此法对保存黄瓜、柿子椒、莴苣、小青椒、香菜及未成熟的西红柿效果较好。

怎样存放鲜葱姜蒜

葱：冬天，北方人都有存放葱的习惯。那么，怎样存放能使葱保鲜呢？可把鲜葱梳理整齐，捆成把，根朝下放在背阴凉爽的地方；或将葱栽在低温干燥的土壤中，都可使葱较长时间保持新鲜、润挺。

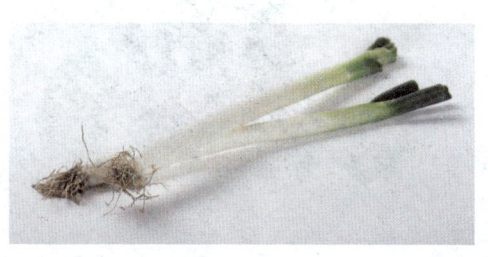

姜：将少量黄沙（要保持湿润）放在坛里，把鲜姜埋在里面，随时取用，久藏不坏，也不会干掉。

蒜：买回家的大蒜一时吃不了，存放时极易生芽，这是很令人烦恼的事，怎么解决这一问题呢？办法很简单，只要将大蒜装在塑料袋里，再把袋口封严就可以了。因为这样可使袋内大蒜释放出的二氧化碳气体散发不出去，相对减少了袋内的氧气，同时也阻隔了水分的进入，从而使大蒜处于一种休眠状态。

冬天怎么储存白菜

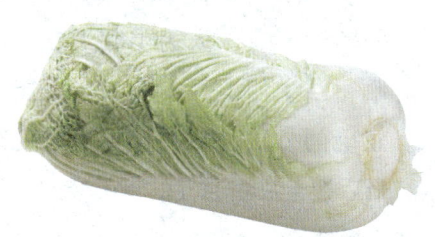

大白菜储存也讲究方法。在购买白菜时，一定要保留白菜外面的部分残叶。因为在白菜保存时，这些残叶可以自然风干，成为保存白菜内部水分的"保护膜"。所以，在储存白菜时发现有干叶，也不要轻易除去。

另外，不要用纸张、塑料膜等物品单独包裹白菜，这样容易加速白菜的腐烂。一般将白菜买回后，码放在阴凉通风的地方，固定一段时间后，上下倒一回，使这些白菜能"呼吸"顺畅。如果有条件，还是尽量将白菜码放在室外或者远离居室的单独房间。如果放置白菜的地方铺的是瓷砖的话，最好还是在地上铺一层麻布袋，或者是垫块木板后再码放白菜。

贮藏土豆的六忌

普通家庭存放土豆时应注意以下"六忌"。

忌水多：收获前7天要停止给土豆浇水，以减少含水量，促使薯皮老化，以利于及早进入休眠和减少病害。

忌暴晒：有些人为了晾干在太阳下暴晒，结果使土豆皮变绿，不能食用。正确的方法是放在背阴通风处晾晒。最后把土豆用通气的袋子装起来，放在干燥处。

忌潮湿：土豆属鲜菜，湿度过大、通气不良会霉烂，故应放在屋角的沙子上。

忌高温：温度过高，土豆会生芽或腐烂；温度过低，土豆易冻伤而不能食用。因此，堆放土豆不可堆大堆，以便土豆呼吸，并注意贮藏前要严格挑选，去除病、烂、受伤以及有麻斑和受潮的不良土豆。

忌杂居：一般其他鲜菜易霉烂，土豆不宜与这些菜放在一起。

忌红薯（甘薯）：土豆不能与红薯存放在一起。否则，不是红薯僵心，便是土豆长芽。

炎热夏季如何存储水果

炎热的夏季不利于储存水果，最好买了就趁鲜享用。不过，这是理想状况，现代人往往太忙，无法经常添购食物，只好利用假日一次买齐整星期的份量，那么，该如何保鲜呢？

1 放在通风阴凉处

如果买来的水果正熟，1~2天能吃掉，只要放在通风、不受日照的阴凉处就行；也可以放到竹篮、果盘中，让自然清新的果香为家里添上几分迷人的味道。

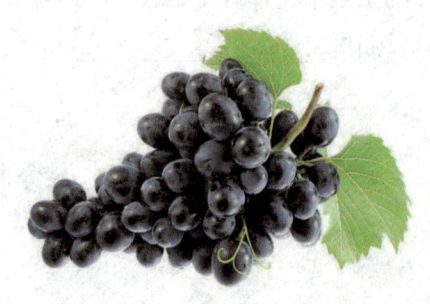

2 放在冰箱冷藏室

有些人习惯将买来的水果全数丢进冰箱里冷藏，尤其在炎炎盛夏，冰过的水果口感特别沁凉香甜。

一般来说，适合水果的保存温度为7℃~13℃。有些水果需要更低的温度，例如苹果、葡萄、桃子、李子、柿子等，冰箱冷藏室对它们是不错的存放地方。

要入冰箱冷藏的水果可先不清洗，只须以塑料袋或纸袋装好，防止果实的水分蒸散。可在塑料袋上扎几个小孔，保持透气，以免水汽积聚，造成水果腐败。

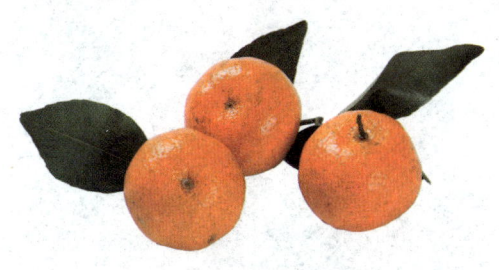

有些水果不适合放入冰箱

不是每一种水果都适合放进冰箱保鲜。

有些水果天生"怕冷"，像一些原产于热带的香蕉、芒果、木瓜等，放入冰箱反而会受"冷害"，造成果皮上起斑点或变成黑褐色，破坏水果品质和风味。而且木瓜、香蕉等往往需要"追熟"，尤其是稍微青涩、尚未全熟的果实，得在室温下放几天，才会熟透，才适合食用。如果将这一类水果买来就丢进冰箱，会变成"哑果"，就是水果会停止"追熟"，维持在青涩状态，影响食用的风味。

像橙子、柠檬、橘子等柑橘类的水果，在低温情况下，表皮的油脂很容易渗进果肉，果肉就容易发苦，所以也不适宜放冰箱。柑橘类水果最好放置在15°左右的室温下储藏。像草莓、杨梅、桑椹等即食类水果，最好即买即食，放入冰箱不仅会影响口味，也容易霉变。

过冬苹果应如何保存

在北方，秋季收获苹果时，一般家庭都要买一些苹果贮藏过冬。如果存放得法，来年的春天再吃这些存放的苹果，依旧酸甜可口，水分不减，营养损失少。

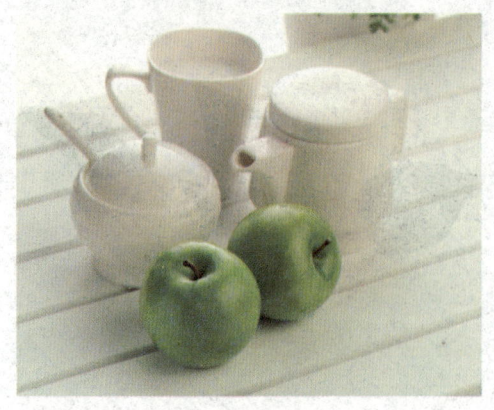

因存放苹果的方法较多,在此只介绍怎样用缸存放苹果。

先把准备存放苹果的缸洗净擦干。然后在底部放进一个盛满清水的敞口瓶,再将完好无损的苹果一个个、一层层地码放进去,放满后用两层塑料薄膜扎封缸口,于低温处存放就行了。此法简单易行,存放效果好,不妨试一试。

如何选购、保存西瓜

西瓜是人们夏季消津止渴的佳品。但是现在有些瓜农施用过量的激素(催熟剂、膨大剂)和农药,吃了这种西瓜后,会出现恶心、呕吐、腹泻等中毒症状。

选购西瓜时要做到"三看一尝":

一看外表:正常西瓜瓜皮光亮,硬而有弹性,在侧面摸起来有棱,有明显的波浪感。施用过激素的西瓜瓜皮上的黄绿条纹不均匀,表面有色斑或色差大。

二看形状:两端匀称,脐部和瓜蒂凹陷较深、四周饱满的是好瓜。施用过激素的西瓜,由于喷洒农药和吸收不均匀,易出现歪瓜畸果,如两头不对称、中间凹陷、头尾膨大等。

Tip

正常西瓜一般可保存一周以上,而打了膨大剂的西瓜,保存两三天后就开始腐烂变质。这是因为激素仍会发挥催熟作用,使西瓜不耐贮藏。

三看瓜子:正常西瓜瓜瓤鲜红,瓜子黑色、饱满。施用过激素的西瓜,瓜瓤发白,瓜子白色、干瘪。

四尝:正常西瓜口感脆甜疏松。施用过激素的西瓜口感麻涩,粗纤维多而发硬。

西瓜存放也有讲究,应放在干燥的木板上,保持通风,尽量不要搬动它,不可在水泥地上铺垫柴草来堆放西瓜。采摘新鲜、完好、八成熟、中等个头的西瓜后,为保鲜较长时间,可放在15%盐水中浸泡10小时,再装进聚乙烯塑料袋内,密封袋口,存放在地窖里。用此方法保存西瓜,保鲜期可达一年。此法也可用于保存黄瓜、苹果、葡萄等水果。

怎样选购螃蟹

螃蟹好不好吃，厨艺很重要，但最重要的是选对螃蟹。

选螃蟹以鲜活为上品。鲜活要怎么看呢？先触摸螃蟹的眼睛，螃蟹的眼睛对外界刺激的感应最为灵敏，触摸时反应激烈者说明其鲜活。也可以将其肚皮朝上，看其是否可以自己翻转过来，来判断它是否足够健康、鲜活。死蟹或者奄奄一息的千万不要买，否则食后可能会中毒。当螃蟹垂死或已死时，蟹体内的组氨酸会分解产生一种有毒的物质。死亡时间越长，毒越大，即使蟹煮熟了，这种毒素也不易被破坏。因此，千万不要吃死蟹。

螃蟹好不好吃，还要看肥美不肥美。从重量上看，将蟹拿在手里掂，手感沉重、肥大壮实的是好蟹；手感轻飘的多是干瘪肉少的劣蟹。从外形上看，好蟹的背部呈青色且坚硬，腹部饱满厚重。还可以仔细观察蟹腿，腿部坚硬，很难捏动的螃蟹最肥满。将螃蟹置于阳光或灯光下背光观察，透过阳光，蟹盖边缘不透光的，则说明螃蟹肥满；若透亮缝隙可见，则螃蟹比较空瘪。

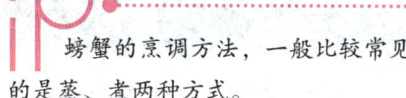

螃蟹的烹调方法，一般比较常见的是蒸、煮两种方式。

煮蟹法：洗净蟹后，置入盛满水的锅内，加大姜一块，猛火煮之。一般250克以上的要煮20分钟，250克以下的要15分钟左右，时间根据具体情况把握。需要注意的是，螃蟹不能等水开了才放进去，而是应该在冷水的时候就放，不然蟹腿容易掉。

蒸蟹法：水烧至沸腾时，将蟹肚朝上放入蒸笼中，蒸15~20分钟。

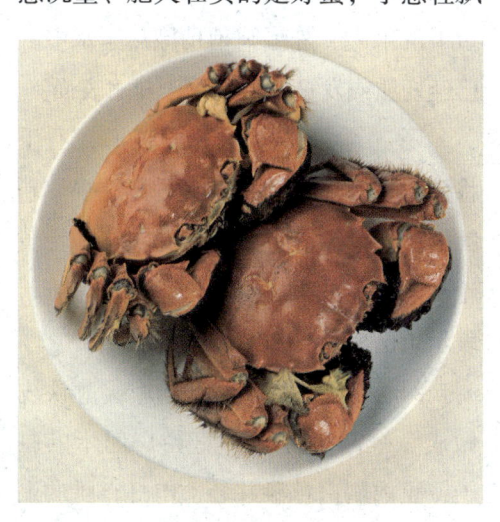

怎样选购鲜鱼

对于鲜鱼，首先观察鱼眼角膜清晰光亮程度和眼球饱满程度，眼球是否下陷及周围有无发红现象。一般鲜鱼眼饱满、角膜光亮透明、无下陷。揭开腮盖观察腮丝色泽及黏液黏稠程度，并闻其气味。鲜鱼腮盖紧合，鳃丝鲜红或紫红

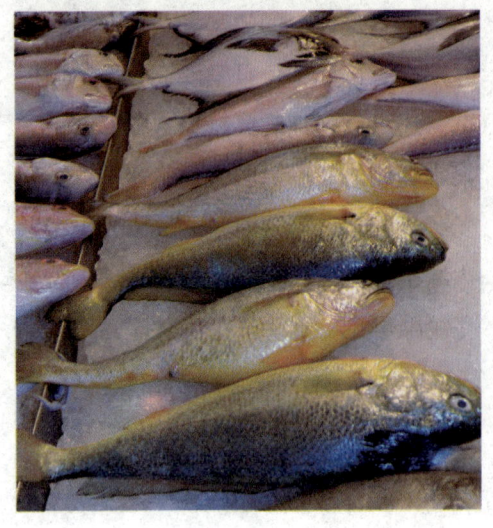

色、清晰；黏液透明，无异味。然后检查鳞片的色泽与完整状况及附着是否牢固，同时用手测定体表黏液的黏稠度，再闻其气味。一般鲜鱼体表鲜明清亮，表面黏液不粘手，鱼鳞完整或稍有掉鳞，紧贴鱼体不易剥落。再用手指按压确定肌肉坚实度和弹性，一般鲜鱼多坚实有弹性、光亮、身体光滑不粘手。最好在购买时，破开鱼肚，检查其内脏情况；去除内脏后，观察其肚内壁肌肉是否有特殊颜色及气味。鲜鱼内脏湿润，无异味；鱼肚内壁同鱼肉色，偶有血丝，用手可擦去。

对于冰冻鱼，活鱼冰冻后眼睛清亮、角膜透明，眼球略微隆起，鳍展平张开，鳞片上覆有冻结的透明黏液层，皮肤天然色泽明显。死后冰冻的鱼，鱼鳍紧贴鱼体，眼睛不突出。

鉴别鸡蛋好坏的方法

春夏是蛋品上市旺季，此时气温较高，鲜蛋如果保存不当或时间过长，就容易腐败变质。怎样鉴别蛋的质量好坏呢？简单易行的方法有下面几种。

看颜色和光泽：新鲜的蛋，蛋壳比较毛糙，壳上附有一层霜状的粉末（俗称白霜），没有裂纹，色泽鲜明、清洁。陈蛋蛋壳表面比较光滑。受到雨淋或受潮发霉的蛋的外壳会有灰黑斑点、斑块。臭蛋的外壳会发乌，且易有油渍。

听声音：将蛋夹在两指之间，靠近耳边轻轻地摇晃。好蛋声音实，贴壳蛋、臭蛋似瓦碴子声，空头大的有空洞声，裂纹蛋有啪啦声。

盐水浸试：新鲜蛋重，陈蛋轻。将蛋浸在10%的食盐水中时，质量新鲜的蛋下沉水底，陈蛋则稍稍漂浮于水中，已经变质或发臭的蛋则浮于盐水表面。

日光透视：左手握成圆形，右手将蛋放在圆形末端，对着日光透视。新鲜的好蛋呈微红色，半透明状态，蛋黄轮廓清晰；如果昏暗不透亮或有污斑，表示蛋已变质。

灯光透视：用薄的木片或薄铁皮做成一个高20厘米、直径14厘米的匣子，匣内刷白色漆并装上电灯，匣的上面挖几个略小于蛋体的椭圆形小洞。鉴别蛋时,将蛋放在孔洞上,开启灯光透视。如果蛋的内部清亮透明,蛋黄凝结成团,并呈现有流动体的,是新鲜的好蛋;如蛋有黑点,品质就差;如蛋已部分变黑或全部变黑,蛋黄散开如云彩或已贴于蛋壳上,都是变质的蛋。

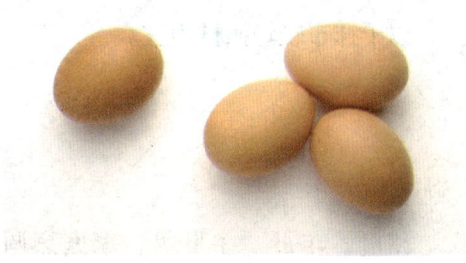

鸡蛋怎样保鲜

要想延长鸡蛋的保存期,保持其新鲜度,一是保持鸡蛋清洁,防止微生物侵入蛋内;二是改善环境条件,阻止微生物的生长繁殖。目前常用的办法有以下几种。

冷藏法: 鸡蛋保存在0℃左右的环境中可大大延长保存期。在家庭中比较理想的冷藏方法是把鸡蛋存放在电冰箱的冷藏室内,放时最好使鸡蛋的大头(气室)向上。

石灰水贮存法: 用1份生石灰加6份水,经搅拌、澄清、过滤后制取石灰水溶液,然后把蛋浸泡于内。石灰水可与蛋内呼出的二氧化碳产生化学反应,生成的碳酸钙阻塞蛋壳上的气孔,使蛋内水分不向外界蒸发,外界的微生物难以侵入蛋内。加上石灰水本身具有杀菌防腐能力,可达到保鲜的目的。这种方法适用于大量鸡蛋的贮存。

民间方法: 常用米缸贮存,把鸡蛋大头向上埋于米中或米糠之中,也可适当延长保存期。

脏鸡蛋为什么不宜用清水冲洗

鸡蛋脏了用清水冲洗是不妥当的。为什么呢?因为鸡蛋壳外面有一层"白霜",既能封闭蛋壳上的气孔,防止细菌进入鸡蛋内;又能防止蛋内水分的蒸发。若用水冲洗鸡蛋,可使"白霜"脱落,容易引起鸡蛋变质。

Tip
家中的鲜鸡蛋放一段时间后,蛋黄容易粘壳或散黄,这是什么原因呢?这是因为放的时间长了,蛋黄中的粘液素会在蛋白质酶的作用下慢慢变稀,蛋黄就易粘、易散。解决的方法很简单:把鸡蛋大的一头朝上竖放,蛋头内有一个气室,里面的空气就会使蛋黄无法接近蛋壳。

因此，不宜用清水冲洗。若鸡蛋脏了，以干抹布轻轻擦拭为宜。

怎样保存鲜肝

猪肝、羊肝、牛肝等，家庭烹调时一次难以用完。吃不完的鲜肝保存不当，就会变色、变干。可在鲜肝的表面均匀地涂一层油，放入冰箱保存。再次食用时，仍可保持原来的鲜嫩度。

如何鉴别"瘦肉精"猪肉

1 看猪肉皮下脂肪层的厚度。在选购猪肉时，皮下脂肪太薄、太松软的猪肉不要买。一般情况下，瘦肉精猪因吃药生长，其皮下脂肪层明显较薄，通常不足1厘米；正常猪在皮层和瘦肉之间会有一层脂肪，肥膘为1～2厘米，太少就要小心了。

2 看猪肉的颜色。一般情况下，含有瘦肉精的猪肉特别鲜红、光亮。因此，瘦肉部分太红的，肉质可能不正常。

3 可以将猪肉切成二三指宽，如果猪肉比较软，不能立于案上，可能含有"瘦肉精"。

4 如果肥肉与瘦肉有明显分离，而且瘦肉与脂肪间有黄色液体流出，则可能含有瘦肉精。

TIP

瘦肉精中毒时表现为：烦躁不安、焦虑、心悸、眩晕、耳鸣、心动过速、明显的面部和四肢肌肉震颤、肌肉疼痛、恶心、血压升高（部分）等，严重的可以导致昏迷。潜伏期为30分钟至2小时，视进食含有瘦肉精量的多少和猪肉（内脏）的多少而不同。

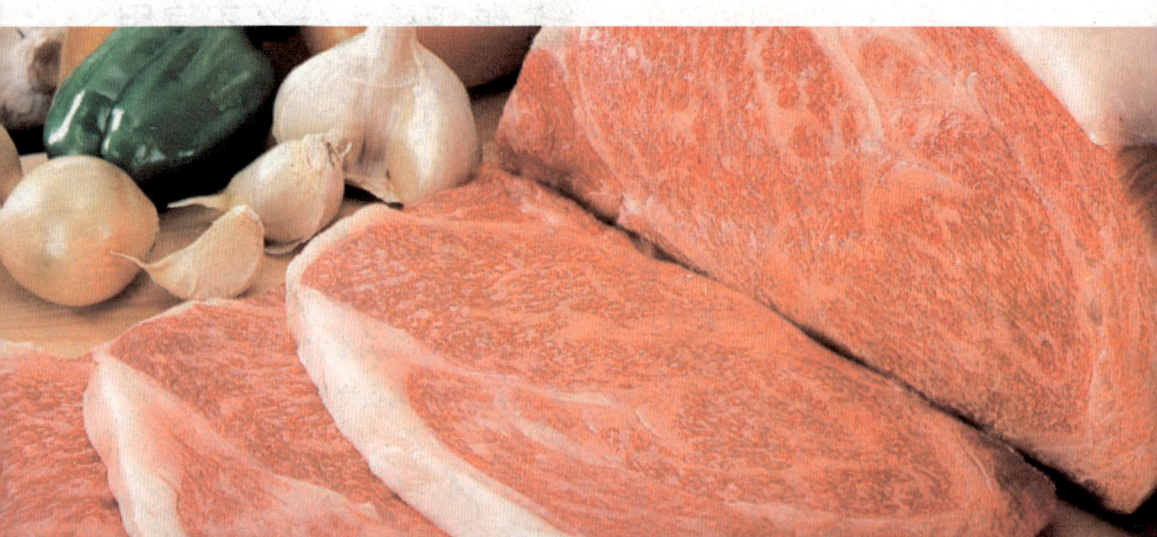

怎样鉴别食用油的优劣

看色

食用油多呈淡黄、黄、棕色，品质正常的食用油应该完全透明。

嗅辨

通过嗅觉能辨出油的品种和品质，因为每种植物油都有它特殊的气味。如：豆油有较浓的豆腥味；花生油有极清淡的花生香味；菜子油有清淡的菜子香气；棉子油有棉子味掺杂着火咸味；胡麻油则有鱼腥气味。如果把油加温至45℃～50℃时，则气味更加容易分辨。食油中若有哈喇味或臭味，说明此油已经酸败变质。

尝味

食用油一般应没有异味，如带有酸、苦、辣麻等味，则说明油已变质。具有焦糊味的油质量也不好。

加温

水分大的食用油呈混浊状，味道不好又不易储存。可取油适量放入锅或勺内加温，升至150℃～180℃时，若油中出现大量泡沫，又发出"吱吱"响声，说明油中水分较大；如果油烟有钻嗓子的苦辣味，则说明油中蛋白质已酸败。质量好的油应当泡沫少而又消失快。

Tip 目前油的加工工艺主要有压榨和浸提两种，压榨油是用机械方法生产，不添加任何化学物质；而浸提则需要加入有机溶剂，很难避免某些有害的有机溶剂的残留。所以，市民最好选择压榨油。

如何存储食用油

很多人为了省事,一次买回几壶油放着慢慢吃。其实,食用油长期放置,其中部分脂肪酸会分解成有害物质,对人体无益。油最好现吃现买,购买时看清日期,要挑选最近生产的产品。

另外,食用油储存也有要求,不能放在窗口旁或炉灶旁,这很容易使食用油发生酸败,使其中的维生素遭到不同程度的氧化,降低营养价值,同时还会产生对人体有害的醛、酮类物。如果长期食用酸败的油脂,可能损害肝、肾等脏器。

储存时,食用油要放在低温、阴暗处,避免阳光直射;如果用深色的容器(如瓦罐等)储存油脂,则效果更好。

猪油

猪油熬好后,趁其未凝结时,加进一点白糖或食盐,搅拌后密封,可存放较长时间而不变质。

花生油

将花生油或豆油入锅加热,放入少许花椒、茴香,待油冷后,倒进搪瓷或瓷制容器中存放。这样,油可以存放较长时间而不变质,做菜用时味道也特别香。

小磨香油

小磨香油在贮存过程中易酸败、失香。现介绍以下方法:把香油装进一小口玻璃瓶内,每500克油加入精盐1克,然后将瓶口塞紧,不断地摇动,使食盐溶化;放在暗处3日左右,再将沉淀后的香油倒入洗净的棕色玻璃瓶中,拧紧瓶盖,置于避光处保存,随吃随取。要注意的是,装油的瓶子切勿用橡皮等有异味的瓶塞。

🧹 不宜使用塑料瓶盛油

目前，我国使用的塑料容器，主要有聚乙烯、聚丙烯和聚氯乙烯三种。聚氯乙烯是有毒的，其氯乙烯单体易溶于水、油、酸、碱中，所以绝不能用聚氯乙烯塑料桶盛装食品。

市场上出售的塑料桶多为聚乙烯制成，虽然在试验中证明其无毒，短时间装油无害，但是聚乙烯能溶于油中，如果长期用聚乙烯塑料桶装油，就会溶出有毒的塑料单体和杂质，使塑料软化，食油变色变质，甚至出现一股刺鼻的异味。所以，不宜用聚乙烯塑料桶长期盛油。

另外，聚乙烯塑料有一定的透气性，用来装酒和其他芳香类食品，时间也不宜过长，否则会使食品风味下降。

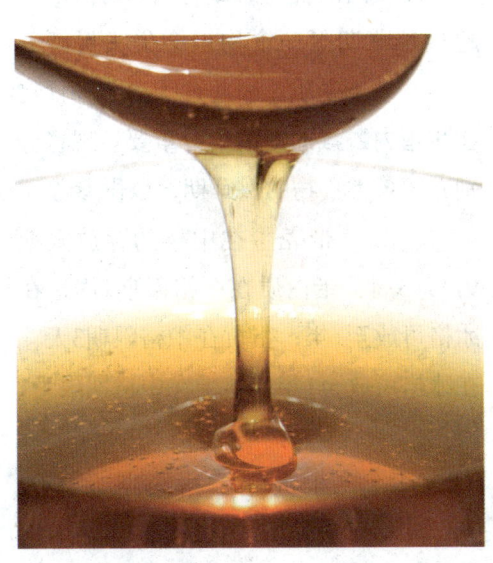

🍅 盛放食用油的器具要常清洗

现在，在家庭里，不少人对盛放食油的器具的卫生不太讲究，极少清洗食油器具，殊不知这是十分有害的。

这是因为，盛油器具长久不洗，器具壁上会结成一层厚厚的"油壁"，而这些残油都不同程度地受到毒性很强的致癌物质——黄曲霉素的污染。据研究发现，时间越长，其污染程度就越严重。尤其是豆油，比其他油更为严重。因此，当瓶内的食油用完后，应该及时地将瓶内的油垢清洗干净。

❄ 速冻肉不宜迅速解冻

肉类冷冻贮藏时要速冻，因为肉类在速冻过程中，其组织细胞内液与细胞外液迅速冷冻成冰，成为肉纤维及细胞间的结晶体，不致流出来，所以速冻肉比非速冻肉味道鲜美。

然而，速冻肉烹制前必须缓缓解冻，才可保持鲜美。因为在热水或高温中使速冻肉迅速解冻时，肉纤维间及肉纤维间结成冰的美味肉汁，溶化成为液体，迅速流到肉组织外面而失去。所以，将其烹调好后，就如同烫老的肉差不多，既乏味，又老而不嫩滑。

如果将速冻肉放在6℃~8℃的温度下慢慢解冻，肉细胞与细胞间那些汁液冰晶慢慢溶解，有时间逐渐渗回细胞内，肉就能恢复鲜肉时的状态，其肉味便可同鲜肉一样味美。愈是用高温解冻，其肉烹调后就愈不好吃。因此，速冻肉不宜迅速解冻。

冷冻食品解冻后不宜再存放

从市场上买回来的冷冻食品肉、鱼、鸡、鸭、蛋、速冻蔬菜等，解冻后要尽快加工食用，不宜存放。如果存放时间太长，鱼、肉、鸡、鸭等会因为细菌和酶的活力恢复，不但能很快繁殖分解蛋白质引起变质，而且还能产生有毒的组胺物质，人吃了会引起食物中毒。

肉、鱼、鸡、鸭等冷冻时由于水分结晶的作用，其组织细胞便受到破坏，一经解冻，被破坏了的组织细胞中，会渗出大量的蛋白质，就成了细菌繁殖的养料。有试验表明：将经冷冻1天的新鲜青花鱼放在30℃温度下6小时，其腐败速度要比鲜鱼快1倍；将解冻的蛋黄放在18℃温度下2小时，细菌数增加约2倍，经8小时，细菌数增加50倍以上；将冷冻的鲜鸡蛋，放在0℃~15℃温度

下达10天以上，因经冷、热温度的变化时间太长，不但卵膜变松、蛋清稀薄，而且还发生粘壳、散黄，甚至霉变、发臭而不能食用；冷冻过的蔬菜，尤其是在热天更不宜存放，否则绿叶蔬菜很快会变黄，维生素C也易被破坏。蔬菜放在20℃温度下，比放在6℃~8℃的温度下维生素C的分解损失要多2倍。

各种食物的冰箱保鲜期限

目前的家庭几乎都有冰箱，以保存食物与蔬果。家用电冰箱不论单门、双门，都设有冷冻室与冷藏室，冷冻室冻结的食物保藏时间稍长，而冷藏室只能短期保藏。

冰箱内的食物贮藏时间是有限的，超过贮藏期限，食物也会失去保鲜意义，并易于变质。因此，了解各种食物在冰箱内贮藏的期限十分重要。现将分别介绍各类食物的保鲜期，以供参考。

蛋品：带壳蛋在中格的存放限期为4~5周；蛋白质在中格限期1周，在冰格可放至1年；蛋黄在中格限期3天，在冰格可放至1年；熟蛋在中格期限为1周。

肉类：牛肉在中格限期为1~2天，冰格可放至3个月；烧烤肉在中格

限期为2～4天，冰格可放至1年；肉排在中格限期为2～3天，冰格可放至9个月；香肠在中格限期为2～3天，冰格可放至2个月；鸡肉在中格限期为2～3天，在冰格可放至1年。

鱼类：瘦鱼在中格限期为1～2天，在冰格可放至6个月；肥鱼在中格限期为1～2天，在冰格可放至3个月。

奶制品：奶在冰箱中格限期5天；酸奶在中格限期为7～10天；牛油在中格限期为2周，在冰格可放至9个月。

水果类：苹果在中格限期为1～3周；柑橘在中格限期一周；熟桃与熟梨在中格限期为1～2天，在冰格可放至半年；菠萝在中格限期为1～6天，在冰格可放至一年；熟西红柿在中格限期为1～2天。

蔬菜类：甜菜、芹菜、胡萝卜在中格期限均为1～2周，胡萝卜在冰格可放至8个月；龙须菜在中格期限为1～2天，在冰格可放至8个月；菠菜在中格期限为3～5天；洋葱在底格可放至3～4周；马铃薯在底格可放至3个月；甘薯在底格可放至2周；包装冷藏蔬菜在冰格可放8个月。

其他：午餐肉在中格可放4～6周；咖啡（已开罐）在中格期限为2周；花生酱在底格可放至3个月；罐头食品在底格可放至1年。

以上贮藏食物的期限是根据科学实验而制订的，超过这一期限，食物就易变质，不宜再食用。

冰箱贮藏食品应注意的问题

随着人们生活水平的提高，电冰箱已进入千家万户。冰箱对食品、菜肴贮藏、保鲜有明显功用。但它不是"保险箱"，使用不当或存放过久，会使食品、菜肴腐败变质，食后仍会损害健康，甚至造成食物中毒。因此在使用冰箱贮藏食品时，应注意以下问题。

要掌握食品存放时间，不可过长：如牛奶、熟肉、豆制品等食品，在冷藏室内一般只宜保存3天左右。蔬菜、

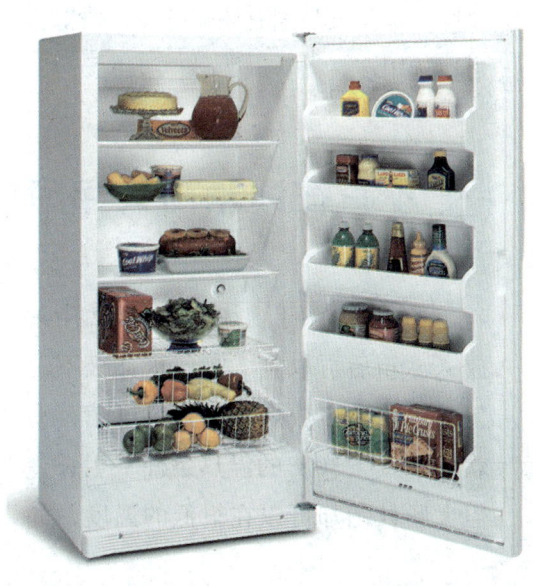

水果可存放2周。新鲜的鱼、肉在冷冻室贮藏，以2~3个月为宜，不宜过久。

生、熟食品要分开冷藏，不能混放：熟食最好放在冷藏室上层，生食品放在下面，并应包装好，以免造成生熟食品交叉污染。存放时间比较长的熟食，吃前还应该加热灭菌。

生、熟食物放入冰箱时均应包装好：这样既可防止食品在贮藏过程中因脱水干缩，影响食品的风味和鲜度，又能防止互相串味和细菌的污染。

少开冰箱，保持温度：电冰箱门要关紧，尽量减少开门次数和时间，以保持冰箱内稳定的低温环境，避免外界灰尘、杂菌进入冰箱，污染食品。

冰箱应保持清洁：冰箱应经常擦洗去污，排除异味。目前市场上出售的冰箱除味器，对除去冰箱内各种异味、臭味，保持食品固有风味有良好效果，可以选用。

不宜在冰箱内久存凉拌菜

夏季，人们往往喜欢把凉拌菜放入冰箱后再取食，其实这样极不卫生。尽管大多数病菌都是嗜温菌，喜欢在20℃~30℃的温热条件下生长，但大肠杆菌却可以在很低的温度，如在冰箱冷藏室的温度下繁殖。这种病菌可引起与沙门菌极为相似的肠道疾病，并伴有类似阑尾炎、关节炎等病的疼痛症状。因此，凉拌菜不要久放在冰箱内。

冰箱中的鱼不宜存放太久

家用电冰箱的冷冻温度一般为-15℃，最佳冰箱也只能达到-20℃，而水产品，尤其是鱼类，在贮藏温度未达到-30℃以下时，鱼体组织就会发生脱水或其他变化。如鲫鱼长时间冷藏，就容易出现鱼体酸败、肉质发生变化，不可食用。因此，冰箱中存放的鱼，时间不宜太久。

剩饭菜如何保存

剩饭菜放置的时间越短，其细菌繁殖的机会就越低，细菌释放的毒素也越少。因此，应该减少剩饭菜储存的时间，尽快把它们消灭掉。

剩饭菜最好在6小时内吃完。如果在冰箱保存，时间可适当延长，但冷藏温度常为4℃~8℃，一般不能杀灭微生物，所以熟的剩饭剩菜保存一般不宜超过24小时。

剩菜一定要与生食物分开储存，并用干净密闭的容器储存剩菜。因为在不同食品中，微生物的生长速度也不同，分开储存可避免交叉污染。存储时，剩饭菜必须待凉后再放入冰箱保存。因为热的食物在低温的环境下，热气会引起水蒸气凝结，促进微生物的生长繁殖，从而"株连"整个冰箱内食物，导致霉变。同时，热的食物放进冰箱也比较耗电。

另外，剩饭菜不宜用铝制器皿盛放。因为铝在空气中易被氧化，表面生成氧化铝薄膜。若咸制品、汤水置于铝制器皿中，会产生化学变化，生成铝的化合物，破坏人体正常的钙磷比例，影响人体骨骼、牙齿的生长发育和新陈代谢。专家建议，应用清洁的瓷器盛放后，再用保鲜膜包上放进冰箱。

如果饭菜剩得较多，应避免翻动食物，因为翻动次数越多，与空气中的细菌接触面就越大，越易使食物变质和营养物质严重损失。

叶类蔬菜不宜隔夜。蔬菜的主要功能之一是提供维生素，而维生素很容易在空气中氧化，或随烹调过程或汤汁流失。隔夜蔬菜存放时间过久，如果再经过反复加热，维生素会流失得更多，也就是说，隔夜的蔬菜已经没什么营养价值了。更严重的是，隔夜蔬菜亚硝酸盐的含量较高，亚硝酸盐在人体内可转化成亚硝胺，而亚硝胺是致癌物质，加热也不能去除。由此可见，蔬菜最好是一次性吃完，不要剩下。先不说致癌，经常吃剩菜也会出现胃肠道的不良反应。

Tip: 就餐时先吃茎叶类蔬菜（如生菜、菠菜），因为茎叶类蔬菜亚硝酸盐含量最高，最好不要剩；根茎类蔬菜（如胡萝卜、竹笋）和花菜类蔬菜（如花椰菜、西兰花）亚硝酸盐含量居中；瓜类蔬菜（如丝瓜、黄瓜、苦瓜）亚硝酸盐含量稍低。

切好的水果不宜买

现代家庭人口比较少，有时买一个西瓜需要多次才能吃完。针对这种需要，超市提供了预先切开的水果，以便消费者购买。这样虽然很方便，但预先切开的水果容易流失营养及受细菌污染。

切开的水果易流失维生素C

水果是维生素C的主要来源，维生素C容易在空气中氧化，高温及阳光都会使其流失，而预先去皮、切开的鲜果，营养成分当然会减少。

切开的水果易受细菌污染

切开的水果在室温下存放太久,细菌便会滋生。因为水果外皮容易受污染物、化学物品、动物排泄物或沙门氏菌等污染。假如新鲜水果没有经消毒处理,水果外皮便可能会有沙门氏菌类,而用刀具切开没有清洗消毒的新鲜水果时,受污染的水果外皮的细菌会经刀具污染食用部分。

Tip 在购买水果时,要尽量买未切开的水果。如果一定要购买预先包装的切开水果,应留意包装是否完整、是否摆放在冷藏位置,以及是否过期。另外,买回家后应尽早放入冰箱储存。

买速冻食品要买带包装的

不少人喜欢到超市选购散装的速冻食品,因为散装的速冻食品比有包装的价格低廉,但是这些散装速冻食品的卫生和保质期问题却隐患很多。

速冻食品的保存对冷冻温度要求很高,而裸露在空气中的食品则会存在很多卫生问题,一旦温度高于-10℃,保质期将大大缩短,摆放三五天就有可能变质。一些超市对速冻食品的储存温度,根本达不到国家规定的-18℃的标准。这样很容易导致速冻食品的霉菌超标,人食用后会引发霉菌性肺炎和过敏性支气管炎等疾病。速冻散装食品直接暴露在空气中,还容易发生水分蒸发、干裂、油脂氧化、酸败等现象。加上有的人直接用手去挑选产品,极容易对产品造成二次污染。同时,散装产品在冷柜中,上部不断售出,下部形成死角,保质期形同虚设。

选购蔬菜应看季节

蔬菜富含人体需要的维生素、矿物质及消化系统必需的粗纤维等,是人类不可或缺的食物。但是在面对市场上琳琅满目的蔬菜时,很多人都不知道该选什么才好。其实,在不同季节,蔬菜的营养价值是不一样的。

夏秋两季是蔬菜的收获季节,所以这两季中,大部分蔬菜的营养都比冬春两季高。如:夏季上市的西红柿和黄瓜,维生素C含量是冬季的2倍左右;胡萝卜中的胡萝卜素含量是冬季的1.5倍

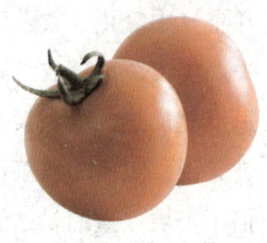

左右。秋季上市的南瓜比春季的维生素C含量要高出很多；胡萝卜素含量高3.4倍；糖分高27%~89%；钾、钠、钙、磷、锌等微量元素的含量也明显高于春季。

Q 为什么夏秋季节蔬菜的营养比较高呢？

因为冬春季节蔬菜大多为大棚或玻璃温室种植，光照不强、通风不好，不利于促进植物的代谢和从土壤中吸收养分。而夏秋季节多是露天种植，光照充足，光合作用强，有利于其中叶绿素、维生素和其他营养素的积累和转化，所以夏秋两季的蔬菜比冬春两季的蔬菜更有营养。

冬春季节，由于大棚中气温较高、湿度大，蔬菜病虫害比较严重，农药使用量加大，所以此时大棚中生长的蔬菜，农药含量比夏秋季节高。这就提醒我们，在吃冬春季节的大棚蔬菜的时候要注意清洗消毒，避免对身体造成不良影响。

西瓜不宜久冻

夏季很多人因气温太高而感觉食欲减退，喜欢吃些凉食，如冰镇西瓜来消

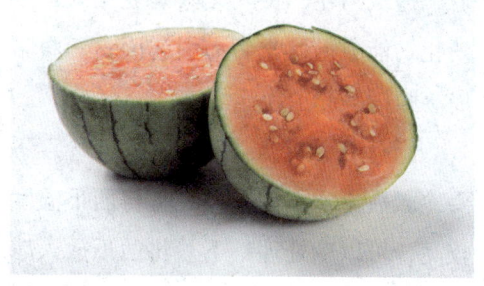

暑降温，认为冰镇食品更甜，能让人神清气爽。可是，虽然一时感觉凉快了，但你知道吗？冰镇西瓜富含的营养成分，远远低于室温存放下的西瓜；而且一味贪图冰凉、甜甜的感觉，会对人的身体健康造成危害。

西瓜在被采摘后依然可以产生营养成分，但急剧冷却会延缓营养成分产生的进程，进而降低营养成分。同时，西瓜属于生冷性寒的食物，一次吃得过多容易伤到脾胃。如果是冷藏时间过长的冰西瓜，那么对脾胃的伤害就更大。

切开后的西瓜经较长时间的冷藏，瓜瓤表面会形成一层膜，冷气被瓜瓤吸收，瓜瓤里的水分往往结成冰晶。人在咬食这些冰晶时，口腔因受到突然的刺激，使唾液腺、舌部味觉神经和牙周神经几乎处于麻痹状态，以致难以"品"出西瓜的甜味和诱人的"沙"味。

久冻西瓜还会刺激咽喉，引起咽炎或牙痛等不良反应。多吃冷藏西瓜会损伤脾胃，影响到胃液的分泌，使食欲减

退,造成消化不良。尤其是老年人,因消化功能减退,吃后易引起厌食、腹胀痛、腹泻等肠道疾病。

因此,西瓜最好是现买现吃,不要冷藏后再吃。如果实在觉得西瓜温度较高,可以冷处理一下。将西瓜放入冰箱,把温度调至15℃,放置时间不超过2小时。这样做既可防暑降温,又不伤害脾胃。

2 不要长期放在冰箱内,在饮用前冷藏一下即可,否则容易引起蛋白质雾状沉淀。

3 切忌一会儿放在冰箱里,一会儿又拿出来,时冷时热也会引起蛋白质雾状沉淀。

怎样保存啤酒

啤酒越新鲜越好。所以,买回啤酒后应尽快饮用。如果一时喝不了需存放,应注意以下几点。

1 啤酒切忌放在阳光直射或温度高的地方。

奶油蛋糕不宜久存

奶油蛋糕极易变质。因为奶油蛋糕是由面粉、糖、油脂、奶油和蛋类制成的,这些原料营养丰富,含水量高,极易被细菌侵染,再加上蛋糕本身残存的耐高温细菌的生息繁衍,很容易让蛋糕变质。所以奶油蛋糕要随买随吃,不宜久存,即使是冬季,存放时间也不能超过7天。

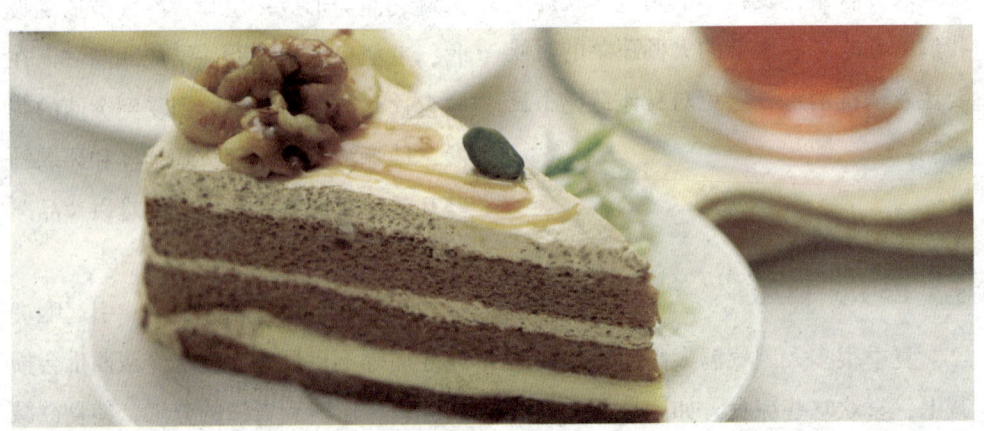

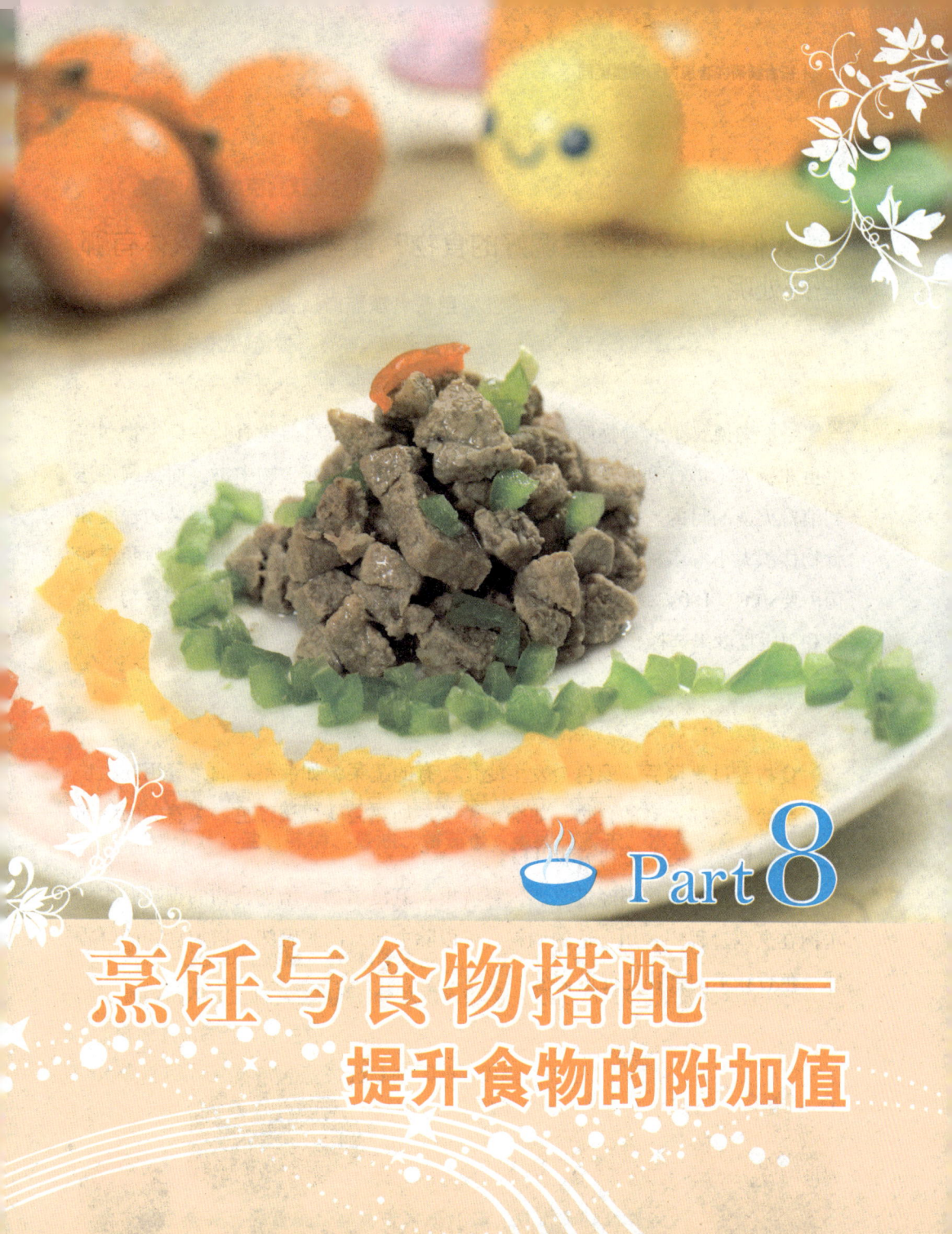

Part 8

烹饪与食物搭配——
提升食物的附加值

烹调的食物对人体的好处

Q 人们为什么要吃烹调好的食物？食物烹调后对人体有哪些好处呢？

烹调好的食物较卫生

一般来说，生的食物原料，不论多么新鲜，都不可避免有某些微生物和寄生虫卵，如不进行彻底杀灭，吃后可发生肠道传染病或食物中毒。而烹调可达到消毒灭菌的目的。加热灭菌的效果取决于加热的方法、食物被污染的程度和食物体积大小等多种因素，不同的细菌对高温的抵抗力也有差别。一般肠道病菌需要80℃～100℃，甚至更高的温度才能被杀死，故烹调方法要根据食物的品种和卫生程度来选择，才能使食物达到消毒灭菌的目的。

经过烹调的食物能促进食欲

食物经过烹调后，颜色会发生变化。有的蔬菜，如菠菜、油菜等用旺火快炒，会变得碧绿；有的食物，如虾、蟹经过加热会变成橘红色。菜肴美丽的颜色能刺激食欲，使人感到美味可口。

动物性食物如猪肉经过烹调，释放出含氮浸出物，增加食物的香味。牛、羊肉在烹调过程中，用合适的调料，可以除去原有的腥膻味，增加食物的鲜香味。色香味美的食物能促进食欲。

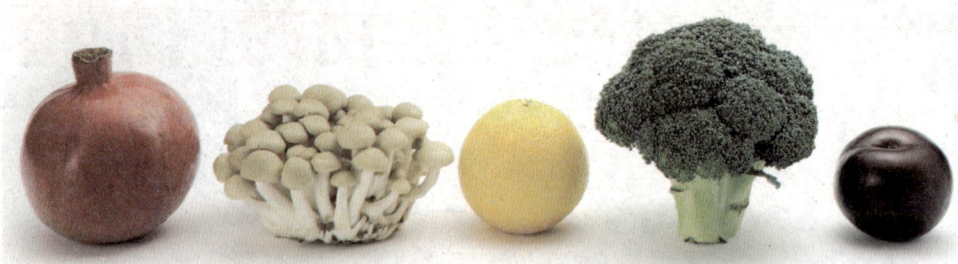

经过烹调的食物好消化

人们日常吃的各种食物都含有丰富的蛋白质、脂肪、淀粉、矿物质和维生素，但这些食物中的营养物质如不经过烹调，是很难被人体消化吸收的。例如：谷类中的淀粉，随着种子的成熟变得十分干硬，很难咀嚼和消化。如果加水、加热进行烹调，淀粉会吸水膨胀、遇热变软成糊状，一部分粗纤维也软化，便于咀嚼和消化吸收。

烹调有利于粮谷中矿物质的消化吸收。粮谷类中的钙、镁等矿物质，绝大部分以有机化合物的形式存在，如植酸钙、植酸镁等，而植酸酶在常温下活力很低，作用不大，只有在55℃时活力最高，分解力最强。故粮谷食物只有经过烹调，植酸酶的活力才能增强，使植酸钙和植酸镁分解，有利于人体消化吸收。

动物性食物经过烹调，能使蛋白质凝固、脂肪游离，容易被人体消化吸收。在烹调过程中，细胞膜破裂，释放出含氮浸出物，如肌溶蛋白质、肌肽、肌酸、嘌呤碱等，味道鲜美、香醇，刺激人的消化液分泌，也有利于消化吸收。

如何合理烹调主食

米、面中的水溶性维生素和矿物质容易损失。如做米饭淘米时，随淘米次数、浸泡时间的增加，营养损失会增加。做捞米饭时，可使大量维生素、矿物质、糖类甚至蛋白质溶于米汤中，如丢弃米汤不吃，就会造成损失。

过去强调洗米不用劲搓洗，不泡米，以免将表面的维生素和矿物质损失掉。目前因种植水稻时采用了农药、化肥，为减少污染，以及去掉那些可能长过霉的污物（有致癌作用），大米与小米可适当泡一下。洗净的米用热水泡一下，随即用这泡米的水做饭。最好是用碗或盆蒸饭。这样，营养素溶于饭内，损失较少。粥要连米汤一起吃，煮粥时不要放碱，以免破坏维生素B_1。

做面食时，蒸馒头可用鲜酵母、酒酿发面，不用碱中和。如用老发面引子发面，发的时间不要过长，这样用少量碱来中和酸性，减少维生素B被破坏。煮面条、煮饺子的汤内有一些营养素，可喝。

据日本科学界进行的一系列试验表明，用开水烧饭，要比用温水或冷水烧饭少损失许多维生素B_1，所以烧米饭应该尽量用开水。熬粥、蒸馒头超量加碱，可增加维生素B_1和维生素C的损失。炸油条，因加碱和高温油炸，维生素B_2和烟酸损失50%，维生素B_1则几乎全部丢失。吃捞面比吃汤面营养素损失多，有30%～50%维生素B_1和维生素B_2及蛋白质溶于汤中，所以吃面条最好连汤吃下。烤烧饼中维生素B损失约30%；烙饼由于受热时间短，比烤烧饼损失的维生素要少。

因此，从保护营养素来看，米、面食制作时以蒸、烙较好，水煮、捞和油炸营养素损失多。

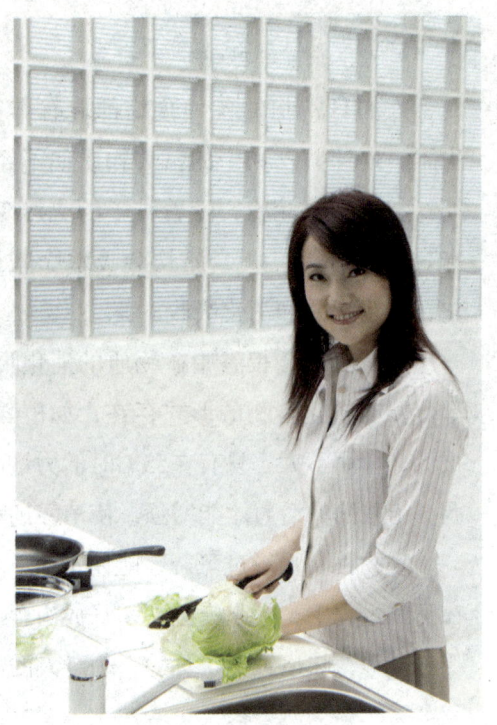

如何合理烹调副食

蔬菜含有丰富的水溶性B族维生素、维生素C和矿物质，不同的烹调加工方式对它们的吸收影响很大。有人试验，把嫩黄瓜切成薄片凉拌，放置2小时，维生素损失33%～35%；放置3小时，损失41%～49%。炒青菜时若加水过多，大量维生素溶于水里，吃菜弃汤，维生素也随之丢失。如果把青菜先煮一下，然后挤出菜汁再炒，维生素和矿物质的损失则更为严重。一般来说，食物所含的蛋白质、脂肪、糖类、矿物质性质比较稳定，在烹调过程中损失较少；而所含的维生素，尤其是水溶性维生素易水解，如烹调加工方式不当，很容易被破坏而损失。

如在烹调肉类食品时，常用红烧、清炖、蒸炸、快炒等方法。其中以红烧、清炖方式维生素B_1损失最多，达60%～65%；蒸和油炸，损失为45%；快炒仅损失13%。肉类中所含的维生素B_2，清蒸丸子损失87%；红烧、清炖肉块损失40%；快炒肉丝仅损失20%。当然也要看到，鱼、肉在烹调过程中有一部分氨基酸、脂肪、矿物质和维生素溶于汤中，所以最好连汤一起吃掉。

有人担心烧熟煮透会影响鱼、肉的营养价值。其实这是不必要的顾虑。因为烧熟和炖烂的与半生半熟的相比，只不过损失一些维生素，其中主要营养素——蛋白质和矿物质等并未受到影响。由于煮熟炖烂更有利于人体的消化和吸收，因此，鱼虾、肉类和蛋类食物一定要烧熟煮透。

营养素在食物烹调过程中损失一些是难以避免的，但如果处理不得法，营养素就会丧失更多，从而大大降低膳食的营养价值。因此，必须在烹调中采用合理方法，使营养素的损耗率降低到最低限度。由此可见，烹调加工方式对食物营养是十分重要的。在烹调食物时，应把良好的色、香、味、形与营养素的保存兼顾统一起来，才能吃得好，吃得健康。

烹饪时保存营养的方法

食疗菜肴在烧制过程中，常要进行上浆挂糊、勾芡、加醋等处理，这既是保证有较好口感的需要，又有保存营养素、减少营养成分损失的作用。

上浆挂糊

上浆挂糊就是先将原料用湿淀粉或鸡蛋清搅拌一下，使其表面粘上一层薄膜，形成一层保护层。这样，既可使原料中的水分和营养素不会大量溢出，又可使原料内的营养素因受浆糊层的保护，而不至于发生大的变性，从而使烹调出的菜肴味道鲜美，较多地保存了营养素，还相应地提高了消化吸收率。

勾芡

勾芡也可以减少营养素的损失，因为淀粉中含有谷胱甘肽，它所含的硫氢基具有保护维生素C的作用。有些动物食品中也含有谷胱甘肽，若将其与蔬菜一起烹调，也能起到勾芡的作用。

加醋

许多维生素怕碱不怕酸，因酸能保护食物中的维生素少受氧化。凉拌蔬菜宜提前放醋；烹调动物性食物也可先放醋，这样，不仅可以去掉原有的腥膻味，还可溶解原料中的钙，从而促进钙在人体内的溶解和吸收。

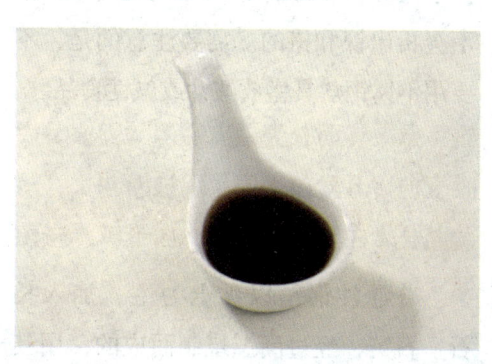

为什么使用铁锅好

铁锅的表面,在空气中会形成一层氧化铁。用铁锅炒菜,加热5分钟后,能使菜肴增加2倍的含铁量;如果加些盐和醋,铁的成分可以提高到15倍。因此,用铁锅烧菜做饭,能补充人体每日所需的铁质,可以减少缺铁引起的贫血症。

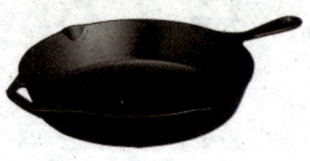

使用不锈钢炊具的注意事项

随着人们生活水平的提高,不锈钢炊具已逐渐进入每个家庭。它不仅美观、耐用,而且传热快,深受人们喜爱。但也有些人担心使用不锈钢炊具会引起金属铬、镍中毒。其实,在一般情况下不必有此顾虑。因为不锈钢只要不处于强酸、强碱或在400℃的温度中,是不会析出镍和铬的。需要注意的是,不要用不锈钢炊具盛放酸性或碱性食品。

不要经常食用沙锅菜

普通沙锅是以黏土为主,加入长石、石英,经过高温烧制而成的,用其烹制食物具有独特的风味。但是,使用沙锅炖制菜肴,由于加热时间过长,动物性食物原料蛋白质降解,水的化解能力减弱,凝胶液体大量析出,使其韧性增加,食用时口感差,不利于人体的消化吸收。用沙锅炖制的菜肴,原料中营养素的平均损失率较高,尤其是动、植物性原料中的矿物质钙、磷、铁、锌、碘等损失率较高,维生素B_1、维生素B_2平均损失率高达89%左右,维生素C损失率达100%。另外,使用沙锅炖制菜肴,由于密封较严,原料中异味物质也很难逸出,部分戊酸、戊醛及低脂肪酸,还存于原料及汤汁中,在热反应中生成对人体有害的物质。

此外,沙锅陶制品,大都经涂釉料烧结,其中所含的铅、砷等有害物质会因反复加热解析,长石、石英等无机物也会脱溢,如长期少量食用,也会在体内引起慢性中毒,故沙锅菜不宜常食。

使用微波炉的好处

现在越来越多的人喜欢使用微波炉。不可否认,它在快速烹调、翻热及解冻功能上,都给我们带来很多的方便。

微波炉是以其极高频的微波射到食物内,食物中的分子因吸收了微波而震动，这些快速震动分子会互相摩擦而产生大量的热量。不同的物质有不同的介质常数，常数高的物质会吸收较多的微波，因此，食物若含较多水分，会比含水较少的食物热得快。相反，脂肪的介质常数较低，所以热得慢。另外，因为微波的热量有限，它能深入食物的深度也有限，所以在烹调食物时，食物尽量不要过厚，例如在蒸鱼时，鱼身不宜太厚。

经济省时： 利用微波炉烹调食物比传统的烹调方法最少节省一半时间。微波炉的加热快速，翻煮的食物可以保持原状，而在处理的过程中，也不需翻动食物，这不但可以保持食物的原样，并且也节省了煮熟食物的时间。

能保存食物营养： 从营养角度考虑，因为微波炉烹调所需的时间较短，营养素的损失也相应减少。有人研究过微波炉对动物蛋白质及矿物质的影响，结果显示，影响并不大。至于对维生素如维生素C的影响，研究表明，利用微波炉烹调，维生素C能保持较多，但这并非由于微波的影响，这是因为烹调时使用较少水分，加上烹调时间较短，因而失去较少的维生素C。

中国人喜欢煎炒食物，这不免会增加脂肪的分量，若使用微波炉便可减少这些脂肪。只要小心使用，利用微波炉煮食可以算是健康的烹调方法。

如何选择微波炉加热器皿

随着微波炉的普及，如何选择微波炉加热器皿逐渐为人们所重视。目前还没有标准对"微波安全"加以限定，一般来讲，陶瓷、沙锅、玻璃、纸质及部分塑料（耐高温）材料制作的器皿较适合微波烹饪时使用。

微波炉适用器皿

玻璃烹饪器皿： 包括由微晶玻璃制成的器皿，以及硼硅酸玻璃器皿、陶瓷玻璃等耐热材料器皿。

陶瓷烹饪器皿： 细陶、粗陶、瓷器器皿，即一般陶瓷碗、盘、炒锅等均可使用。但有金属饰边的容器，可能会起火花或剥落，请勿使用。

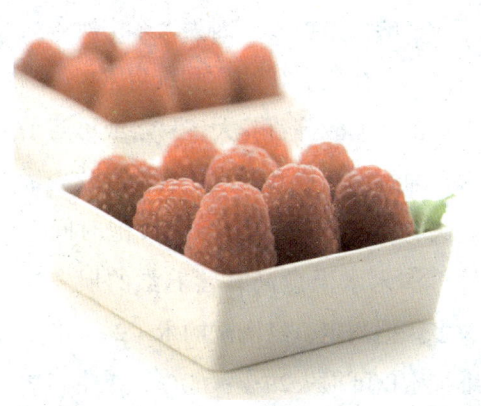

耐热塑料器皿：凡耐热塑料器皿都可以使用。但用油量多的食物请改用耐热玻璃或陶瓷器皿。

保鲜膜、耐热PE袋：烹饪蔬菜时可用来覆盖蔬菜，亦可当容器的盖子使用，但勿直接包裹肉类和油炸食品。

不适用微波炉的器皿

金属器皿：铝锅、搪瓷锅和不锈钢锅等金属容器，微波不能穿透，而且碰到金属时炉内壁会发生打火现象，故不能使用。

漆器：漆器上的漆在受热后可能会剥落、熔化，产生有害物质，容器也可能产生裂痕，请勿使用。

不耐热的塑料容器：普通塑料容器耐热性差，不能做微波炉烹饪器皿用。

不耐热的玻璃容器：食物加油烹饪时温度可能很高，易使玻璃容器破裂，故不能使用不耐热的玻璃容器。有机玻璃器皿也不宜使用。

草、柳、木、竹、纸制品：这些容器短时间加热时可使用，但长时间加热时，容器可能会烧焦。

封闭容器：因为在封闭容器内食物加热产生的热量不容易散发，使容器内压力过高，易引起爆炸事故。即使在煎煮带壳食物时，也要事先用针或筷子将壳刺破，以免加热后因爆裂、飞溅而弄脏炉壁，或者溅出伤人。

> **营养知识**
>
> 可用一个简单的方法来检查某个器皿是否适合在微波炉中使用：将该器皿放入炉中，并在旁边放置一个装满水的玻璃杯，然后选择高热档加热两三分钟，如果杯中水变热了而待检查的器皿温度没有什么变化，且炉内没有出现弧光及"啪啪"声等现象，则表明该器皿适合在微波炉中使用。否则说明该器皿不适合在微波炉中使用。

米为什么不宜多淘久泡

一般做米饭或熬粥前须先淘洗米，以去除米中的泥沙、稗子、谷壳等杂质。但应注意淘米得法，否则容易造成营养素的大量损失。因为大米中所含的蛋白质、糖类、矿物质和维生素B_1、维生素B_2、烟酸等营养大多易溶或可溶于水，通过淘、搓和浸泡，容易导致大量丢失；淘、搓次数愈多，浸泡时间愈长，淘米水温愈高，营养素的损失也愈多。据测定，经淘洗的米（2～3次）维生素B_1可损失29%～60%，维生素B_2

和烟酸可损失23%~25%，矿物质约损失70%，蛋白质损失16%，脂肪损失43%，糖类损失2%。

一般以淘洗2~3次为宜，不要用热水淘，更不宜在水中长时间浸泡。因此说，淘米也要讲科学，不要多淘久泡。

不宜用生冷自来水煮饭

人们煮饭时，都习惯用生冷的自来水，其实这是不科学的。因为生冷的自来水中含有一定数量的氯气，在烧饭过程中，它会大量破坏粮食中所含的人体不可缺少的维生素B_1。

据测定，用生冷的自来水烧饭，维生素B_1的损失程度与烧饭时间、烧饭温度成正比，一般情况下，损失30%左右。如果用烧开的熟水烧饭，维生素B_1就可以免受损失，因为烧开后的熟水，氯气已经随水汽蒸发掉了。

煮粥时忌加碱

粥是有着保健与医疗性质的食品，古人称粥是"世间第一补人之物"。宋朝大诗人陆游在《食粥》一诗中称誉道："世人个个学长年，还悟长年在目前，我得宛丘平易法，只将食粥致神仙。"大力赞颂食粥大有好处，特别是

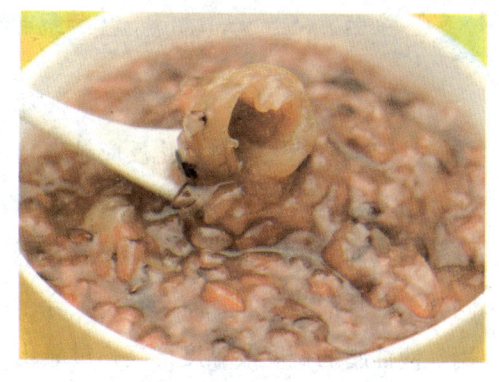

儿童、老年人更适宜食粥。

粥怎样煮才科学，大有讲究。有人为了使粥黏滑、烂得快，煮粥时加碱，这是不科学的。因为粥中加了碱后，会使米中的维生素B_1、维生素B_2与维生素C遭到破坏。维生素B_1即硫胺素，维生素B_2即核黄素，这是人体必需的两种营养素，缺少了它，就会得脚气病，使口腔、阴囊发生病变。体内缺乏维生素C，则会患坏血病、全身各部位出血、重度贫血、精神抑郁、食欲减退。尤其是硫胺素，在酸性环境中较稳定，而在碱性环境中就易被分解，在粥中加碱，硫胺素的损失很大。这对人体健康显然是不利的，因此在煮粥时切忌加碱。

Tip: 在烹调加工中，比较容易使原料产生致癌物质的加工方法为煎、腌、炸等。如将鱼、肉煎或炸焦，或腌肉时盐放得不当，都可能会产生致癌物质。

油温过高有哪些危害

油脂在煎炸过程中，随着温度升高而黏度越来越大，过氧化反应越来越强。当温度达到250℃～300℃时，同一分子的甘油酯中的脂肪酸之间，或者不同分子的甘油酯之间，就会发生聚合作用，使油脂的稠度及黏度增高，过氧化脂质含量升高。食用油脂中，大豆油、芝麻油、菜子油都含有较高的亚麻酸，因此，在食用这些油脂或用这些油脂煎炸食品时，应尽量避免油温过高，一般控制在170℃～200℃，就不会出现对机体有害的热聚合物和过氧化产物。同时，煎炸用油应不断更新，不断增加新油，不要反复使用陈油。

烹调时判断油温的方法

烹制时大多要用到油，而油温的高低会直接影响食物疗效和色、香、味，因此，要懂得油温的判断，从而掌握好油温。

油温分温油、热油和旺油。

油温在60℃～100℃称温油，油面较平静，无青烟，无响声，俗称油温三四成热。一般用于油发原料。

油温在110℃～170℃称热油，油面四周向中间翻动，微有青烟，俗称油温五六成热。一般用于烧、煎、烩等。

油温在180℃～240℃称旺油，油面仍较平静，有青烟，用锅铲搅动会有响声，俗称油温七八成热。一般用于炸、爆、炒等。

烹制菜肴应用哪种油温，要根据烹调方法的要求、食物的性质及投料量、火候的高低和滑油时间的长短来掌握。一般来说，若是旺火，投料时油温可略低些；若是原料形状较大或质地较老，油温应略高。

不同火候对营养素的影响

所谓火候，常指烹调中火力的变化情况，它是烹调美味佳肴的重要环节。

火候大致分为三种：旺火，多用于爆、炸、氽、涮、蒸等快速烹制；温火，多用于炖、煎、贴、塌等；微火，多用于焖、烧、煨等长时间的烹制。

蔬菜中的不少维生素遇热容易被破坏，其中以维生素C最为明显。一般来说，蔬菜加热时间愈长，维生素损失愈多。因此，烹调中掌握好火候可减少营养素的破坏。据测定：新鲜蔬菜旺火快炒，维生素C可保存60%~70%，维生素B_2和胡萝卜素可保留76%~94%。如果用温火或微火长时间慢炒、慢煮，维生素的损失要高得多。烹调火候情况，对肉类中维生素A、B族也有类似影响。如猪肉中维生素B_1，急火快炒，损失最少，仅13%；旺火蒸或油炸次之，约45%；温火清炖、煨汤，损失最多，达60%~65%。

因此，炒菜时为减少维生素的损失，应尽量做到：热锅、滚油、急火快炒。做汤菜时，应等到锅里的水沸后再入菜，以缩短加热时间，减少营养的损耗。

但是旺火急炒时，要注意加盐的时间不宜过早，过早会使水溶性营养物质溢出而受到氧化或流失。

如何消除食用油中的黄曲霉素

长时间食用含低浓度黄曲霉素的食物被认为是导致肝癌、胃癌、肠癌等疾病的主要原因，它还可以诱发骨癌、肾癌、直肠癌、乳腺癌、卵巢癌等。黄曲霉菌易在粮食、油类及其制品和坚果上生长，产生黄曲霉毒素，其中霉变的花生及其制品中黄曲霉素的含量最高。

有许多食用植物油中残留少量的致癌物黄曲霉素，因此，在炒菜前宜先将植物油倒入锅内，待其微冒油烟时，按炒菜所需的食盐量加入食盐，煸炒几下后，可基本上除去植物油中残余的少量黄曲霉素，然后开始炒菜。

菜在初加工时怎样更科学

在制作各种菜肴时，都有初步加工的过程。在此过程中，如方法选择不当，很容易造成营养素的大量损失。如洗菜时，水溶性维生素C很容易损失，故应合理选择加工方法，尽量减少营养

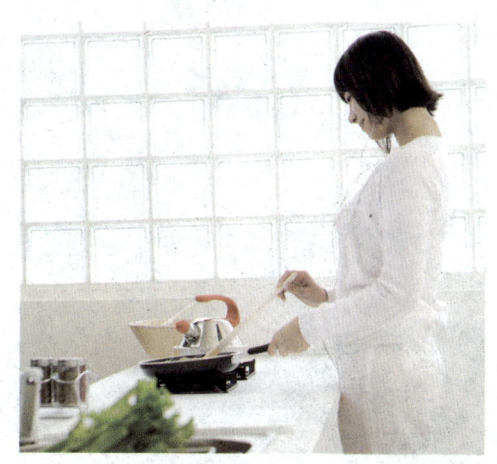

素的损失。在菜进行初加工时，应注意以下几点：

① 加工时，尽量保持菜肴的完整，应避免切得过碎。

② 应先洗后切，避免营养成分随水而流失。如把整棵菜或整片菜叶先用清水洗净，然后再切，这样就可减少维生素C和其他水溶性维生素的损失。反之，先切后洗，并切得很碎，甚至把切好的菜长时间浸泡在水中，由于大大增加了蔬菜的损伤面和与水的接触面积、接触时间，必然使维生素C等大量溶于水而失去。故蔬菜应先洗后切。

③ 洗涤时间不宜过长，更不可久泡。

④ 刀切处理后，放置时间不宜过长，应及时使用。例如，腰花、肉丝等原料，刀切后放置时间过久，会出现放浆现象，造成营养素的大量损失，且影响菜肴的质量。

营养知识

据研究，经5～10分钟合理烹调，白菜中维生素的保存率为：维生素C 64%左右、维生素B_2为80%、胡萝卜素为88%左右。如果切碎后放沸水中焯水，再挤去菜汁，则维生素损失高达90%以上。为保护白菜中的维生素，菜应先洗后切，切后尽快下锅。炒菜时放水不宜过多，烧煮时间不要太长，烧时要盖好锅盖。另外还要注意，鲜白菜不宜存放太久，洗涤时不要在水中浸泡过久。

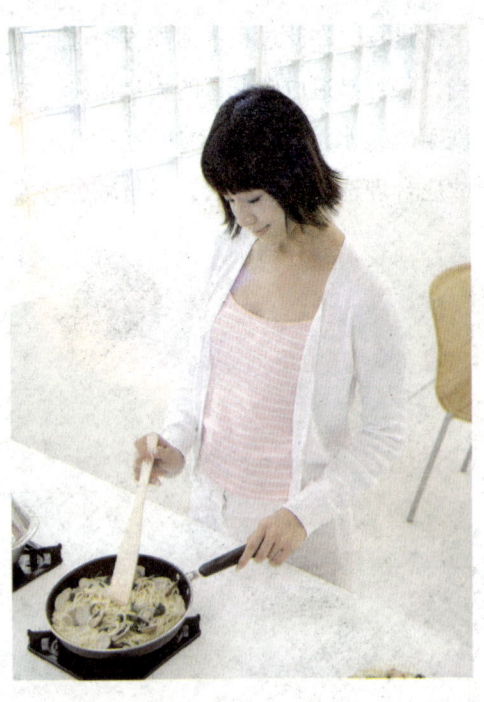

如何烹调蔬菜更有营养

蔬菜的烹调是一个复杂的理化改变过程，它可以提高食物的消化吸收率，改变食物品质，使其色、香、味俱全，然而在加热的过程中会不可避免地造成营养素的损失，特别是维生素的丢失。

首先要避免蔬菜在加工过程中营养素的损失。从营养学的角度来说，蔬菜不要在水中过度浸泡，浸泡可使维生素C和B族维生素丢失。蔬菜要先洗后切，切后即炒，尽量减少维生素C与空气接触而被氧化和破坏。急火快炒方式营养素的损失较少；也可用淀粉勾芡，以避免营养素从菜汁中丢失。先将菜焯后挤掉水分再炒，维生素C的损失可达80%以上。

蔬菜的加工与烹调按照居民的饮食习惯，可分炒、炸、蒸、炖、焯等多种方法，不同的烹调方法，营养素的损失有所不同。

有资料表明，蔬菜在炒的烹调方式下，维生素C保留率为40%～90%。鲜豆类和根茎类因炒的时间较长（3～5分钟），维生素C保留率相对较低；而叶菜类因炒的时间相对较短（1～2分钟），维生素C保留率相对较高，为86%～90%。蔬菜在炖的烹调方式下，维生素C保留率为75%～90%。

蔬菜在炒、炖、焯的烹调方式下，维生素B_1保留率依次为66%～89%、59%～73%、46%～76%；鲜豆类在各种烹调方式下维生素B_1保留率在66%～75%；根茎类和叶菜类在焯的烹调方式下，维生素B_1保留率仅为50%。

蔬菜在炒、炖、焯的烹调方式下，维生素B_2保留率依次为77%～85%、68%～80%、50%～91%；鲜豆类在各种烹调方式下维生素B_2保留率均大于80%。

蔬菜在炒、炖、焯的烹调方式下，维生素B_6保留率依次为55%～82%、62%～77%、65%～80%；炒的烹调方式以叶菜类保留率最高，扁豆最低。

蔬菜在炒、焯的烹调方式下，烟酸的保留率分别为80%～96%（土豆最低，茄子最高）和55%～100%（萝卜最低，豇豆最高）。

有学者对烹调前后的脂溶性胡萝卜素做过比较，其中焯、蒸、炒对胡萝卜素影响较小，保留率依次为94%、89%、82%；而炖的保留率为72%。

罐头蔬菜中破坏了20%～35%的维生素A、80%的维生素E和20%的维生素B_6。

建议合理地烹调蔬菜，水洗不要浸泡；菜汤与菜同食；水开后菜下锅；避免过分煮；菜要现做现吃，不要反复加热。

用淘米水洗菜的好处

1 淘米头一两次剩下的水，呈弱碱性，含有粗纤维、淀粉，对呈酸性的农药有解毒作用，是"天然洗洁精"。长期保持用淘米水洗菜的习惯，能减少蓄积毒素的机会，对防农药残留中毒、抗癌都有好处。

❷ 将带腥味的菜，放入加盐的淘米水中搓洗，再用清水冲净，可去腥味。

❸ 把咸肉放在淘米水里浸泡半天，可去些咸味。

❹ 用淘米水洗腊肉要比用清水洗得干净。

❺ 用淘米水洗猪肚，比用盐或骨矾搓洗省劲、省事，且干净、节约。

怎样除去菠菜中的草酸

菠菜的营养价值很高，但含有草酸，会干扰人体对钙、铁等矿物质的吸收。在某些情况下，还可能生成草酸钙结晶，形成尿路结石。此外，草酸还会妨碍小肠对铁的吸收，阻碍血红蛋白质形成，从而引起贫血。因此，烹调菠菜必须采取相应的措施，去掉草酸。

较好的烧法是：将水煮沸，放入菠菜烧2~3分钟后捞起，然后再热炒、凉拌或煮汤食用。这样，虽然会损失一些维生素，但约有90%的草酸会溶于水中而被除去。欲用菠菜补血和防治贫血，还应配合富含蛋白质的瘦肉、鱼等同食。

如何避免洋葱味的刺激

洋葱可烹调出浓郁的香味，颇受许多人的喜爱。但是在切洋葱时，它会散发出强烈刺激性的气体，刺激人的眼睛，致使流泪。这是由于洋葱中散发出来的二烯丙基二硫化物和二烯丙基硫醚与泪水结合，生成微量的硫酸和乙醛的缘故。

切洋葱时，为了避免眼睛受刺激，可把洋葱浸在水里切，这样气体就会溶解在水里，而不会挥发到空气中，可使眼睛免受伤害。若将洋葱放在冰箱里冷冻一会，再取出来用刀切，能大大减少化学物质的挥发，效果较好。

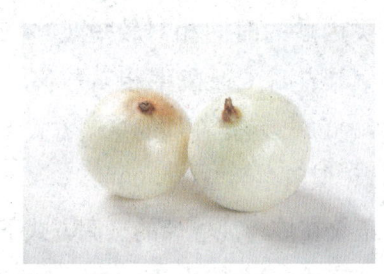

减少蔬果残留农药的方法

理想的杀虫剂可以有效地灭虫，而它本身则会很快地被分解成为无毒的分子。我国有关部门对这些杀虫剂及农药的使用都有严格的规定。

为了健康起见，以下一些建议，希望你可以采用：

❶ 用清水冲洗新鲜的水果、蔬菜，而不要浸泡。

❷ 用刀切去水果的皮，如橙、香蕉等，切勿用口咬。

❸ 将菜叶的最外层除去，如生菜等。

❹ 食用有蜡质的瓜时，要削去表皮，因为蜡质可能附着有机杀虫剂，而且不易被洗去。

❺ 适当地将某些蔬菜及水果去皮，例如甘蔗、苹果等。但不可不提的是，削去表皮，虽减低了农药及杀虫剂的影响，但同时也会将有益的膳食纤维、维生素及矿物质一并去除。

为了自己的身体健康，还可以采用以下几种简易消毒法来清洗蔬果。

❶ 开水烫泡。把洗净的瓜果投入沸腾的开水中泡半分钟左右，可杀死大肠埃希菌、痢疾杆菌。用当日暖水瓶里的开水冲烫瓜果，泡上七八分钟，也可杀死肠道病菌。

❷ 高锰酸钾溶液浸泡。用1%～2%高锰酸钾溶液浸泡5～10分钟，可杀死瓜果上的伤寒杆菌、痢疾杆菌及金黄色葡萄球菌等。

❸ 漂白粉溶液浸泡。用2%漂白粉精片溶液浸泡瓜果5分钟，可杀死一般肠道病菌。用这种方法消毒后，应用凉开水或用清水洗净瓜果的氯臭气味再吃。

❹ 用84消毒液及其他家用洗洁净类清洁剂。用上述材料洗完水果后，须用清水反复冲洗后方可食用。

干货泡发时怎样减少营养素损失

泡发干料的水应合理使用

如香菇，含有丰富蛋白质、糖类、脂肪，特别是产生鲜味的物质——核苷酸，经浸泡后溶于水中，因此泡制香菇的汁液，在沉淀、过滤后应合理使用。

涨发好的干货原料应合理存放

很多发制好的干货原料（如燕菜）不能马上使用，应尽量存放到鸡汤中，以补充和提高原料的营养。

营养知识

食用海带前，很多人习惯性地把它长时间在水中浸泡，并将上面一层白粉都洗干净，其实这样做会导致营养素流失。海带上的那层白粉是甘露醇，具有利尿、消肿的作用，遇水即溶。所以在烹煮前，不要将其长时间地浸泡，也不要过分用力搓洗，以避免营养流失。

如何烹调动物性食物

鱼、肉、蛋类动物性食物含有丰富的营养素，是人体摄入蛋白质、脂肪、维生素和矿物质的重要来源。动物性食物在烹调过程中主要引起一些维生素的损失，其他的营养素损失较少。

肉中的维生素B_1炒后约损失13%，蒸、炸损失近45%，而红烧或清炖的损失可达60%~65%。肉中的维生素B_2炒后约损失20%，而蒸、炸的损失可达40%。炒猪肝时维生素B_2仅损失1%。红烧或清炖肉的维生素B_1及蒸肉丸中的维生素B_2损失分别达60%和80%。水溶性维生素多流失在汤中，如果连同汤一起食用，会减少损失。

动物性食物经过烧烤后，从营养角度看，维生素会大量破坏；从卫生角度看，烧烤过程中会产生一些致癌物及其他一些有害物质，所以应忍痛割爱，不宜多食。

煮鸡蛋、炒鸡蛋的营养素损失较少，煮鸡蛋维生素B_1及维生素B_2损失分别为7%和3%；炒鸡蛋维生素B_1及维生素B_2损失分别为13%和1%。炸鸡蛋的维生素损失较多一些。为了健康和摄取营养素，应选择合理的烹调方法。

避免制作食物时产生致癌物

食物在烹饪过程中，往往会产生有害的致癌物质。那么怎样才能避免有害物质的生成呢？

一是多采用蒸、煮、炖、焖方式，这样可有效地避免产生致癌物质，又不会使营养成分破坏，食物也不会变性，且容易消化吸收。

二是避免用火直接烘烤食物。用炭或煤直接烘烤食物，食物表面极易焦化，除产生对细胞有致突变作用的物质外，还会发生外焦里生的现象。炭或煤在燃烧过程中会产生煤焦油等有害的致癌物质。

三是油煎食物应避免油温过高，也不宜煎炸得过分老焦。油温过高会使油脂热解，产生苯并芘等致癌物质。油脂也不宜反复用做煎炸，因反复煎炸的油中含有害物质更多。

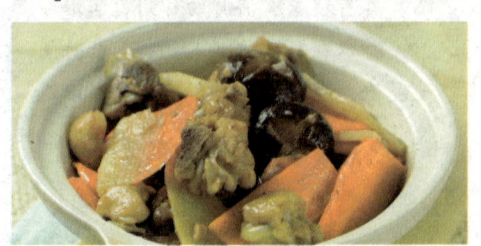

怎样烹调有利于碘的吸收

人体碘的含量虽然极少，但它是人体所必需的微量元素，是人体合成甲状腺素的重要原料。成人每日需碘量为100～150微克，其中80%～90%从食物中获得。如果体内缺碘，就会引起各种缺碘性疾病，如地方性克汀病、地方性甲状腺肿等。孕妇缺碘，可引起胎儿先天性畸形、早产、死胎及新生儿甲状腺功能低下。为了弥补一些地区的水、粮食和蔬菜中含碘量的不足，我国部分地区的食盐中强化了碘。为了提高这些碘的吸收率，科学烹调是十分重要的。

例如：同炒一种蔬菜，出锅前放盐，碘的食用率为63.2%；炸锅时放盐，则仅为18.7%。食用不同的油，碘的食用率也不同。如用动物油炖土豆，炸锅时放盐，碘的食用率为2%；而用豆油，则可增加到25%。添加某些调味品可增加碘的食用率，如炒土豆，炸锅时放盐，碘的食用率为24%；而加了陈醋后，碘的食用率上升到47.8%。蔬菜的不同配炒，碘的食用率也不同。如均在出锅前放盐，碘的食用率：西红柿炒土豆为53%，西红柿炒鸡蛋为62%，西红柿炒黄瓜为61%，西红柿炒柿椒为77%。

由此可见，科学烹调可提高碘的食用率，防止缺碘性疾病的发生。

煮鸡蛋时间不宜过久

鸡蛋煮着吃，能较多地保持其营养成分，但煮的时间不宜过长。

鸡蛋煮的时间过长，蛋黄表面就变成灰绿色。这是因为蛋黄中的亚铁离子与蛋白质中的硫离子化合为难溶的硫化亚铁所致。这种硫化亚铁很难被人体吸收利用，因此降低了鸡蛋的营养价值。

所以，煮鸡蛋的时间不宜过长，通常以水沸后再煮3分钟为宜。

鸡蛋煮熟后忌用冷水冷却

为了使蛋壳好剥些，人们常喜欢把煮熟的鸡蛋放入冷水中冷却。但从卫生角度分析，这种做法会使鸡蛋的防御机能遭到严重破坏。因为鸡蛋冷却的时候，可发生自然收缩，在蛋白质与蛋膜之间形成缝隙，这就会把冷水中存在的细菌吸入蛋内。有科学家曾经做过这样一个试验，即把煮熟的蛋放入含有微量肉毒杆菌芽孢的冷水中冷却，结果所有蛋内都存有了肉毒杆菌毒素。

如果煮蛋时在锅内放少量食盐，这样煮出来的蛋蛋壳就很好剥了。

吃鸡蛋不是多多益善

鸡蛋是高蛋白质食品，现实生活中人们只知道鸡蛋的营养价值高，却不知道过量吃鸡蛋对机体并无益处。

吃鸡蛋不加限量每每可见，产妇一次吃上十几个鸡蛋似乎是合乎情理的。岂不知一次吃鸡蛋太多，一是造成营养素的浪费，大量的蛋白质消化吸收不了，从粪便中排出。二是加重胃肠和肾脏负担。胃肠为了消化吸收超量的蛋白质，需大量分泌消化液；肾脏则额外负担排泄蛋白质代谢产物的工作。三是在肠道细菌的作用下，过多的蛋白质可产生吲哚、胺等对机体有害的分解产物。四是蛋黄中大量胆固醇不利于血脂稳定。

因此，通常每天吃1～2个鸡蛋比较合适，而不是多多益善。

鸡蛋怎么吃才最有营养

鸡蛋吃法多种多样，就营养的吸收和消化率来讲，煮蛋为100%，炒蛋为97%，嫩炸为98%，老炸为81.1%，开水、牛奶冲蛋为92.5%，生吃为30%～50%。由此来说，煮鸡蛋是最佳的吃法，但要注意细嚼慢咽，否则会影响吸收和消化。不过，对儿童来说，还是蒸蛋羹、蛋花汤最适合，因为这两种做法能使蛋白质松解，极易被儿童消化吸收。最好不要吃煎鸡蛋，因为鸡蛋煎黄或煎糊都会使蛋白质变性。

怎样烹调才能让肥肉对身体有益

肥肉、猪油由于含有大量的胆固醇，所以一直被认为是诱发高血压、高血脂、动脉粥样硬化、冠心病等的病因，是患者的首忌食物。

要使肥肉、猪油对人体有益，关键是科学地烹调和正确地食用。实验表明：猪肉长时间用文火炖煮，饱和脂肪

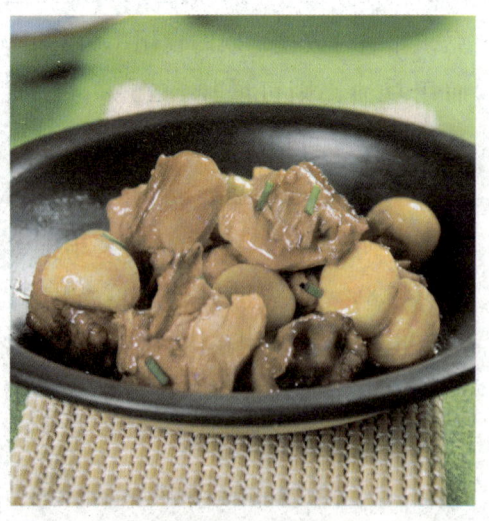

酸会下降30～50%；每100克肥肉胆固醇含量可由220毫克降到102毫克。有比例地搭配食用猪油和植物油，或者两者交替食用，不但无须考虑猪油中的高胆固醇，而且还可以互相补充两者的不足。植物油与猪油的最佳搭配比例为10∶7。两者混合或交替食用，对身体大有裨益。

另外，肥肉中还含有花生四烯酸，可降低血脂水平，并能与亚油酸、γ-亚麻油酸合成具有多种生理功能的前列腺素。肥肉中的双碳多烯酸为长链不饱和脂肪酸，与人体神经系统及大脑组织的生长发育息息相关，还可防止胆固醇堆积、血小板凝集，而这些作用正是植物油所欠缺的。

如长期不食猪油、肥肉，使人体长期处于低胆固醇血症的状态，反而可能发生绝对性高血脂症，同样会导致动脉硬化，还容易招致感染、贫血、癌症与营养不良等疾病。

鲜猪肉不宜用热水浸泡

猪肉的肌肉组织和脂肪组织中含有大量的肌溶蛋白质和肌凝蛋白质。肌溶蛋白质极易溶于热水中。猪肉在热水中浸泡，大量的肌溶蛋白质就会溶于水中。在肌溶蛋白质里含有有机酸、谷氨酸和氨基酸钠盐等各种鲜味成分。这些物质被浸出后，就大大影响了猪肉的风味。因此，鲜猪肉忌用热水浸泡。

怎样烹调能提高牛、羊肉的营养价值

1 炖牛、羊肉时放进一些胡萝卜，再加些葱、姜、蒜、大料、桂皮、酒等佐料，一起炖煮。牛、羊肉与胡萝卜同炖，不但可以去掉膻味，还能弥补牛、羊肉所缺乏的胡萝卜素和维生素。这样炖出的牛、羊肉，吃起来不觉得油腻，还能提高食用营养价值。

2 炒肉丝或炒肉片时，要加进葱、姜、蒜，或者加点白酒或料酒。在炝锅时，还可放点食盐，以增强味道。

3 红烧牛、羊肉时，可放些绿豆、橘皮、杏仁、红枣、山楂等，以消除膻味。开锅后，适当放点白酒，既可消除膻味，又可使味道鲜美，并且容易炖烂。这样做出的牛、羊肉也易于人体的消化吸收。

熬骨头汤忌用热水

骨头中营养丰富，如把这些营养在熬汤时都煮到汤中，食后，对人体是有很大好处的。熬骨头汤时加入冷水，用小火慢熬，这样可以延长蛋白质的凝固时间，使骨肉中的新鲜物质充分渗到汤中。

另外还可在汤中加一些醋。醋能把骨头里面的钙和磷溶解在汤中，增加汤的营养；同时，还可以保存汤中的维生素。

猪肝烹制前要浸洗

猪肝是猪体内的解毒器官，各种有毒的代谢产物都会聚集在肝脏，并被它解毒、排泄，或经它化学加工后运送至肾脏，从小便中排出。猪肝也会发生肝癌、肝吸虫等疾病。倘若聚集在肝脏的各类有毒物质未能排净，或肝脏解毒功能下降，有毒物质就会残留在肝脏的血液中。

由于猪肝中有毒的血液是分散存留在数以万计的肝窦中的，因此买回猪肝后要用自来水冲洗干净，然后放置盆中完全浸泡1～2小时消除残血。若急需烹煮，可视猪肝大小切成4～6块，置盆中轻轻抓洗一遍，然后盛入网篮中在自来水下冲洗干净。

同时要避免为了追求猪肝鲜嫩味美而炒煮时间过短的做法，这不但难以杀死猪肝内某些病原菌或寄生虫卵，而且也不能有效除毒，所以猪肝不宜炒得太嫩。

合理解冻保持肉类营养

在-18℃下冻结的肉类，其内部和外表微生物的生长繁殖几乎完全停止，食品内部的生化变化也受到了抑制，而耐藏性和营养价值却得到了良好的保持。但是人们在食用这些冻肉的时候，首先遇到的是解冻的问题。

冻结肉在解冻的时候，内部冰结晶融化成水，这些水如果不能回到原细胞中去，就会变成汁液流出来。由于这些汁液中带有肉的蛋白质、盐类、维生素等水溶性成分，就会使肉的风味、营养价值造成损失。

正确的解冻方法：

首先，肉在放入电冰箱前，先用水洗净，然后将肉分割成若干小块，每块用保鲜纸包裹好，这样即可吃多少取多少，避免造成肉的二次冷冻。

其次，食用前先将冷冻肉取出，在室温下或用微波炉低温档加温，使缓慢解冻，使冻结肉均匀化冻。至半解冻状态时即可进行加工。而后半部分的解冻，可在加热烹调中进行，这样的解冻方法汁液流出较少，营养成分保持得也好。

合理配菜提高菜肴的营养价值

中餐菜肴非常注意各种菜的搭配，为了增加菜肴的花色品种，提高其质和量，常常把经过刀工处理的主料和配料进行合理搭配，称为配菜。它是烹制菜肴的一道重要工序，也是中国膳食的一大特点。

配菜的方法很多，包括味道的配合、质地的配合、色泽的配合、形态的配合。合理配菜，不仅使菜肴色、香、味、形俱佳，更重要的是可提高菜肴的营养价值。因为各种原料所含的营养成分有较大的差异，通过合理配菜，主料、配料可互相取长补短，使菜肴的营养更加全面而又利于人体吸收，这也是配菜的基本要求。

人们日常生活中，最普遍的配菜是荤素搭配，如肉丝炒柿椒、土豆烧牛肉、熘肉片等，种类繁多。各种肉类不仅味道鲜美，而且含有丰富的蛋白质、脂肪和脂溶性维生素等营养素，而蔬菜则富含水溶性B族维生素、维生素C、矿物质等，荤素搭配既可营养互补，又可改变菜肴的味道及颜色，使食而不腻，色泽诱人。如豆腐与青菜搭配，使菜肴绿白相衬、素雅美观，而且也大大提高了蛋白质等营养素的利用率。再如，兔肉和鸡肉同烧，不仅使菜肴别有风味，增加了蛋白质的利用率，而且兔肉脂肪含量低，胆固醇也少，是心血管患者和老年人的理想食品。

总之，日常生活中配菜的例子不胜枚举，只要稍加注意，通过合理配菜，就可以提高菜肴的营养价值。

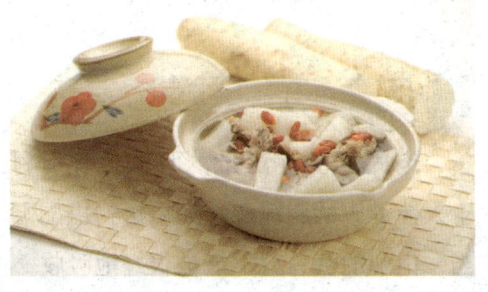

蔬菜的配伍禁忌有哪些

蔬菜配伍不当也会使人产生不良反应，甚至对人体造成严重的损害。蔬菜的配伍禁忌主要有以下几个方面：

1. 洋葱配蜂蜜，损伤眼睛。
2. 马铃薯配香蕉，面部生斑。
3. 芋头配香蕉，腹胀痛。
4. 芹菜配兔肉，引起脱发；芹菜配鸡肉，会伤元气；芹菜配醋，易损齿。
5. 菠菜与韭菜同食，易引起腹泻；菠菜与豆腐同食，使人缺钙。
6. 韭菜与蜂蜜同食，则令人心痛；韭菜与牛肉同食，令人发热动火。

❼ 葱与杨梅、蜂蜜同食，易气壅胸闷；葱忌与枣、常山、地黄同食。

❽ 茭白与豆腐同食，易形成结石。

❾ 竹笋与豆腐同食，易生结石；竹笋与鹧鸪肉同食，令人腹胀；竹笋不可与糖、羊肝同食。

❿ 白萝卜与橘子同食，易患甲状腺肿；萝卜忌与何首乌、地黄、胡萝卜同食。

⓫ 胡萝卜不宜和西红柿、萝卜、辣椒、石榴、莴苣、木瓜等水果同吃，最好单独吃或与肉类一起烹调。

⓬ 黄瓜不宜和维生素C含量高的蔬菜，如西红柿、辣椒等同时烹调。黄瓜配花生伤害肾脏。

⓭ 南瓜不可与富含维生素C的蔬菜、水果同食；南瓜不可与羊肉同食，否则易发生黄疸和脚气。

⓮ 红薯与柿子同食会形成胃柿石，引起胃胀、腹痛、呕吐，严重时可导致胃出血，甚至危及生命；红薯也不宜与香蕉同吃。

⓯ 芫荽不可与一切补药同食；芫荽忌白术、牡丹皮。

⓰ 蒜一般不与补药同服；蒜忌蜂蜜、地黄、何首乌、牡丹皮。

⓱ 茄子与黑鱼、蟹同食，有损肠胃；过老熟的茄子不宜食用，易中毒。

⓲ 菜瓜与牛奶、奶酪、鱼类同食，易生疾病。

⓳ 芥菜与鲫鱼同食，易引发水肿。

⓴ 黑木耳配萝卜易得皮炎；黑木耳忌与田螺、雉鸡、野鸭、鹌鹑肉同食；黑木耳忌与四环素同服。

㉑ 苋菜配甲鱼会中毒；苋菜不宜与菠菜、蕨粉同食。

㉒ 小白菜与兔肉同食，可使优质蛋白质被破坏。

鲜鱼与豆腐合吃营养价值高

新鲜的活鱼味美肉嫩，如果再加上合理烹调，其营养价值是相当可观的。如将鲫鱼、鲢鱼等淡水鱼和豆腐一起炖着吃，其营养价值可以提高。因为，鱼体内含有丰富的维生素D，豆腐则含有较多的钙，如果单吃豆腐，人体对钙不能充分吸收；若将其与鱼一起食用，借助鱼体内丰富的维生素D的作用，就可以使人体对钙的吸收率提高20多倍。另外，鲜鱼炖豆腐这道菜味道也鲜美而不油腻，尤其适合孕产妇和老人。

肉宜与蔬菜同吃

肉固然富有营养，但也含有不利于人体健康的胆固醇。如果食物搭配不当，肉中的营养就不能被很好地吸收，积累的胆固醇还会导致心脏病,所以在烹制猪、牛等畜类肉食时,最好和竹笋、蘑菇搭配或者和胡萝卜、芹菜等蔬菜合吃。这样,既能使蔬菜中含有的丰富维生素和矿物质为人体所吸收,又能使肉内的胆固醇以及肉在分解过程中产生的有害物质,随同蔬菜的膳食纤维,迅速排出体外。

为什么动物性食物宜分散食用

在人体内,绝大多数的蛋白质由20种氨基酸组成,其中有9种氨基酸必须由食物提供,称"必需氨基酸"。不同食物的蛋白质,其氨基酸组成各不相同。与人体蛋白质氨基酸组成模式越接近的蛋白质,人体利用越多,其蛋白质的营养价值也就越高。谷类食物蛋白质中赖氨酸比例较低,豆类食物中则是蛋氨酸较低,因此这两种食物蛋白质的利用率较低;而在鱼、禽、蛋和瘦肉中,这两种氨基酸含量比例较高,其他氨基酸组成也与人体需要模式接近,因此其蛋白质的营养价值就高。如果将谷类、豆类和肉类搭配食用,使这些蛋白质中的氨基酸互相补充,就可大大提高食物蛋白质的利用率,这就是营养学上所称的"蛋白质互补作用"。如果动植物蛋白质分散在一日三餐中食用,则效果更好。

为充分发挥食物蛋白质的互补作用,在调配膳食时,应遵循三个原则:

1 食物的生物学种属愈远愈好。如动物性和植物性食物混合食用,比几种植物性食物混合食用的互补效果好。

2 搭配的种类愈多愈好。种类越多,互补的机会越多。

3 食用时间愈近愈好。多种来源的食物蛋白质同时食用最好,因为合成人体组织蛋白质的氨基酸必须同时到达体内才能很好地发挥作用,一般来说,同时食用的间隔不要超过4小时。

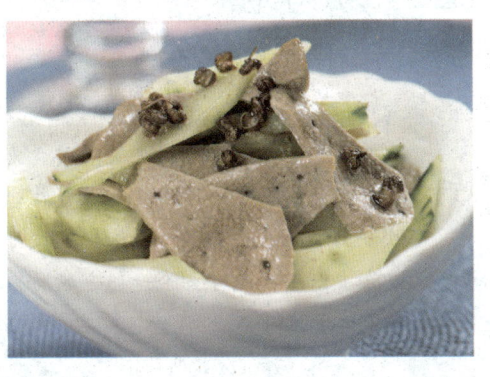

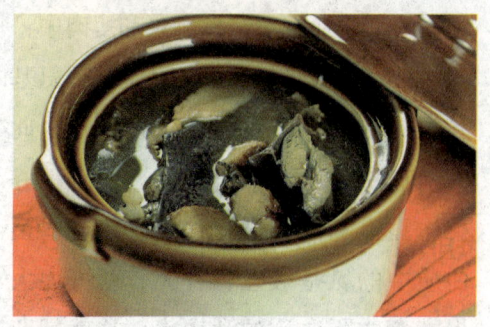

因为机体对蛋白质的吸收与利用是有限度的，一次大量食用后，蛋白质的吸收不会随摄取量增多而增加得很多，因此为了达到更好地进行蛋白质互补、充分利用食物蛋白质资源的目的，在搭配食物时，肉类食物应分散到每餐中去，不宜集中食用，以达到与谷类、豆类食品互补的最佳效果。

鳝鱼宜与藕合吃

鳝鱼身上有一种黏液，是由黏蛋白质和多糖类结合而成的，它不但能促进蛋白质的吸收和利用，还含有大量人体所需的氨基酸、维生素A、维生素B_1、维生素B_2和钙等。吃鳝鱼的时候，最好能同食些藕。因为藕的黏液也是由蛋白质组成的，并含有维生素B_{12}、维生素C和天门冬酰胺、酪氨酸等优质氨基酸，还含有大量膳食纤维，是碱性食物；而鳝鱼则属酸性食物，两者合吃，对维持体内酸碱平衡、滋养身体有较好的作用。

焖烧羊肉时怎样去膻味

羊肉含有丰富的营养，是冬季驱寒的滋补佳品，但是因为羊肉有腥膻味，致使很多人不爱吃。怎样才能去掉羊肉的膻味呢？

把羊肉洗净，切成块，沥干水，倒入炒锅，锅内不放油、水和任何作料，用旺火干煸，边煸边把渗出的血水除掉。当锅内冒白烟、带血的水已渗不出来、肉微有焦香味时，喷上一些香醋、料酒，继续翻煸不停，让膻味和醋、酒一起挥发，直到闻不出醋或酒味；然后放入适量酱油，翻炒均匀，使每一块羊肉都沾上酱油，再加水和适量的酱油，调好咸淡，在炒锅内烧开后盛入沙锅焖烧。在盛入沙锅时，使汤与羊肉基本相平，或略高一些，并放入1～2粒茴香，待烧开后，改用文火焖，使锅内汤汁保持小沸滚，一般半小时就可以了。如肉已酥烂，放入半汤匙白糖，改用旺火，烧煮两三分钟即可。

Tip 鸡、鸭、排骨等肉类煲汤时，先将肉在开水中氽一下，这个过程就叫做"出水"或"飞水"，这样不仅可以除去血水，还可去除一部分脂肪，避免过于肥腻。

烧豆腐不宜放葱

豆腐营养好，人人爱吃，有些人在烧豆腐时往往要放些葱以求味道可口，其实，这是不科学的。豆腐里含有钙质，而葱中含有草酸。草酸很容易和钙质溶和，生成草酸钙。这种草酸钙是不容易被人体所吸收的，易形成结石，而且会破坏豆腐对人体的营养作用。所以烧豆腐时不宜放葱。

煎鱼不宜早放姜

一般家庭煎鱼时总习惯待油烧沸后立即把生姜同鱼一起放入锅内爆炒，其实这样煎鱼的效果不一定好。因为这样除腥反而除不净。

鱼体被加热后，其浸出液中的蛋白质会阻碍生姜的去腥作用。所以，下油后应先放鱼，待鱼被加热，其蛋白质凝固后再放入生姜。这样，生姜就能充分发挥去腥作用。

烧菜时不宜用白酒代替料酒

制作菜肴时，加入适量的料酒，能够使菜肴香气浓郁。同时，料酒还含有氨基酸、糖、有机酸和多种维生素，因此是烹调中不可缺少的调味品之一。但是很多人做菜时喜欢用白酒代替料酒，以为效果一样，其实这是不科学的。

料酒之所以能起到增香提味的作用，一是因为酒类中乙醇有挥发作用，能够去掉肉类的腥膻味。料酒的酒精浓度比较低，一般在15%左右，在去除腥膻味道的同时，还不会破坏肉类中的蛋白质和脂类。二是因为料酒中含有较多的糖分和氨基酸，它们能够起到增香、提味的作用。

白酒的酒精度数普遍都比料酒高很多，一般在57%左右，这样乙醇的含量就过高，往往在去除了鱼、肉的腥味之外，对肉的蛋白质也会起破坏作用。而且白酒中的糖分、氨基酸含量比料酒低，提味的作用明显不如料酒。所以，不论从营养还有味道上讲，白酒是不能代替料酒的。

营养知识

料酒在烹调中使用的时间，应根据菜的原料的不同而有所不同。比如：烧鱼应在鱼煎好后放料酒；炒虾仁、炒肉丝应在主料炒熟后放料酒；做汤则应在汤开后再放入料酒。

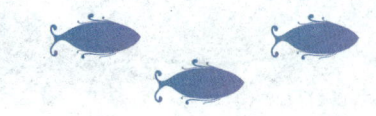

熬汤怎么用水才最好

无论是中餐还是西餐,无论是品尝丰盛的佳肴还是普通的家常便饭,热气腾腾、香味四溢的汤都是少不了的。

但是你知道吗?熬汤所用的水也非常重要。水温的变化,用量的多少,对汤的营养和风味有着直接的影响。原料与水分别按1:1、1:1.5、1:2等不同的比例煲汤,汤的色泽、香气、味道大有不同,一般以1:1.5时最佳,而且要使食品与冷水共同受热。既不能直接用沸水煨汤,也不能中途加冷水,以使食品的营养物质缓慢地溢出,最终达到汤色清澈的效果。熬汤不宜用热水,如果一开始就往锅里倒热水或者开水,肉的表面突然受到高温,外层蛋白质就会马上凝固,使里层蛋白质不能充分溶解到汤里。

此外,如果熬汤的中途往锅里加凉水,蛋白质也不能充分溶解到汤里,汤的味道会受影响,不够鲜美,而且汤色也不够清澈。

煲汤时间越长越没营养

很多人喜欢小火煲汤,而且一煲就是一整天,认为这样食物的营养才能充分地溶解到汤里。其实,这一做法并无科学依据。

Tip
煲汤时,肉类食物的烹煮最好不超过120分钟,加入中药后煎煮的时间要控制在40分钟之内,青菜要在汤煲好后再放,否则营养将受到不同程度的破坏。

"煲"就是用文火慢慢地熬煮食物,煲可以使食物中的营养成分有效地溶解在水中,利于人体消化和吸收。但是,在长时间高温下烹煮,食物中的很多物质会发生改变,甚至遭到破坏。

食物中的营养,一般是糖类、脂肪、蛋白质、维生素和微量元素等。在烹饪过程中,时间越长,其温度就会越高。如果加热时间过长,氨基酸遭到破坏,营养反而降低,同时还会使菜肴失去应有的鲜味,使维生素损

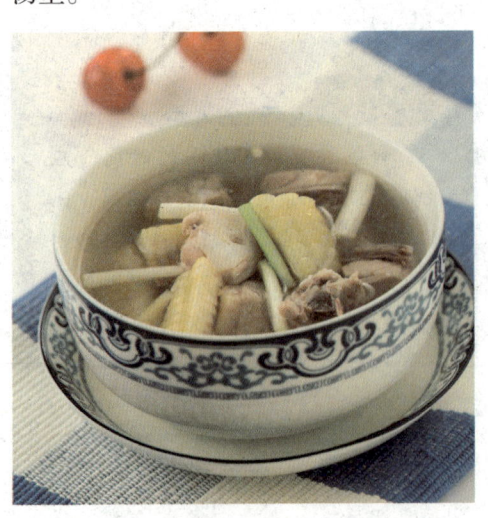

失得就越多，甚至会损失殆尽。所以肉熟了，汤也就应该熬好了。特别提示，除了喝汤，还应尽量把汤中的肉吃掉，这样所摄取的营养则会更加全面。

虾米不宜直接煮汤喝

家庭主妇们在做冬瓜汤、紫菜汤时，习惯往里面添加一些虾米，这样可以使汤喝起来更加鲜美。通常的做法都是在汤煮熟的时候，直接在上面撒上虾米，然后出锅。其实，这是一种很不好的习惯。

一般虾米的加工工序是：将收来的鲜虾放锅里煮熟、晒干、去壳，即成虾米。其中，煮虾是虾米加工中最重要的一个环节。在煮虾的过程中，加工者为了让虾米看起来更红嫩，一般都会加上一勺粉红色的染料。一般来说，新鲜煮熟的虾会变成淡淡的肉红色，但加了染料煮出来的虾米的红色却鲜红艳丽，讨人喜爱，而且两三个月都不褪色。

经调查发现，这种红色的染料叫做"亮藏花精"，俗称"酸性大红"，主要用于木材的染色，还可用于羊毛、蚕丝织物、纸张、皮革的染色，塑料、香料和水泥的着色，还可制造墨水。该染料溶水后呈红色，不能用于食品添加剂。这种染料吸附性强，色泽牢靠，有强致癌性。

因此，在食用虾米、虾皮前最好先用水煮15～20分钟，然后再捞出烹调食用，汤最好倒掉不要喝。

营养知识

> 虾米不宜在晚上吃，由于虾米的含钙量高，这些钙质除了一部分被肠壁吸收利用外，多余的钙全部从尿液中排出，晚上吃虾米容易引发尿道结石。

腌糖醋蒜分季节

糖醋蒜因其香甜脆爽，受到不少百姓的喜爱，尤其是吃涮羊肉时，它更是必不可少的一道开胃小菜。但是应注意，腌制糖醋蒜也要挑季节。

大蒜根据种植季节的不同，常见的有春蒜和秋蒜两种，腌蒜时一般选择秋蒜来腌制，不选春蒜。因为春蒜外皮呈紫色，又称紫皮蒜，蒜瓣少而大，辣味浓，蒜苔肥大、产量高，但耐寒性差，故多在早春栽培，所以称其为春蒜。其最适于生食或做调味用。

秋蒜又称白皮蒜，其耐寒性强，多在秋季栽培，外皮为白色，辣味淡，它的这些特点决定了其最适于腌制。只有选秋蒜进行腌制，才能使其具有特色风味，酸甜中略带辣味，可直接食用。若选用春蒜腌制，不仅辣味大，还容易消除其他作料的气味。所以，春蒜一般不腌制。

糖醋蒜的腌制方法

将秋蒜去掉外皮，仅留下里面的一层嫩皮，洗净后用淡盐水泡上半天到一天；把浸在盐水中的蒜捞出，一边沥干水分，一边放入坛子或搪瓷缸、玻璃瓶里，再加绵白糖和白醋，一般来说，500克蒜大约需750克白糖，醋则根据自己的口味添加；最后，加上适量的冷开水，以淹没蒜瓣为宜，不用搅拌，让糖慢慢溶化，将容器盖上盖子密封，2～4周左右就可以食用了。

做不同的菜要用不同的锅

目前市面上有不粘锅、铁锅、不锈钢锅、陶锅、瓷锅、紫沙锅、纳米技术锅等各种各样的锅，五花八门，叫人眼花缭乱，难以选择。事实上，做不同的菜要用不同的锅。

过去瓷器锅一直被公认为无毒餐具，现在也有使用后中毒的报告。沙锅内壁如果有色彩，则不宜存放酒、醋及酸性饮料和食物。同时，沙锅的瓷釉中含有少量铅，所以新买回来的沙锅，最好先用4%食醋水浸泡煮沸，这样可去掉大部分有害物质。

不锈钢，顾名思义不会生锈，但事实上也并非完全不会生锈，若长期接触酸、碱类物质，也会起化学反应，使其中的微量元素被溶解、释放出来。因此，不锈钢食具和容器不应长时间盛放盐、酱油、菜汤等，也不能用来煎煮中药。

过去，人们一直使用铝锅，它的特性是热分布优良，重量也比较轻。但使用不当，铝会大量溶出，长期食铝过多，会加速人体衰老，对健康不利。铝餐具更不能和铁餐具一起用，两者发生化学作用，会导致更多的铝离子进入食物，对人体健康影响很大。

中国传统的铁锅是目前最安全的厨具，世卫专家也建议使用铁锅。因为铁锅对防治缺铁性贫血有很好的辅助作用。但铁锅容易生锈，铁锈会对肝脏产生危害，因此铁锅不宜盛放食物过夜。同时，尽量不要用铁锅煮汤，以免铁锅表面保护其不生锈的食油层消失。刷锅时也应尽量少用洗涤剂，以防保护层被刷掉。

锅具用毕之后，最好立即清洗干

净,不要留着食物或油在里面,到下一餐或隔天才清洗,以免油脂污垢一点点渗入锅面细孔,积久了更难清洗干净。

肉类食品别用不粘锅烹饪

不粘锅具有轻便、易清洗等优点,受到许多家庭主妇的青睐。但很多人忽略了它的一个使用禁忌:不能烹调肉类食品。

这是因为,不粘锅涂层的主要成分是聚四氟乙烯,它有一个先天缺陷,就是结合强度不高。不粘锅并未被聚四氟乙烯涂层完全覆盖,酸性物质容易腐蚀金属机体,机体一旦被腐蚀就会膨胀,从而把涂层胀开,导致涂层大面积脱落。

不粘锅在高温260℃以上才会产生有害物质,小火、不爆炒的情况下使用不粘锅是安全的。但是按照中国人的烹饪习惯,锅内温度至少也在300℃~500℃,加上肉类食品本身含油比例很高,温度容易迅速升高,使锅表面附着的化学物质释放出有毒物质。

用不粘锅炒菜,不要用铁铲子,因为那样会加快不粘涂层的破坏,很可能释放出对人体有危害的物质。

Tip: 除了不能烹调肉类,不粘锅也不能制作蛋、白糖、大米等酸性食物。另外,像西红柿、柠檬、草莓、山楂、菠萝等酸味食物,也不宜使用不粘锅。

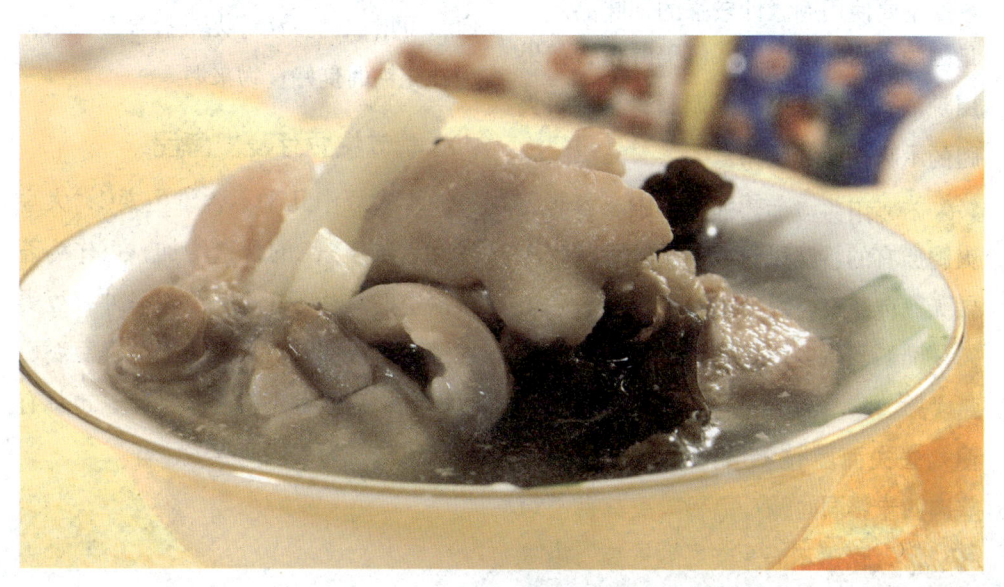

如何科学烹调火腿

火腿是人们喜食的一种肉制品,而且烹制非常方便,所以是一些家庭的常备菜肴。怎样使火腿既保持风味又能有利于健康呢?在烹制火腿时应注意以下几点:

1 在火腿的加工贮存过程中,含有一定量的亚硝酸盐,亚硝酸盐虽然有一定的防腐性,但也有一定的致癌性,所以在烹调前要先用水焯或蒸制一下,从而去除或降低其亚硝酸盐的含量,有利于健康。

2 不要干炒。因为干炒,火腿的鲜味就不易发挥出来。另外,火腿本来含水分就少,如再经过干炒,质地会变得更加干硬,使菜肴口感不佳。

3 不要使用刺激性较强的调味品。这是因为火腿味厚馨香,鲜美醇正,如果用辣油、咖喱等厚味品调制,会遮盖火腿的本味,使其风味全失。

4 不要用酱或加酱油,否则,会改变火腿原有的特殊风味,使其芳香、鲜味皆无,色泽也会黝黑难看。

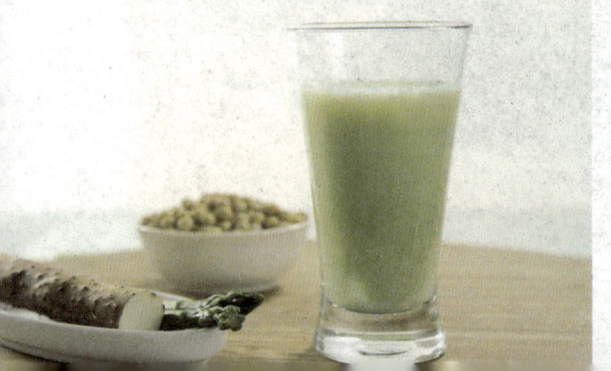

怎样使大豆的营养价值得到发挥

不同的烹调和加工方法对大豆营养价值的发挥有较大的影响。

加工成豆制品

整粒的黄豆中存在难以消化的纤维素成分,可减少大豆蛋白质的消化与吸收,消化率仅达到65.3%。把黄豆研磨成豆浆,消化吸收率可以提高至84.9%;做成豆腐,可达92%~96%。大豆中还含有抗胰蛋白质酶因子,能抑制胰蛋白质酶对蛋白质的消化,但加热后可破坏这种酶,解除抑制作用,提高消化率。所以把大豆加工成豆制品,如豆腐、煮开的豆浆,可大大提高大豆的消化吸收率。同时,加工豆腐时使用盐卤,可增加钙、镁等无机盐含量,可作为补充钙的良好食物来源。

制成生豆芽及发酵品

干大豆中几乎不含维生素C,大豆发芽后维生素C的含量增加,可作为蔬菜淡季时维生素C的来源。另外,豆类发酵也可改变其营养成分,如臭豆腐、豆腐乳、豆豉等不仅容易消化,也具有特殊风味,为人们所喜爱。

吃带馅面食有哪些好处

带馅面食是我国的传统食品，如包子、饺子、烧麦、馄饨等，颇受大众欢迎。为什么人们如此喜欢吃带馅面食呢？因为吃带馅面食有以下好处：

味道鲜美

由于用各种鲜肉、蛋、鱼、虾和时令蔬菜做馅，再放些人们喜爱的调料，使带馅面食格外鲜香可口，因而可增加食欲。特别是冬天，对一些上了年纪、代谢不是很旺盛的老年人来说，无疑是理想的食品。

营养齐全

它既是主食，又兼副食；既有肉类，又有蔬菜，含有多种营养素，符合平衡膳食的要求。面粉做的皮含有多种维生素和微量元素，可以促进肠胃蠕动，使大便通畅；大白菜、萝卜、扁豆等蔬菜的营养价值很高；猪肉或牛羊肉可以补充优质蛋白质。一般调馅时，人们还会放点植物油，这就增加了人体内的植物类脂肪。

容易消化

做馅的肉类和蔬菜，由于剁得很细，所以很易被消化，因此带馅面食很适于牙齿不好的老人和消化能力差的慢性病患者吃，也适于牙齿尚没长成的幼儿吃。

防治偏食

不少人尤其是儿童与老年人有偏食的习惯，影响健康。如能将偏食者不喜欢吃的和最喜欢吃的食物一起剁成馅儿，做成饺子、包子等面食，可使偏食者吃进不喜欢吃的食物，因而可有效改变偏食习惯。

图书在版编目（CIP）数据

家庭饮食营养 / 刘莹编著 . -- 上海：上海科学普及出版社，2014.2（2024.1 重印）
（养生全说系列）
ISBN 978-7-5427-5979-5

Ⅰ . ①家… Ⅱ . ①刘… Ⅲ . ①饮食营养学 – 基本知识
Ⅳ . ① R151.4

中国版本图书馆 CIP 数据核字 (2013) 第 287592 号

责任编辑　胡伟

养生全说系列
家庭饮食营养

刘莹　编著

上海科学普及出版社出版发行

（上海中山北路 832 号　邮政编码 200070）

http://www.pspsh.com

各地新华书店经销　唐山玺鸣印务有限公司印刷
开本 710×1000　1/16　印张 17　字数 333 000
2014 年 2 月第 1 版　2024 年 1 月第 2 次印刷

ISBN 978-7-5427-5979-5　定价：78.00 元